地域医療テキスト

監修
自治医科大学

編集

梶井英治	自治医科大学教授・地域医療学センター長	坂本敦司	自治医科大学教授・地域医療学センター 法医学部門
佐藤元美	国保藤沢町民病院長（岩手県藤沢町）	三瀬順一	自治医科大学准教授・地域医療学センター 地域医療支援部門
木村清志	島根県健康福祉部 医療対策課 医師確保対策室長	松本正俊	広島大学准教授・地域医療システム学
中村伸一	国保名田庄診療所長（福井県おおい町）	平　純郎	元財団法人 地域社会振興財団事務局長
中村好一	自治医科大学教授・地域医療学センター 公衆衛生学部門	大武克男	元財団法人 地域社会振興財団事務局次長

執筆（執筆順）

中村伸一	国保名田庄診療所長（福井県おおい町）	中田祐広	萩市民病院 事務部長
三瀬順一	自治医科大学准教授・地域医療学センター 地域医療支援部門	米澤文雄	萩市民病院長
梶井英治	自治医科大学教授・地域医療学センター長	髙橋昭彦	ひばりクリニック院長（栃木県宇都宮市）
松本正俊	広島大学准教授・地域医療システム学	藤内修二	大分県福祉保健部 健康対策課長
中村好一	自治医科大学教授・地域医療学センター 公衆衛生学部門	石井朝子	特別養護老人ホーム虹の舎 施設長 （栃木県野木町）
坂本敦司	自治医科大学教授・地域医療学センター 法医学部門	木村清志	島根県健康福祉部 医療対策課 医師確保対策室長
定金敦子	自治医科大学・地域医療学センター 公衆衛生学部門	白石吉彦	隠岐広域連合立隠岐島前病院長
青山泰子	自治医科大学講師・社会学	佐藤元美	国保藤沢町民病院長（岩手県藤沢町）
渡辺晃紀	栃木県保健福祉部 健康増進課 課長補佐	鈴木るり子	岩手看護短期大学教授・地域看護学
古屋　聡	山梨市立牧丘病院長	備酒伸彦	神戸学院大学教授・総合リハビリテーション学部
		伊関友伸	城西大学教授・経営学部

医学書院

地域医療テキスト	
発　行	2009年3月15日　第1版第1刷 ©
	2025年10月1日　第1版第6刷
監　修	自治医科大学
発行者	株式会社　医学書院
	代表取締役　金原　俊
	〒113-8719　東京都文京区本郷1-28-23
	電話　03-3817-5600(社内案内)
組　版	ビーコム
印刷・製本	横山印刷

本書の複製権・翻訳権・上映権・譲渡権・貸与権・公衆送信権(送信可能化権を含む)は株式会社医学書院が保有します．

ISBN978-4-260-00805-1

本書を無断で複製する行為(複写，スキャン，デジタルデータ化など)は，「私的使用のための複製」など著作権法上の限られた例外を除き禁じられています．大学，病院，診療所，企業などにおいて，業務上使用する目的(診療，研究活動を含む)で上記の行為を行うことは，その使用範囲が内部的であっても，私的使用には該当せず，違法です．また私的使用に該当する場合であっても，代行業者等の第三者に依頼して上記の行為を行うことは違法となります．

JCOPY 〈出版者著作権管理機構　委託出版物〉
本書の無断複製は著作権法上での例外を除き禁じられています．複製される場合は，そのつど事前に，出版者著作権管理機構(電話 03-5244-5088，FAX 03-5244-5089，info@jcopy.or.jp)の許諾を得てください．

序

　今回，自治医科大学監修による『地域医療テキスト』が刊行されることとなった．自治医科大学が1972年にわが国のへき地医療に従事する医師を養成することを目的として，47の都道府県によって設立されたことは周知のごとくである．

　上記の目的を達成するべく，自治医科大学はその創立以来，教職員全員が一丸となって努力してきた．その結果，自治医科大学は高い医師国家試験合格率，高い義務年限達成率を果たし，義務年限終了後も出身都道府県にとどまって地域医療に従事している卒業生は7割を超えている．またさまざまな事情から出身都道府県を離れた卒業生の多くは，新しい場所で地域医療に従事している．

　卒業生の地域における活動を支援するために，自治医科大学はさまざまな事業を展開してきたが，その1つとして1981年に地域医療学の講座を開設したことがあげられる．地域医療学教室は医学部学生が自治医大の卒業生が勤務する病院や診療所で一定期間の臨床実習を行う院外実習，地域医療の後期研修制度，地域医療学社会人大学院制度等，自治医科大学の地域医療に関する卒前・卒後の教育に直接関与するとともに，地域医療白書を定期的に刊行し，自治医科大学のシンボルである地域医療の教育・研究・実践において中心的な役割を果たしてきた．地域医療学教室は，2004年に公衆衛生学，衛生学，法医学等，関連する教室とともに大講座制を採用し，その名称も地域医療学センターと改め，さらなる発展を目指している．

　このたび，その地域医療学センターが中心となって『地域医療テキスト』が刊行されることとなった．執筆は，自治医科大学の卒業生，教職員，かつて勤務していた方々を中心に，地域医療に直接，あるいは間接的に関わってこられた人たちである．したがってその内容も極めて具体的かつ実践的なものとなっている．近年の地域医療に対する社会の関心の高まりに呼応し，また実際に地域医療に関心を持つ医師の増加を目指して，都道府県からの寄附講座のような形で地域医療学の研究，教育を目的とした講座を新たに設ける医学部・医科大学が増加している．今回刊行される『地域医療テキスト』はわが国で刊行される地域医療学に関する最初のテキストであり，上記の各大学における地域医療学講座の教員の方々，ならびに地域医療を学ぶ医学生にとって極めて有用なテキストとなることと信じている．

2009年3月

自治医科大学学長　高久史麿

刊行のことば

　自然科学の発展とそれに基づく技術文明は，医学の分野に，人類が夢にまでみた多くの知識や技術をもたらしてくれた．そして，高度に自然科学化し，技術化した近代医学は，高度先進医療を発展させた．この高度先進医療により医療の細分化が進み，医療の現場では，人から病気，臓器へと目が向けられ，人を診るという視点が希薄になってきた．

　一方，わが国の国民を取り巻く健康問題をみると，急速に高齢化が進み，急性疾患から慢性疾患へと疾病構造の変化がもたらされ，わが国の医療は，「病気を治す」ことから，「健康を増進する，病気を予防する，病気を管理する」ことへと診療の主軸の転換を求められている．人々の関心は改めて自然科学では解決しえない，生きていくという本質の部分に向けられるようになり，生きがい感や幸福感，そして満足感に重きが置かれるようになってきた．このような国民の期待に応えうる医療として，今，地域医療に注目が集まり，同時に地域医療を担う医師の育成にも熱い期待が寄せられている．私たちは，この地域医療を担う医師のことを総合医と呼んでいる．

　地域医療は，住民の健康問題のみならず，生活の質にも注目しながら，住民1人ひとりに寄り添って支援していく医療活動である．この地域医療は，高齢化をいち早く迎え，しかも医療資源に乏しいへき地などの地域のなかから発展してきた．現在，地域医療のモデルが全国あちらこちらに誕生している．

　モデル地域では，住民，医療関係者，および行政が一体となり，地域医療を守り育てている．これらの地域では，総合医がコーディネーター役となり，保健・医療・福祉の連携による地域包括ケアを根付かせ，限られた医療資源が有効に活用されている．この地域医療モデルを全国に広めていくことこそが，医療崩壊とまでいわれているわが国の医療を救う最善策のように思われる．

　このような状況のなかで，医学教育モデル・コア・カリキュラムが改訂され，新たに「地域医療」が導入されることになった．そのなかでは，「地域医療の在り方と現状および課題を理解し，地域医療に貢献するための能力を身に付ける」ことが目標として示されている．以前から，地域医療学の学問体系を一冊の教科書にまとめる必要性を感じていたので，今回のコア・カリキュラム改訂を1つの契機に，『地域医療テキスト』の出版を企画した．

　本書では，地域医療の役割と実践のための方法論を示すとともに，これまでの取り組みと成果，ならびに現状と課題についても紹介した．さらに，地域医療の充実と発展へ向けた今後の取り組みや展望についても論じた．なお，地域医療とそれを担う総合医の活動をわかりやすくお伝えするために，ある家族に起こったさまざまな健康問題への対応を最終

章で物語風に書き上げた．この物語を読んでいただくと，地域医療の全体像と総合医が人々のライフサイクルに関わり，さらに家族や職場，そして地域にも深く関わっている様子を具体的に思い描いていただけると思う．

　本書の刊行に際し，わが国のこれからの医療を担っていく医学生の皆様や研修医の皆様にぜひ読んでいただき，地域医療への理解を深め，そして興味を抱いていただくことを心から願っている．また，医学教育に携わっておられる教員の皆様，地域医療に従事しておられる皆様をはじめ，多くの医療関係者の方々に本書をお読みいただき，忌憚のないご意見をお寄せいただければ，望外の幸せである．

　2009年3月

自治医科大学教授・地域医療学センター長　　梶井英治

□■■■ 巻頭

ある地域医師の1日

Note
1. 1日の時間帯を大きく，Morning(　　)，AM(　　)，PM(　　)，Evening～Night (　　)の4つに分けて示しています．
2. 「ある地域研修医の1年」については，第Ⅳ部「人々のライフサイクルに関わる地域医療」(p162)を参照．
3. 本項目の登場人物の名前は架空のものです．

Scene 1　6時00分，患者からの電話で目覚める

仲村医師は携帯電話の音で目が覚めた．診療所の近くに住む小森さんからだった．

「先生，朝早くから起こしてすみません．小森ですけど，うちの3歳の娘が息を苦しそうにしているんです．多分，喘息発作だと思いますが，診ていただけますか」

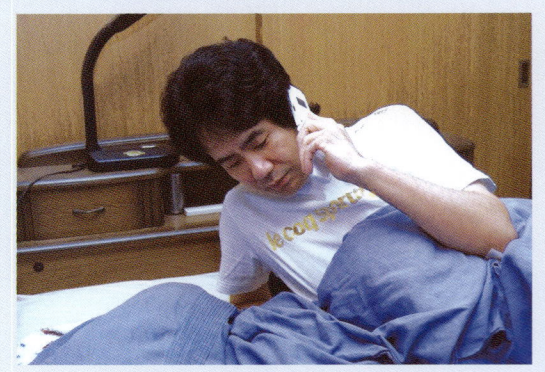

Scene 2　6時20分，吸入の準備

急いで飛び起きた仲村医師は，素早く顔を洗って，慌てて自宅前の診療所に向かった．鍵を開け診察室の蛍光灯のスイッチを入れ，喘息用の吸入の準備をして小森さん親子の到着を待った．

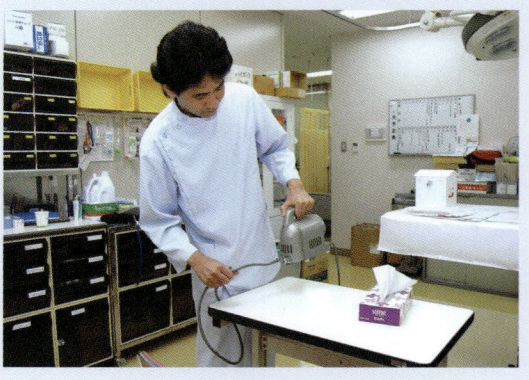

Scene 3　6時30分，患者さんに吸入を行う

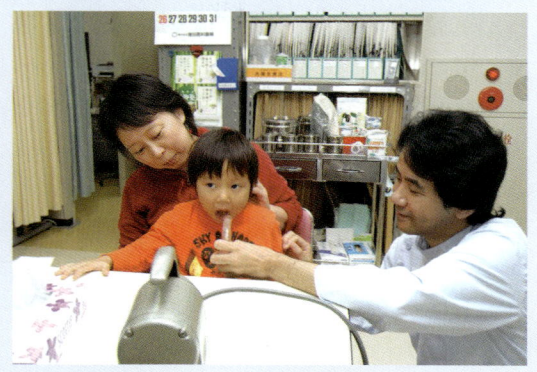

　やがて，娘を抱きかかえた小森さんがやってきた．肩で息をしていて息苦しそうだが，会話はできる．明らかな喘息発作だが，さほど重症ではなさそうだ．吸入を行い，発作は治まった．
　仲村医師は，自分自身で調剤した薬を小森さんに渡した．小森さんと相談した結果，その日は保育所を休んで，1日自宅で様子をみることになった．
　7時00分に診療所を出るときには，小森さん親子に笑顔が戻った．

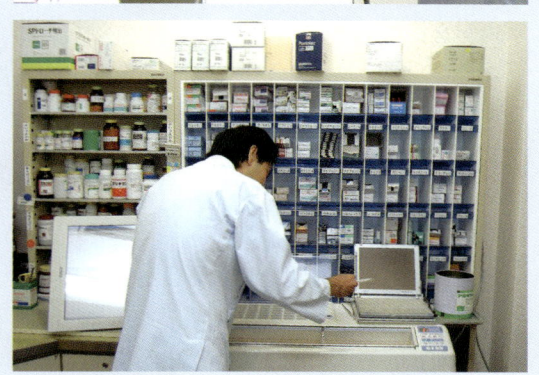

Scene 4　8時00分，診療前に予定をチェック

　自宅に戻った仲村医師はいつもの通り新聞を読み，7時30分には定時の朝食を摂った．
　8時00分，再び診療所に戻った仲村医師は，早出の勝田看護師に会った．診療所では，5人の看護師のうち1人は当番として他のスタッフより早く7時45分に出勤し，その日の診療の準備をすることになっている．すでに待合室の椅子には10名の患者が座っている．仲村医師は挨拶とともに勝田看護師にこの日の予定をチェックした．

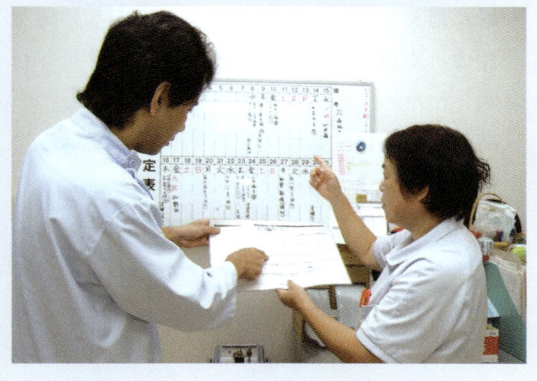

仲村医師：「おはようございます．今日の検査は『エコカメ』（腹部エコー・胃カメラ）1件，訪問診療4件ですね」

勝田看護師：「そうです．先生，今日の検査は少ないですけど，午前中の外来予約は多いですよ．連休明けですしね．頑張っていきましょうか」

Scene 5　8時30分，腹部エコーの施行

　8時30分から始まった午前中の外来は，確かに忙しかった．

　前日の夕方，電話で検査予約があった患者を朝一番に診察した．3日前からの心窩部痛が主訴である．腹部エコーには異常がなかったが，胃カメラ（上部消化管内視鏡）では胃角部小彎にA2ステージの活動性胃潰瘍があった．幸い悪性の所見ではなく露出血管もないため，なんとか外来でフォローできそうなレベルと判断．食事内容を指導した後，処方箋を書いて診察終了．

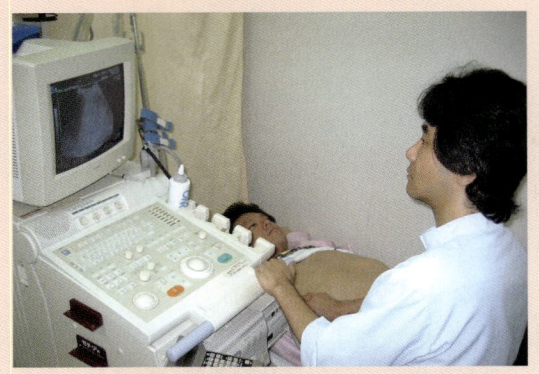

Scene 6　10時00分，外来患者の診察

その後も患者は続く．
- 調理中に包丁で指先を切った主婦に対して局所麻酔下に縫合
- 鼻血が止まらずにやってきた中学生は，キーゼルバッハ部位からの出血にガーゼタンポンして翌日の再診に
- 眠れないと訴える初老期の女性には，相談した上で少量の睡眠薬を
- 転んだときについた左手関節を痛がる高齢女性は，X線で転位のない橈骨遠位端骨折と判明したため，そのままギプス固定
- 高血圧と脂質異常症で定期的に通っている恰幅のいい男性
- アレルギー性鼻炎で鼻水ズルズル涙ビチョビチョの若い女性
- 髪の毛を染めた後に顔や頭がかぶれた初老の女性

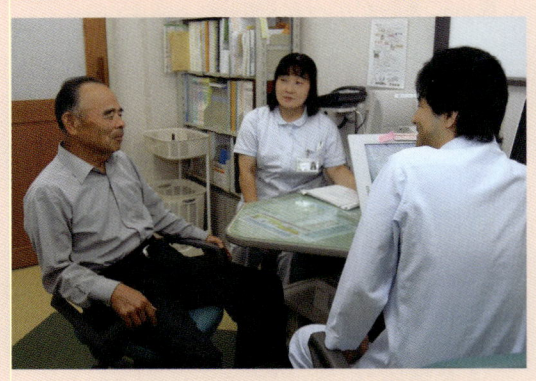

- 右足を小犬に噛まれた小学生の男の子…

　子供から高齢者まで，内科・外科・小児科・整形外科・皮膚科・耳鼻科のあらゆる領域の患者が入れかわり立ちかわりやってくる．この日の外来担当の下林看護師の巧みなコーディネートで，患者が多いにもかかわらず診察の流れはスムーズだ．

Scene 7　11時45分，訪問車に乗り込む

さらに，午前中の最後に1件の往診依頼の電話が入った．4年前から脳梗塞後遺症で寝たきりの上田さん（86歳男性）宅からの電話だった．昨夜から，痰がからんだような咳が出始め，今朝から38℃台の発熱があるという．通常，訪問診療・往診は午後に行うが，この日の午後の訪問診療は4件予定が入っていて，しかも診療所から遠いお宅への訪問である．昼休みの時間が少々削られるが，11時45分，上田さん宅へ向かった．「お昼ご飯前に悪いね」と訪問についてくる奥田看護師にひとこと言った．仲村医師自身，昼食抜きでも休まず診察するタイプだが，診療所スタッフにはきちっと休憩時間を

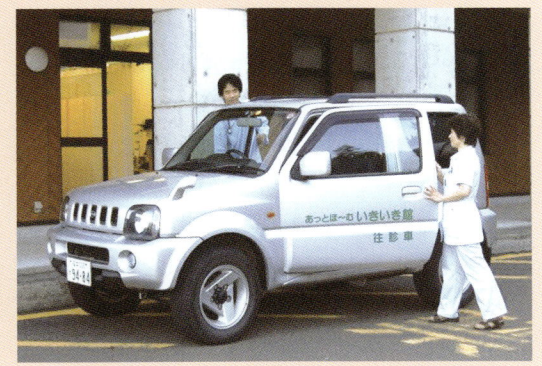

とってもらうのが仲村医師の管理者としての思いである．「いいえ，私たちは交代で休めますから」と奥田看護師も応える．

Scene 8　11時55分，午前の訪問診療

11時55分，上田さん宅に到着し，診察する．確かにいつもより，元気がない．高度の認知症と難聴があり，コミュニケーションは具体的なことに限られるような状態だが，元気がないことは目の輝きや声の張り，体の動きなどで察知できる．食欲も普段の半分に落ちている．肺炎を疑ったが，診療所に在宅用ポータブルレントゲンの装置はない．来年度の当初予算として要求しているが，今のところないので胸部X線は撮ることができない．採血を行い検査機関に検査を依頼すると，翌朝にはファクスで炎症所見の有無がわかる．しかし細菌感染だとしたら，それでは治療が遅れ，高齢者の場合，致命的になることもある．フライングになるかもしれないが抗菌薬の点滴をして，上田さん宅を後にした．往診での抗菌薬が無効な場合は，結核も考えなければならないし，入院治療の判

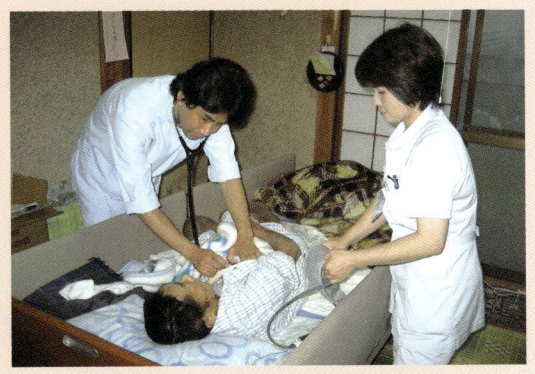

断も必要であることを頭に描きながら運転しているうちに診療所に着いた．

12時30分，診療所の隣にある医師住宅で，少々遅めの昼食を摂った．この日は早朝から救急患者があったせいか，軽い眠気が襲ってきたため，10分ほどの仮眠をとった．

Scene 9　13時10分，風景写真が趣味の患者さんを訪問診療

　13時10分，訪問診療に出かける．1件目は脳梗塞の後遺症で右片麻痺がある清田さん(75歳男性)．あいさつすると元気な声が返ってきた．「最近は調子がいいですよ．天気がいいので電動車いすで近所を出歩いています．この前，先生が運転する往診車とすれ違いましたよ．先生もお忙しそうで，体に気をつけてくださいよ」．こちらの健康まで気遣ってくれるということは，清田さんの調子のよさは本物とみていいだろう．清田さんは電動車椅子で移動し，元々の趣味だった風景写真を撮り続けている．右片麻痺になってからは，本格的な重いカメラは持てない．仲村医師のアドバイスで，レンズ付きフィルムカメラを逆さまに持ち，左手でシャッターを押して写真を撮るようになった．

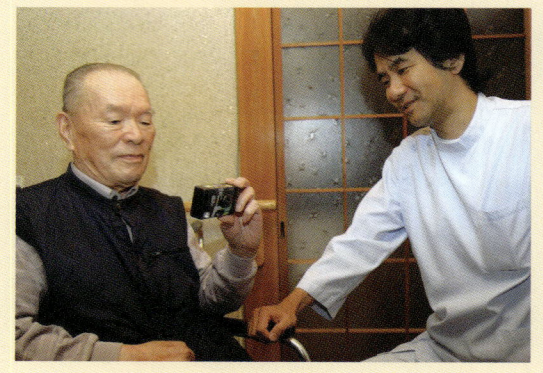

　その後も，訪問診療は続く．家が4軒しかない人里離れた谷間の集落に暮らす慢性閉塞性肺疾患で在宅酸素療法中の中田さん．続いて，3年前に仕事中の転落事故による脊髄損傷で両下肢麻痺となり，糖尿病に対しては家族の協力でインスリン自己注射を行っている山田さん．

　最後の訪問は，胃がん末期であり，入院を拒否して在宅死を選択され，持続皮下点滴で麻薬投与中の早野さん．ご本人の意識は薄れているが，疼痛は比較的よくコントロールできている．「息を引きとるのはここ2〜3日中かもしれないので，会わせたい人には今のうちに会わせておくように」と家族に告げて，早野さん宅を後にした．

---

column　農村医科大学のホームステイ構想

　佐久総合病院の若月俊一は，その個性的なキャラクターと卓越したリーダーシップにより，地域医療に大きな足跡を残した．彼は，自らの病院と地域を基盤にした，農民のための医科大学を作ろうとしたことがあった．ちょうど秋田大助自治大臣(当時)のへき地医専構想と重なったため実現しなかったが，地域医療のための人材育成の場としていくつかの特徴を持っていた．

　その一つが農村へのホームステイである．農村の生活にじかに触れるため，学生は，農家に住み，大学に通う．生活の場を直接観察し，農民の価値観や思考回路に触れることで，誰のための医学医療かをおのずと考えるようになる，というねらいがあった．

　奨学金や地域枠も悪くはないが，学者タイプの教員，都市出身者，高所得層の患者といった，非常に偏った集団の中で学生生活を送る弊害を取り除くには，こういったアイデアが必要だろう．農村とは限らず，地域の人々が医学生の教育に携わるためのしかけとしてホームステイは有効ではないだろうか．

　短期間のBSLの中にもホームステイを取り入れることはできる．医学生が自ら企画して募集すれば，応募してくれる町や村は多いはずだ．後は何をどう学ぶかにかかっている．

(三瀬順一)

Scene 10　16時30分，整形外科の医師と電話で話し合う

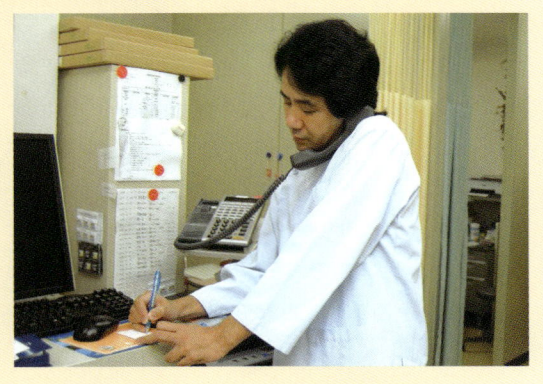

15時00分，診療所に戻ると，すぐに午後の診察が始まった．午前中の診察は，開始時間前から多くの患者がいたのだが，この日の午後は空いていた．予約もそれほど入っていない．下林看護師が言うには，今日の午後は地区のゲートボール大会だという．市町村合併する前の旧村内の年1回の恒例行事である．この地域は農村地帯で高齢者が多いので，高齢者が参加する行事があったり，葬儀があったり，農繁期になったりすると診療所の外来は比較的暇になる．

午後の診察は，ゆったりと1人ひとり時間をかけて行った．職場の健康診断で軽度のAST，ALTの上昇を指摘された酒好きの中年男性には脂肪肝・ウイルス性肝炎の話と採血の必要性を説明し，仕事・家族・趣味について語るなかで，今後の人生における健康問題の位置づけを考えてもらうことにした．

糖尿病の内服薬継続中で，血液検査上はまずまずの糖尿病のコントロールだが生活習慣が改善されていない中年女性とは，日常生活のなかでの運動と食べたい衝動に駆られたときの気持ちの持ち方について，時間をかけて話し合った．

慢性の腰痛で長年通っている農業を営んでいる初老期の男性からは，腰痛予防のための仕事中の工夫について話し合ったが，うまく工夫しているようでアドバイスすることはなかった．

外来が混んでいるときと空いているときでは，ずいぶんと診察時間が違うのだが，混み具合だけで診察時間が異なるのではない．1人の患者にかける時間は，患者の重症度や心理状態，医師患者関係の親密度，前回の診察にかけた時間，診察時刻など多くの要素からケースバイケースで判断している．

16時30分，午後の診察が終了した．しばしの休息である．と，思ったら，大浜病院整形外科の大崎先生から電話があった．3日前に救急搬送した左大腿骨頸部骨折の患者の件であった．入院日に直達牽引を行い，その後，高齢であるため全身麻酔に対するリスクをチェックし，本日，無事手術（人工骨頭置換術）を終えたとの連絡であった．

---

column　へき地医療のプロフェッショナリズム

同じプライマリケアでも，都市部とへき地（山間部や離島）では，その実践に多少の違いがある．都市部では周囲に多くの医療機関があり，各科の専門医も多く，患者の権利意識も高いため，自分でできることでも専門医に紹介するケースが多い．へき地では周囲に医療機関も少なく，各分野の専門医も地域によって偏っており，患者の中には交通弱者も多いため，自分の守備範囲以外のこともやらざるを得ない困難な状況になることが少なくない．へき地で長く勤めるには，このような逃れられない困難な状況にあっても，それを宿命として受け入れ，なおかつ，時としてプラス思考で楽しんでいく姿勢が必要である．それを持続させることが，へき地で地域医療を実践する医師としてのプロフェッショナリズムではないだろうか．

（中村伸一）

Scene 11　17時00分，ケアカンファレンス

　17時00分，ケアカンファレンスが始まった．毎月第2，第4水曜日の17時から約1時間にわたり，診療所の医師と看護師，市役所の支所からは保健師，管理栄養士，福祉担当者，社会福祉協議会からはケアマネジャー，ホームヘルパー，デイサービス職員が出席して行われるカンファレンスである．最近，問題が生じたケースや変化のあったケースを10例，短い時間で要領よくプレゼンテーションされ，今後の方針と対応方法についてディスカッションした．このように話し合うことで，お互いの職種が自分だけでは得られない情報を得ることができ，より良いサービス提供につながっている．

　名田荘診療所での医師患者関係は，点と点の関係ではない．人口流動の少ない限られたエリア（コミュニティー）の人々を経年的に診ていくので，最初は1回1回の診察という「点」である

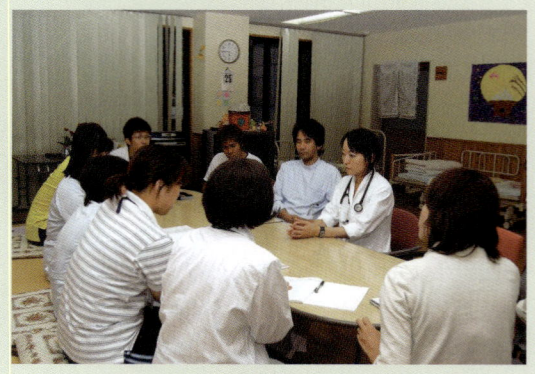

が，時間の経過とともに，点と点がつながり「線」になる．家族関係がわかってくると，それが「面」になる．看護師や保健師，ケアマネジャー，介護スタッフ，福祉担当者など他職種と情報を共有し協力し合うと，面が「立体」になってくる．このことを仲村医師が感じたのは赴任3年目だった．

Scene 12　18時00分，書類に目を通す

　18時00分，コーヒーを飲みながら，明日の予定表に目を通した．明日は水曜日．水曜日の外来は午前中だけで，午後は検査・健診・訪問診療などを行っている．明日は大腸内視鏡が1件，健康診断が3件，訪問診療が5件入っている．診療所内での仕事以外にもう1つ，夜に予定が入っている．介護認定審査会である．

　2000年度から始まった介護保険制度においては，要介護度の決定は介護認定審査会で行われる．仲村医師は今年度の審査員になっている．審査会では，1つのケースにつき約3分で審査され，1回に30件前後を審査しなければならない．それを可能にするためには，審査会の前の段階で書類を十分に読み込んでおくことが必要である．すでに15件のケースについて

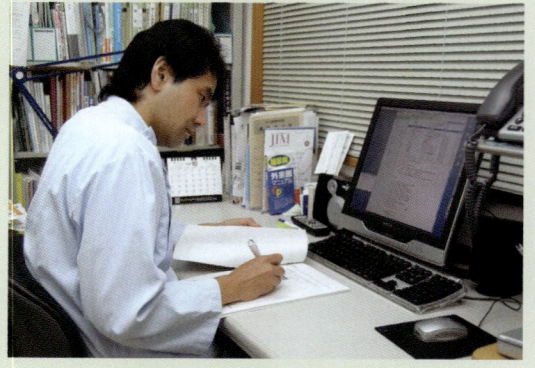

は目を通していたので，残り半分のケースについて，明日の審査会までに読んでおかなければならない．医師室の時計を眺めながら，「今日の帰宅は19時30分くらいかな」と計算しつつ，書類に目を通し始めた．

Scene 13　19時20分，診療所の鍵を閉める

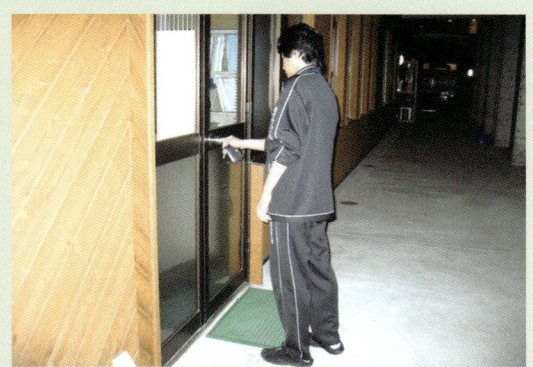

19時20分，予定より少し早めに仕事を終え，診療所の鍵を閉めた．

このとき，胃がん末期の早野さん（Scene 9）のことが頭に浮かぶ．今夜は早野さんに呼ばれるかもしれないから，アルコールは控えようかとも思った．飲酒運転は絶対に許されない．長い付き合いのある早野さんの家族だから，アルコールが入っていたら迎えに来てくれることはわかっている．しかし明らかに酔っていると，いかにも不謹慎だ．

1日の区切りをつけ，リラックスするための飲酒と，在宅の末期がん患者との狭間に揺れながら，「今夜はノンアルコールビールにしよう」と妥協点をみつけた．

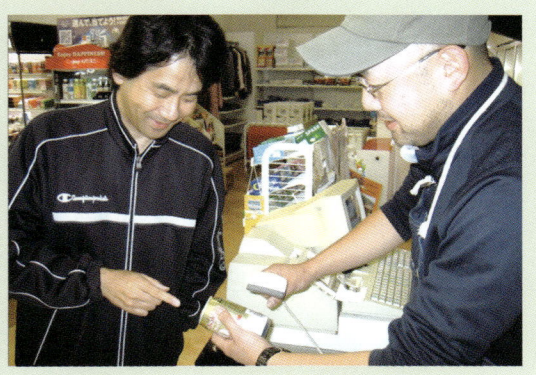

近所の店でノンアルコールビールを買ってから，自宅に向かった．

Scene 14　21時30分，自宅でパソコンの前に座る

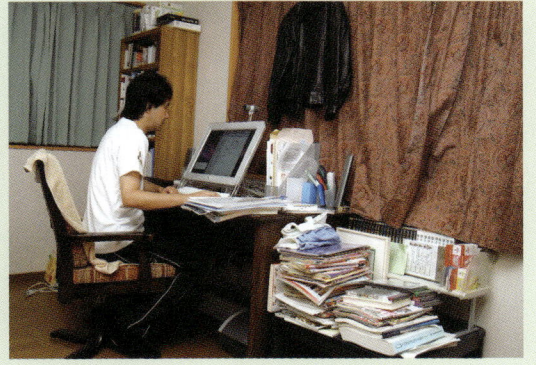

21時30分，入浴・夕食を終えひと休みした後で，パソコンの前に座るのが日課になっている．メールに目を通すと，地域医療に従事する医師を中心としたメーリングリストでの議論が目についた．在宅死での死亡診断と死体検案の違いについて活発な議論を行っていた．早速，自分の考えをまとめ，メールを送信した．その後は，インターネットで昨今の医療事情を調べ，文献検索をする．

23時30分，メールやインターネットをしているうちに，あっという間に時間が過ぎていった．このくらいの時刻になると，横になってテレビを見るのが習慣になっている．そのうちに，睡魔が襲ってきた．

眠りについたのは，深夜0時を回った頃だろうか？

（中村伸一，三瀬順一）

目次

- ある地域医師の1日　*vi*

I　地域医療学総論

1　医療の現状と地域医療　2
- A　高齢社会における医療の役割　2
- B　地域医療の役割と位置付け　2
- C　地域医療を取り巻くわが国の医療の現状と課題　3
- D　これからの地域医療づくり　5

2　地域医療の歴史と医師の偏在　8
- A　地域医療の黎明期　8
- B　医師増加政策の時代　9
- C　地理的偏在　10
- D　診療科の偏在　11
- E　医師数抑制政策から再び増加政策へ　12
- F　地域医療の危機　13

3　地域社会と地域医療　15
- A　地域社会　15
- B　ムラ社会の構造　16
- C　自然村と行政村　17
- D　家（タテ組織）　17
- E　組，講，その類似組織（ヨコ組織）　18
- F　ムラ社会の意思決定　19

4　地域医療の概念と地域医療学　20
- A　視点の転換　20
- B　プライマリ・ケア　20
- C　地域医療学とは　21

5　地域医療の現状分析　23
- A　地域医療の対象　23
- B　へき地と都市部の違い　24
- C　へき地で働く医師の特徴　26
- D　へき地医師養成のための方策　28
- E　へき地で働く医師は本当に苦労しているのか？　30
- F　地域医療を支える諸制度　30

II　地域医療システム論

6　システムとしての地域医療　36

- A　総論　36
- B　各論　38
- C　地域のシステムの活性化　42

7　地域医療システムを構成する人的要素　44

- A　はじめに　44
- B　免許　44
- C　業務独占と名称独占　44
- D　各職種の守秘義務　45
- E　おわりに　45

8　医療機関　46

- A　医療機関とは　46
- B　病院　48
- C　診療所　50
- D　医療機関の施設数　52
- E　医療機関の機能分化と連携　53

9　介護と保健　55

- A　地域医療と介護・保健　55
- B　介護と保健に関わる施設・サービス　55

10　自治体（都道府県，市町村）　63

- A　都道府県の組織　63
- B　市町村の組織　66
- C　これからの地域医療と自治体の関わり　67

11　NPO　69

- A　NPOとは　69
- B　地域医療におけるNPO活動の例　69

12　外来診療　71

- A　窓口としての外来診療　71
- B　連携のマネジメントとしての外来診療　72

13　入院診療　76

- A　病院が入院機能を発揮する地域連携　76
- B　病院が地域連携を推進する際に必要な技能や知識　77
- C　地域医療支援の実態と発展の可能性　79
- D　病院における医療マネジメントと地域医療　80
- E　市中病院で働くことの社会的意義と位置づけ　81

14　在宅医療　82

- A　在宅医療とは　82
- B　診療所で行う在宅医療の実際　83

C 在宅医療に必要な知識と技術 *84*	F 在宅医療の課題と対策 *88*
D 在宅ケアチームの組み方 *86*	G 在宅医療のこれから *88*
E ネットワークを広げる7つのコツ *87*	

15 保健活動と健康増進 *90*

A 保健活動との協働により目指すもの *90*	C 地域医療と保健活動の協働の意義 *95*
B 地域保健の担い手とその活動 *93*	

16 福祉活動 *98*

A 社会福祉の視点 *98*	C 諸機関,多職種における協働と連携 *100*
B 医療に必要な視点 *99*	D 社会資源 *102*

17 都道府県の事例(島根県) *106*

A 背景 *106*	C 今後の課題と展望について *111*
B これまでの取り組みと成果 *107*	

18 市町村の事例 Part 1(島根県隠岐郡西ノ島町ほか) *112*

A はじめに *112*	E 救急,行政,保健,福祉分野との協働 *118*
B 地域医療支援ブロック制度 *113*	F 離島の総合医 *119*
C 救急医療 *116*	G 地域医療のABCDE *119*
D 遠隔医療 *117*	

19 市町村の事例 Part 2(岩手県東磐井郡藤沢町) *121*

A 藤沢町と藤沢町民病院の紹介 *121*	C 病院と介護・保健との連携 *127*
B 町民病院の1日 *123*	D 病院経営と高額医療機器導入 *128*

III 地域医療を支える人材

20 医師 *132*

A 地方の医師不足の現状 *132*	C 島根県の取り組み *135*
B 医師招聘策と医師育成策 *133*	D 今後の課題 *138*

21 看護職 *139*

A 看護職の業務 *139*	C 地域看護活動と医師との連携 *140*
B 看護師の人材不足 *139*	

22 コ・メディカル　*143*

- A　コ・メディカルの概要　*143*
- B　地域医療に従事する職種の詳細　*143*
- C　リハビリテーションを中心とした職種を通じて地域医療を考える　*146*
- D　おわりに　*150*

23 持続可能な地域医療機関（中小病院，診療所）の経営　*151*

- A　医療機関の経営　*151*
- B　崩壊の危機にある地方の医療機関　*153*
- C　地域の医療機関の再生に必要なもの　*154*
- D　事例研究―夕張市立総合病院の医療崩壊と再生　*155*
- E　地域医療の再生は，地域の民主主義の再生につながる　*159*

IV　人々のライフサイクルに関わる地域医療

24 ある家族に関わった経験から　*162*

- プロローグ　*162*
- 第1話　住み慣れた家での大往生（在宅緩和ケア）　*164*
- 第2話　元気なご主人がいきなり脳梗塞に（救急医療から在宅ケアまで）　*167*
- 第3話　とうとう引っかかったメタボな中年男性（特定健診，特定保健指導）　*174*
- 第4話　元気な子どもが久しぶりの喘息発作に（小児医療，学校保健）　*179*
- 第5話　病名告知でいつもの笑顔が消えた（慢性疾患の外来診療に潜む救急疾患）　*183*
- 第6話　大飯食らいが胃腸炎に（食中毒，保健所との連携）　*187*
- 第7話　腰痛は医者の不養生？（EBM，自己学習，生涯学習）　*191*
- 第8話　新たな命の誕生（産科医療，乳児健診，予防接種，母子保健）　*195*
- エピローグ　*198*

■ 索引　*201*

IV部挿絵／岩井 頼義

column

- 農村医科大学のホームステイ構想　*x*
- へき地医療のプロフェッショナリズム　*xi*
- 華岡青洲―医学の発展に貢献した地域医師(1/4)　*14*
- 分析的思考法と総合的思考法　*22*
- 役所の仕事はなぜ非効率なのか？　*43*
- 最低限度の生活　*54*
- 華岡青洲―医学の発展に貢献した地域医師(2/4)　*68*
- 葛根湯医とは　*70*
- 生活習慣病　*75*
- 華岡青洲―医学の発展に貢献した地域医師(3/4)　*81*
- ときどき耳にする変な病名，薬品名～コブラ返り？　ザイヤク？～　*89*
- 地域医療のリーダシップとは　*120*
- 華岡青洲―医学の発展に貢献した地域医師(4/4)　*142*
- 国家資格　*150*
- 『雪椿』　*199*

I

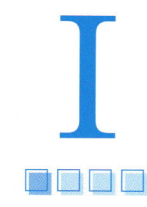

地域医療学総論

I ■ 地域医療学総論

1 医療の現状と地域医療

Point
1. 高齢社会を迎えたわが国では地域医療の充実が不可欠であるが，地域は医師等の医療関係者や財源の不足等，解決すべき課題を抱えている．
2. 地域医療を推進していくためには，住民・医療関係者・行政の意識改革と連携が不可欠である．
3. 限られた社会資源を有効に活用する地域包括ケアを導入し，定着させたモデル地域が全国に誕生している．
4. 地域医療を担う医師（総合医）の育成は，地域医療のみならずわが国の医療全体の展開においても不可欠である．

A 高齢社会における医療の役割

わが国における医学・医療の進歩は，わが国を世界一の長寿国へと導くと同時に高齢社会へと誘った．今後，この高齢社会はさらに進んで75歳以上の後期高齢者が増加し，超高齢社会を迎えることになる．

高齢化の波は，国民の健康問題を大きく変化させた．国民の死因をみると，以前多くの国民の命を奪っていた肺炎，結核といった感染症は減少し，現在は，がん，心臓病，脳血管疾患が三大死因となり，全死因の約2/3を占めている．また，高齢化の進展とともに，身体機能の低下に加え，複数の慢性疾患を有する人が増え，さらにこれらに伴う臓器障害の出現が病態を一層複雑にしている．医療に求められるものは当然変化し，「病気を治す」という視点のみならず，「健康を維持・増進する，病気を予防する，病気を管理する，そして身体機能を回復する」ことも重要課題となってきた．

このような背景のなかで，病気や臓器を診る従来型の医療（専門医療）に加え，人を診る医療（総合医療）が求められるようになり，さらに健康や病気に対しては，個々の取り組みはもちろんのこと，地域を挙げての取り組みが不可欠となってきた．そして今，地域医療を担う医療関係者の育成と地域医療の充実が求められている．

B 地域医療の役割と位置付け

地域医療とは，「地域住民が抱えるさまざまな健康上の不安や悩みをしっかりと受け止め，適切に対応するとともに，広く住民の生活にも心を配り，安心して暮らすことができるよう，見守り，支える医療活動」である．換言すると，地域医療は，「そこで生活する地域住民のための生活支援活動であり，地域医療の主人公は地域住民」ということになる．

プライマリ・ケアという言葉もしばしば耳にする．米国国立科学アカデミーが示した概念を表1-1に示す．地域医療とプライマリ・ケアの両者とも基本的役割は同じであるが，地域医療はプ

表1-1　プライマリ・ケアの概念

　患者の抱える問題の大部分に対処でき，かつ継続的なパートナーシップを築き，家庭および地域という枠組みの中で責任を持って診療する臨床医によって提供される総合性と受診のしやすさを特徴とするヘルスケアサービスである．
（米国国立科学アカデミー）

プライマリ・ケア用語集（日本プライマリ・ケア学会編，2005年）より

健康教室，疾病予防から治療，リハビリテーション，在宅ケアまで
⬇
一貫した全人的，包括的医療の実践
多職種連携の促進

図1-1　地域医療の取り組み

ライマリ・ケアの場所として地域という単位で捉えている．

　わが国の医療の現状をみると，急速な高齢化に伴って増加した慢性疾患に対する予防や介護・福祉の体制づくりが十分でなかったために，多くの「寝たきり」の人たちが生まれている．命を救い，病気を治すことに全力を傾けてきたわが国の医療に，改めてそのあり方と役割が問われることになった．

　高齢化をいち早く迎えたへき地の自治体では，住民が充実した生活を送ることができるように地域医療づくりに取り組んできた（図1-1）．これらの自治体のなかから，住民，医療関係者，行政が一体となって，病気を治すことのみならず，健康の維持・増進や，病気の管理，さらに日常生活への復帰支援までを視野に入れた保健・医療・福祉の連携化，いわゆる地域包括ケアを定着させたところも出始めている．地域包括ケアは，限りある社会資源を有効に使い，住民の生活を支援していくための優れたシステムでもある．

　都市部にも近い将来，間違いなく高齢化の波が押し寄せていく．高齢化が進むなかで，へき地で見出された問題点と培われた地域医療をわが国全体で学び，共有することは，これからのわが国の

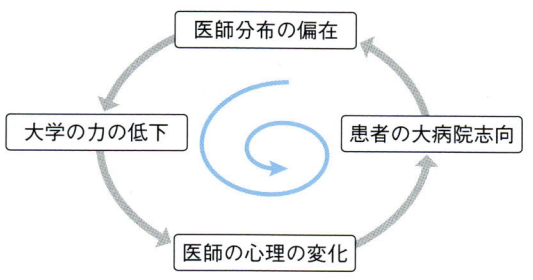

図1-2　わが国の医療を取り巻く負のスパイラル現象

表1-2　医師不足の現状

- 医師の絶対数が不足している
- 医師が偏在している
    - 都市部に集中している
    - 中小規模の病院の医師が足りない
    - 小児科，産科医，麻酔科医が足りない
    - 夜間，休日に診療する医師が少ない

医療づくりにおいて必要不可欠と考えられる．

C　地域医療を取り巻くわが国の医療の現状と課題

　地域医療を考える上において，わが国の医療を取り巻く状況を把握しておく必要がある．わが国の医療費は増大し，さらに医師不足が深刻化し，医療崩壊といった声も聞かれる．わが国の医療の問題点をみると，医師分布の偏在，医学部・医科大学（以下，大学）の力の低下，医師の心理の変化，患者の大病院志向などが挙げられ，これらが負のスパイラル現象を呈している（図1-2）．

　わが国における医師不足の状況を表1-2に示した．医師の絶対的な不足に加え，さまざまな医師の偏在が医師不足をより顕在化させている．医師の偏在は，都道府県間（図1-3），そして過疎地と都市部との地域間にみられる．診療科間にも偏在があり，小児科や産婦人科の医師不足は深刻化している．さらに，病院の医師不足は，地域の小病院から地域中核病院へと拡大している．ま

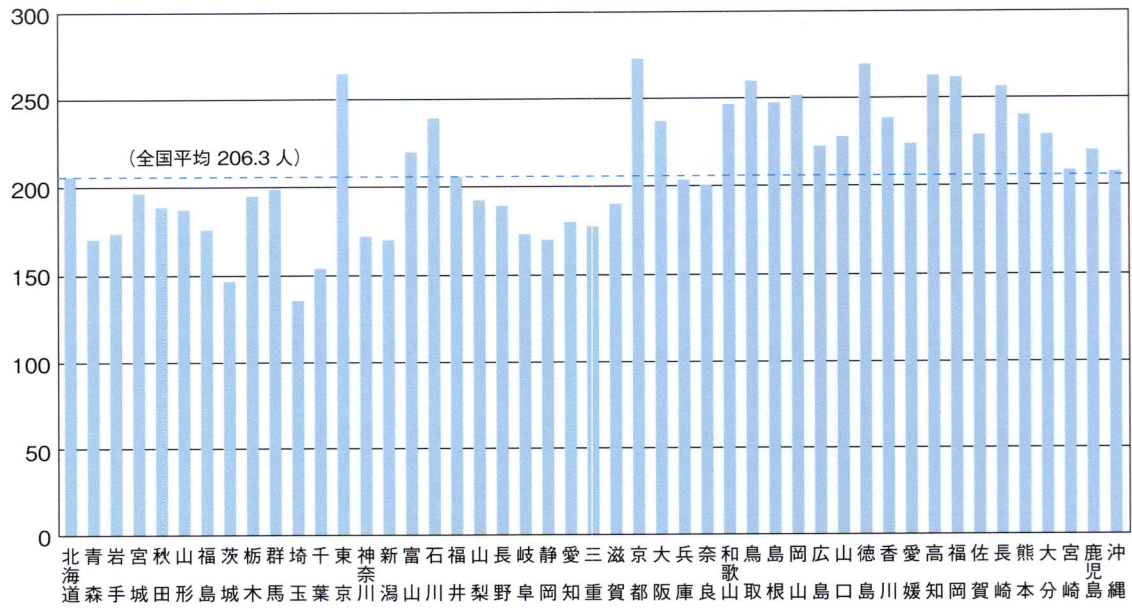

図1-3 都道府県別医師数（人口10万対，2006年）
出典・厚生労働省「医師・歯科医師・薬剤師調査」

た，時間による偏在，つまり夜間や休祭日の診療における医師不足もあり，救急医療提供体制に大きな問題を投げかけている．

これまで医師の勤務配置に絶大な力を持ってきた大学に，陰りがみえてきた．大学は教育の質を問われ，一方では大学病院へ患者が集中し，教育・診療に関わる業務は増加と多様化を示している．そのなかで，大学を去る医師が増え，大学医局の医師派遣能力は明らかに低下してきている．2004年度から新しい臨床研修制度が始まり，研修医の大学病院離れが進み，大学医局の医師派遣能力はますます低下した．

医師を取り巻く環境をみると，日常業務が増大し，さらに訴訟なども増え，多くの医師は肉体的・精神的負荷が大きくかかった状態で診療に従事している．また，若い医師は，学位取得を目指した研究志向から臨床志向へとシフトし，勤務場所についても自己選択を重視するようになってきた．このような状況下で，選択診療科の偏り，開業医の増加，脱医局化に拍車がかかっている．

専門医志向が強いわが国の国民は，自由にどの医療機関にも受診できる（フリーアクセス）医療保険制度のもとで，大学病院をはじめとする大病院への受診傾向が強く，さらに時間外受診や複数医療機関への受診も増加している．この受療行動は，医療関係者の仕事量を増大させるばかりか，医療提供体制の機能低下を招いている．

このような状況のなかで，地域医療における医師不足は従来よりも深刻化しており，医師の確保は最重要課題となっている．

この問題とも連動するが，地域に根付き，地域住民に密着した医療を提供してきた自治体病院は，経営困難という深刻な嵐に襲われ，さらに自治体の財政悪化がそれに拍車をかけている．今，自治体病院のあり方と役割が問われ，さらに地域医療の提供体制をどのように再構築していくか，その方向付けと対応が求められている．

D これからの地域医療づくり

1. 地域医療づくりの基本的な考え方

　地域医療づくりにおいては，限りある社会資源をより有効に活用していくことが求められる．それを実行するためには住民の一般的な健康問題に広く対応する医療機関，それを支える地域中核病院，そして高度先進医療を提供する高次医療機関の充実と，医療機関間における役割分担と機能連携の促進が不可欠である．

　地域医療づくりは，住民・医療関係者・行政の三者が相互理解のもとに協力して取り組む必要がある．さらに，地域医療づくりを強力に推進していくためには，市町村単位の枠を超えた都道府県の強いリーダーシップが不可欠となる．都道府県が，市町村，地元大学，医師会と強い連携をはかりながら，全県下の短期的および中長期的地域医療計画を立て，医療機関の配置と医療機関を結ぶネットワークを構築し，さらに医師の配置と支援を推進していくことにより，真の地域医療改革が動き始める（表1-3）．

2. 地域医療づくりにおける都道府県の役割

　都道府県が進めている地域医療への取り組みのなかで，島根県，高知県，長崎県のように成果を挙げて，全国のモデルとなっている県も出始めている．

　47都道府県の地域医療環境は一様ではなく，それぞれの特性を有している．しかし，地域医療づくりの考え方と取り組みの方向性は，同一の基盤上にあると思われる．各都道府県において，これらの地域医療づくりを参考に，独自の地域医療改革が行われれば，地域医療は大きく飛躍し，そしてわが国の医療も大きく前進することになる．

3. 地域医療づくりへ向けた意識改革

　地域医療の定着，発展へ向けては，行政，医療関係者，そして住民の意識改革は不可欠である．

表1-3　地域医療の確保・充実策の方向性

- 地域という枠組みの再構築
- 住民が参加する地域医療づくり
- 地域医療を担う総合医の育成
- 地域医療機関間の機能分化と連携
- 地域医療を支援する体制の充実
- 各都道府県挙げての地域医療体制の構築

地域医療の主体は，住民である．住民のニーズを把握し，それをどのように地域医療に反映していくかが，行政，そして医療関係者に問われる．しかし，社会資源には限りがある．その状況は住民に伝えられなければならない．地域の医療づくりは，限りある資源のなかで医療という共有財産をいかに有効に活用するかという認識のもと，この三者が一体となって取り組まなければならない．そのなかで，住民は，医療を受けるという受身的な意識ではなく，積極的に地域医療づくりに参加することが望まれる．

4. 地域医療を担う医師の育成

　住民の求める医療という視点から考えたとき，地域住民の要望に応え，さまざまな業務に対応できる医師が，「地域医療を担う医師」と考えられる．私たちは，この医師のことを「総合医」と呼んでいるが，家庭医やプライマリ・ケア医という名称も用いられており，国民にはわかりづらい．地域医療の重要性，そしてそれを担う医師の育成を広めていくためには，地域医療を担う医師の呼称の統一化は重要な課題と考える．本書では，「地域医療を担う医師」を「総合医」と呼ぶこととする．

　国民の間に一種の大病院信奉ができあがってしまっている現状で，本来のかかりつけ医としての機能が十分に発揮されるような流れをつくっていくためには，住民に対する熱心な啓発活動と住民から真に信頼されうる総合医の育成が不可欠である．

　総合医の役割を表1-4に示す．総合医は，専門診療科や臓器にとらわれない全人的な診療を行

表1-4 総合医の役割

- 一般的な病気の診断と治療
- 初期救急
- 適切な紹介
- 慢性疾患の長期管理
- 健康増進と疾病予防
- 医療チームにおけるリーダーシップ
- 全人的・包括的医療

表1-5 総合医の育成に必要な環境づくり

- 総合医の研修・認定制度の確立
- 卒前の地域医療教育充実
- 総合医の生涯研修システム導入
- 総合医と専門医との連携促進
- プライマリ・ケアの啓発・普及
- 地域医療のシステム化推進
- 地域医療支援体制の確立

うとともに，患者の背景や家庭，地域を考慮した保健，医療，福祉サービスの連携を促進し，提供するコーディネーターとしての役割も有する．主な活動は，日常疾患診療，初期救急，訪問診療，保健関連業務，介護福祉関連業務などである．

総合医には，患者が抱えるすべての健康問題にまず対応することが求められる．その上で，必要と判断された場合には，迅速かつ適切に後方医療機関への紹介を行う．

また，日常生活と関連の深い疾患の診療においては，患者の価値観や考え方を抽出し，生活様式や生活環境を正確に把握し，行動変容に結びつく介入を行うことが重要となる．

総合医は，疾病予防のための健康教室運営や，予防接種事業など保健・公衆衛生的業務も行う．後遺症などに対する介護・福祉事業についても在宅ケア，リハビリテーション，福祉サービスなどの各サービスの調整などをケアマネジャーと連携して行う．

総合医の勤務場所としては，診療所がイメージされるが，活躍の場は病院にもある．地域の第一線にある病院は，患者構成およびその役割から考えれば，まさにトレーニングを積んだ総合医が中心となった診療体制の構築が理想的と考えられる．総合医で構成される病院をみると，その効果は予想通りであり，限られた医師数のなかで，幅広い診療提供を行いつつ，地域包括ケアにも深く関与し，さらに経営的にも効率性と良好な収支をもたらしている．

地域医療，とくにへき地医療を担う総合医の確保が困難な状況は，依然として続いている．この状況を改善するためには，総合医を育成すること，さらに総合医のネットワーク化や組織化を推進することが必要である．

総合医を目指す医学生や研修医が，その道を進むことができる社会環境はまだ整っていない．専門医志向が強いわが国において，総合医を育成していくためには，総合医の役割や位置付けを明確にし，同時に国民からの総合医に対する要望が不可欠である（表1-5）．

しかし，総合医に対する国民の認知度はまだ低い．総合医の必要性が国民に認知され，国民の信頼が得られれば，わが国の医療の流れは大きく変わる．そのためには，わが国の医療体系のなかにおける総合医の位置付けとその診療の枠組みを明確にし，国民に対してその診療能力が保障されなければならない．

また，総合医の勤務・生活環境についても考慮されなければならない．今後，総合医のモチベーションの維持と向上をいかにしてはかるのか，子どもの教育問題をどのようにクリアしていくのか，そしてキャリアプランをどう支援していくのかという点も重要な鍵となる．

5. 地域医療における大学の役割

高度先進医療が急速に発展してきた医療の現場では，人から病気へ，病気から臓器へ，臓器から細胞へ，細胞から分子へと目が向けられ，医療の原点である「人を診る」という視点が希薄になっている．将来，専門医，あるいは総合医のいずれを

目指すにしても，医学生は臓器や病気ではなく，「人を診る」という医療の原点に立脚して教育されなければならない．さらに，大学教育において，地域医療や総合医療が取り上げられることも，社会の要請となってきている．

このような現状に鑑みると，医学生が医学部入学当初から医療現場での体験的学習を通じて住民のニーズを直接感じ，学習の動機付けを高めるとともに，医学生に継続して体系的な臨床教育を提供していく必要がある．こういった背景のもとに，医学教育モデル・コア・カリキュラムに「地域医療」が導入されることになった．そのなかでは，「地域医療の在り方と現状および課題を理解し，地域医療に貢献するための能力を身につける」ことが目標として示されている．

また，各大学は，これからの地域医療づくりへ向けて，それぞれの都道府県における地域医療の医師確保はもちろんのこと，地域医療への積極的な関わりを持つことも求められている．

6. 地域における医療機関の連携と包括ケアの構築

わが国の医療を充実させていくためには，医師の数を増やすこと，医師の偏在を解消し，地域医療を担う医師を確保していくことが最重要課題と考えられる．国，都道府県，市町村のいずれもが医師確保策に取り組んでいるが，その効果はまだ上がっていない．わが国の医療が，負のスパイラル現象（図1-2）から抜け出したとき，これら医師確保策が有効に機能し始めると思われる．今はまず現状を踏まえて，より有効な医師配置を考えなければならない．

医師配置を考える際に，同時に二次保健医療圏を1つの大きな地域とみなし，そこにある各医療機関の役割・機能を明確化し，機能分担・連携・再編を考えることも不可欠と思われる．そのなかで，自治体病院のあり方が問われている．

平成の市町村大合併により，地域包括ケアを充実させていた小規模自治体のなかには，せっかく構築した体制が危機に瀕しているところもある．充実した地域包括ケアを有する自治体は，他地域に比べいち早く到来した高齢社会のなかで，同体制をつくり上げてきた，いわばモデル地域である．高齢社会のなかで，どのように効率よく，しかも住民の安心感と満足度を高める地域包括ケアの体制を整備していけばよいのか，これらの自治体はノウハウを有している．このモデルに学び，これを広めることにより，わが国に地域包括ケアのネットワークを張り巡らすことが可能となる．

〔梶井英治〕

I ■ 地域医療学総論

2 地域医療の歴史と医師の偏在

Point
1. 日本の医学部入学定員は戦後急速に増加し，その後しばらく抑制された後，近年再び増加に転じた．
2. 医師数の増加にもかかわらず，医師の地理的偏在は改善していない．
3. 近年問題となっている小児科や産婦人科の危機は，必ずしもこれらの科の専門医が減ったために起きているのではない．
4. 近年起こりつつある地域医療の危機は，平成の市町村大合併と医局講座制度の弱体化が直接の引き金となった．

A 地域医療の黎明期

　明治から昭和中期までの日本の近代化はそのまま都市発展の歴史であり，また農村困窮の歴史でもある．農村は都市に人手を供給し続けると同時に，巨大化する市場経済に飲み込まれ，従来の自給自足的生活は成り立たなくなり，農民たちの生活は貧困を極めた．こういった状況のなかで，労働力の供給源あるいは兵員の供給源としての農村の健康問題は重要視されるようになり，これを改善することが国家事業として推進された．その帰結が1937年の保健所法，1938年の国民健康保険法の公布である．前者により，医師に代わって農村保健を牽引することになる保健婦（現在の保健師）の育成が開始された．そして後者により，今日まで続く医療保険制度の一応の枠組みができ，農村における未受診や医療費不払いの問題などはある程度緩和された．ただし，国民健康保険への加入は任意であり，加入率は必ずしも高くはなかった．問題の解決は戦後の国民皆保険制度導入まで待たねばならなかった．また，1938年には国の健康政策を統括する省庁として，厚生省（現在の厚生労働省の前身）が内務省から分離設置された．

　第2次世界大戦中から終戦直後にかけて日本の社会と経済が混乱するに従い，国民健康保険制度も崩壊の危機に瀕した．しかしその後の高度経済成長に伴って，健康保険制度は次第に成熟していき，1961年には国民皆保険体制となった．これにより，へき地住民も過度の経済的負担を強いられることなく医師の診療を受けることが，制度上は可能となった．しかし実際はへき地の住民にとって現代医療はまだ遠い存在であった．農村は慢性的に医師不足であったからである．

　この時期に農村に根を下ろし，優れた地域医療を実践した地域医療のパイオニアとして長野県佐久総合病院の若月俊一があげられる．若月らが1959年から行った八千穂村（現：佐久穂町）の全村健康管理は，住民全員の健康管理を定期的に行うことで病気を未然に防ぎ，結果として地域全体の医療費を低下させることを実証した．この旧八千穂村全村検診は，日本が世界に先駆けて制度化した住民検診制度の最初の手本となったものであり，予防医療の重要性を世に知らしめたという

意味で極めて先見性・独自性の高い事業である.

また，同時期に地域医療に積極的に取り組み，地域医療のモデルケースとなったのが，岩手県沢内村（現：西和賀町）における乳幼児死亡撲滅事業である．のちに「赤ちゃん村長」と評された深沢晟雄を中心に，村の行政，住民，医師，保健婦が一体となり，乳幼児健診，乳児医療の無料化，母親の啓発を推進した．その結果，1957年に出生1,000人あたり70人死亡という日本有数の高乳児死亡率であった村が，1962年には全国に先駆けて乳児死亡率ゼロを達成した．また旧沢内村では同時期に，高齢者医療の無料化も実現している．これらの成果は，当時の岩手の寒村の貧困を考慮すると，特筆に価する．

このように佐久総合病院や旧沢内村のような先駆的な事例があったものの，昭和初期から中期（1930年代から60年代）にかけての農村の医療はおしなべて乏しく，とくに医師の不足が著しかった．日本全体での医師の増員が求められていたのである．

B 医師増加政策の時代

国民全員が健康保険証1枚で安価な医療サービスを受けることができるという，当時としては世界的にみても進歩的といえる社会保障制度（国民皆保険制度）が1961年に完成すると，国の医療政策の主眼は医師数増加へと転じた．その理由は，高度経済成長により国民生活が豊かになったこと，保険制度の充実によって国民の医療利用が増え相対的に医師不足が目立つようになったこと，そしてそもそも医師の絶対数も少なかったことである．1970年当時，日本の人口10万人あたりの医師数は115人であり，当時のイタリア（200人），西ドイツ（190人），アメリカ（160人）など主要先進国と比べて低い水準であった．そこで政府は人口10万人あたり医師150人という目標値を定め，これを1985年までに達成するという方針を決定した．この方針に基づき，1973年からいわゆる「1県1医大構想」が推し進められた．全国各県に計34の医科大学あるいは大学医学部が新設され，1960年前後には約3,000人であった医学部の入学定員が1981年には8,360人まで増加した（図2-1）．結果として「人口10万人あたり150人」という医師数の目標値は1983年に，予定を前倒しにする形で達成された（図2-2）．

こうして日本の医師数は順調に増加し，2004年には人口10万人あたり211人に達し，当初の目標水準を大きく上回ることになった．しかしながら諸外国においても同様の医師数の増加が起

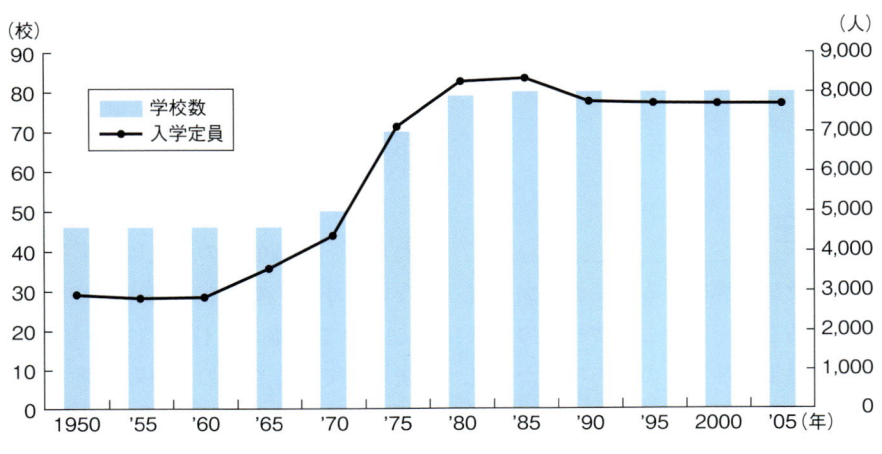

図2-1　医学部数と入学定員の推移

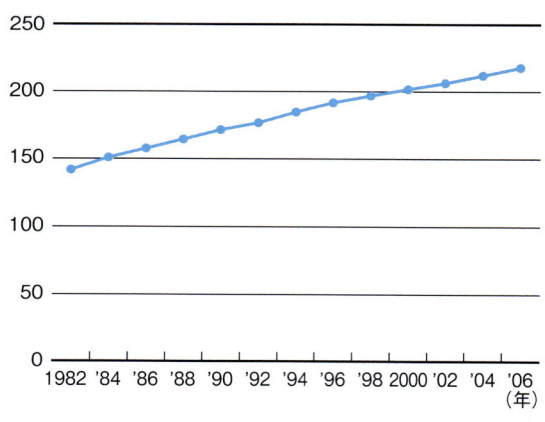

図2-2 人口10万人あたりの医師数の推移

図2-3 2004年時点での人口10万人あたり医師数の国際比較　（OECD Health Data 2006 より改変）

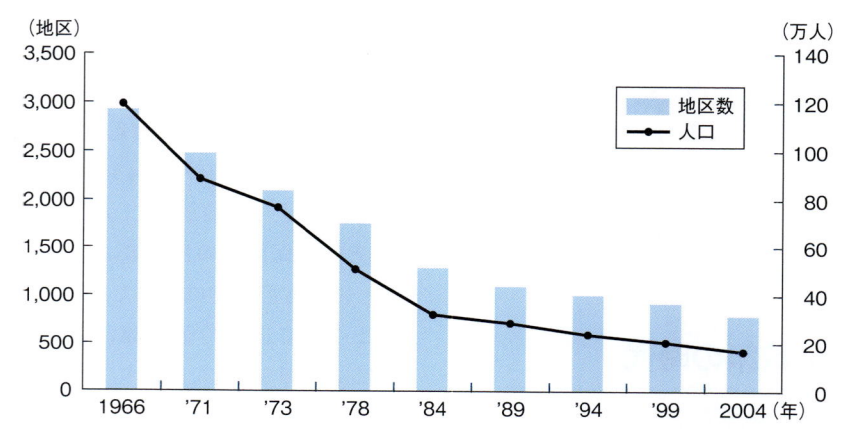

図2-4 無医地区数の推移　　　　　　　　　　　　　（厚生労働省医政局 2004 より改変）

こったため，現在においても日本の人口あたりの医師数は先進国のなかでは最低水準にある（図2-3）．

C 地理的偏在

このようにして政策誘導による医師数の大幅増加が実現したのであるが，このことが日本の地域医療にどのような効果を与えたのであろうか．良い効果としては無医地区（半径4km以内に医療機関のない地域）の減少が挙げられる．1966年に全国で2,920地区（総住民数119万人）あった無医地区は，2004年には787地区（総住民数16万人）まで減少している（図2-4）．無医地区の減少は，こういった地域で働く医師の絶対数が増えたことを意味している．

しかしこのような医師の絶対数の増加にもかかわらず，医師偏在の程度は必ずしも是正されていない．小林の報告によると，1980年から2000年にかけて日本の単位人口あたりの医師数は59％増加しているものの，市町村間での医師数の格差はほとんど変わっていない（図2-5）．

また井上によると，1980年から2000年にかけて，全国の郡部（町村）で働く医師数は単位人口あ

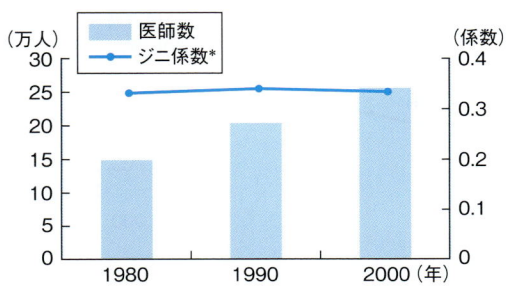

＊：ジニ係数は偏在の程度を表す指標であり0から1の間の値をとる．数値が大きいほど偏在の度合いが強いことを意味する．このグラフではジニ係数は市町村間での医師数の偏在度を表している．

図 2-5　医師数と医師偏在の推移　（小林 2006 より改変）

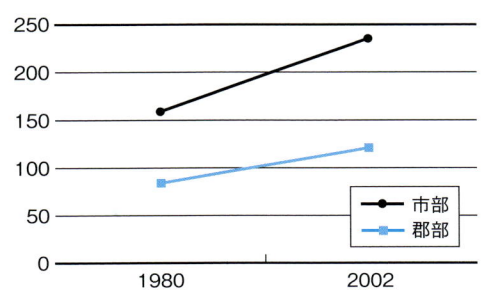

図 2-6　郡部と市部における人口10万人あたり医師数の推移　（井上 2006 より改変）

たり49％増加しているが，市部で働く医師数も単位人口あたり52％増加しており，結果として医師の偏在に変化はみられていない（図2-6）．さらに豊川らは，1980年以降に医学部が新設された県においては，県内に勤務する医師数の急速な増加にもかかわらず，県内市町村間での医師偏在はむしろ進行していると報告している．

　医師の地理的分布が需給バランスだけに従うのだとすると，医師数の増加は医師分布をより均等にすることが予測される．医師の総数が増えると，医師が集中する都市部の医療市場は供給過剰となり，そのような収益競争の激しい都市から新しい市場を求めてへき地に医師が流出し，結果として医師分布の不均衡は是正されることが予想されるからである．しかしながら実際の医師分布の推移をみてみると，必ずしもそのようになっていない．これは医師の地理的分布が市場原理のみに従っているのではなく，分布に医師の地理的嗜好や専門分化といったさまざまな要因が影響を及ぼしていることを意味する．医師の分布を規制する制度がなく，医師が高い自由度で診療地域を選べる現状にあっては，上記の地理的偏在は容易に改善しない．

D　診療科の偏在

　2000年以降，小児科および産婦人科における

医師不足がしばしばメディアで報じられるようになった．少子化に伴って小児医療のニーズが減っているように思われがちだが，核家族化の進行，共稼ぎ家庭の増加などにより休日や夜間の救急受診は増加しており，それが小児医療の現場を圧迫している．

　小児科を主たる標榜科とする医師，すなわち小児科専門医の数は1994年から2002年にかけて9％増えており，この増加率は内科医の増加率（5％）に比べてむしろ高い．全臨床医の増加率（13％）と比較しても著しく低いわけではない（図2-7）．問題は内科などを主たる標榜科としながら，傍らでサブスペシャリティー（副専門分野）として小児科も標榜していた医師，すなわち小児も診る総合医の著しい減少である．1972年から2002年にかけて全臨床医が100％増加（2倍）し，小児科専門医も同程度増加しているのに対し，小児科を標榜する医師全体は0.4％しか増えていない．これは小児科をサブスペシャリティーとする他科の医師が減少していることを意味する．松本らによると，とくに診療所に勤務しながら小児科を標榜する医師は17％も減少している．内科などの開業医がそれまで掲げていた小児科の標榜を外すようになったと推測される．これに加えて患者サイドの専門医志向が相まって，小児科専門医の負担が大きくなっているのであろう．

　産婦人科医については主たる診療科を産婦人科

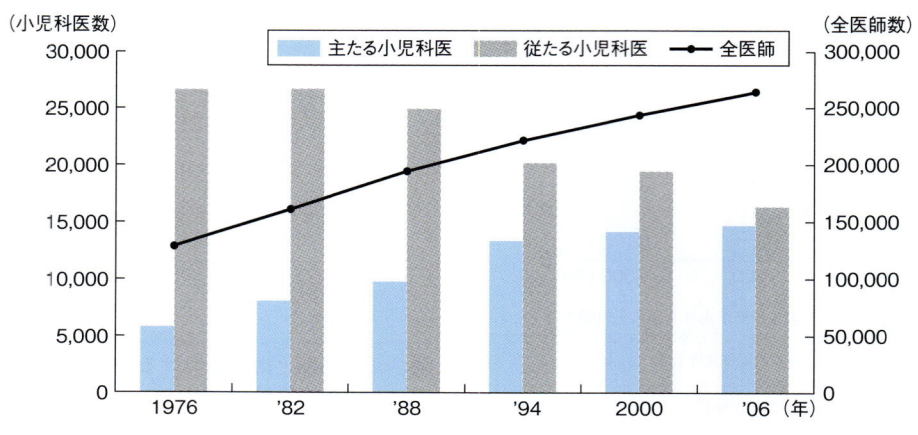

図2-7　全臨床医と小児科医数の変遷　　　（医師・歯科医師・薬剤師調査より改変）

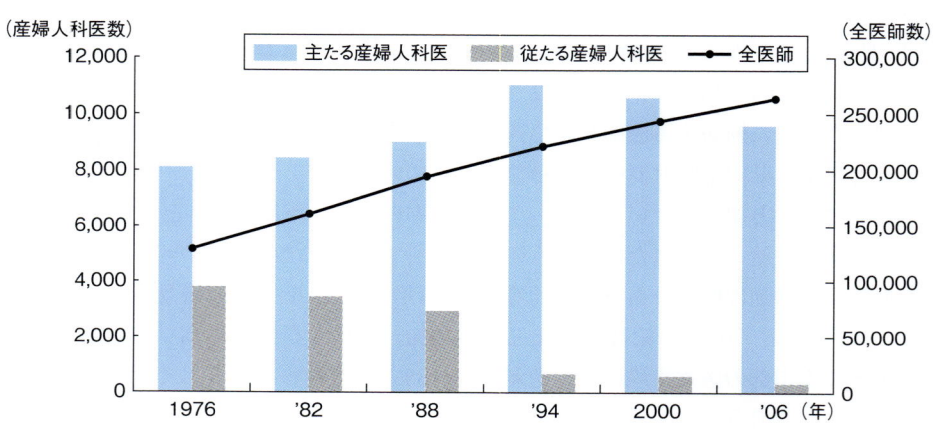

図2-8　産婦人科医数の変遷　　　（医師・歯科医師・薬剤師調査より改変）

とする医師も，従たる診療科を産婦人科とする医師もともに減少している．とくに従たる産婦人科医，つまり他科を標榜していながら産婦人科診療も行っていた医師の減少が著しい（図2-8）．欧米と異なり，わが国ではへき地の総合医であっても産婦人科診療を行わない傾向があったが，こういった傾向がさらに加速していることが窺える．こういった背景のなか，地域の病院から産婦人科医がいなくなってしまい，へき地の住民が出産のために大都市まで出て行かなければならないという深刻な問題が生じている．

E 医師数抑制政策から再び増加政策へ

　医師増加政策によって毎年8,000人を超える医師が誕生するなか，今度は医師過剰による過当競争が懸念されるようになった．1986年に政府の検討委員会は，医師数の増加がこのまま続けば2000年には医師の需給バランスは正負ゼロとなり，2025年には10%の医師過剰になるとの見通しを発表し，1995年を目途として医師の新規参入を10%以上削減するよう求めた．当時の文部

省はこれを受けて，医学部の入学定員の削減を進めた．日本医師会，各大学医学部，厚生省などのそれぞれ異なる思惑が絡み合い，目標とする水準までは至らなかったものの，1997年には医学部入学定員は7,705人まで削減された（削減率7.2％）．その後，検討委員会によってさらなる医師削減の意見が出されたが，医学部の入学定員は7,700人程度に維持され，この水準が10年近く続いた（図2-1参照）．ところが近年，医師不足の問題が顕在化するに至り，2008年に医学部入学定員が24年ぶりに増員された．医師数抑制から再び増加へと政策が転換されたのである．

F 地域医療の危機

医師増加政策が再度登場した背景の1つとして，メディアなどで「地域の医師不足」や「地域医療崩壊」などがしばしば取り上げられるようになったことが挙げられる．実際，医師不足によって規模縮小や閉鎖を余儀なくされたへき地の病院が最近目立っている．この現象の直接の原因として考えられているのが，市町村合併と医局講座制度の脆弱化である．

いわゆる平成の大合併によって日本の市町村数は約半分に減少した（図2-9）．多くの市町村がこの時期に合併を経験したが，へき地の小規模自治体の場合，対等合併というよりもむしろ大きな自治体に吸収合併されたケースが多い．へき地の中小規模の病院は採算性が低い．小規模自治体が独立した予算を持っていたためにかろうじて守られてきたこれら中小病院が，合併し広域となった自治体行政によって合理化され，予算を削減されるケースが目立つようになった．厳しい経営状態，そして厳しい労働条件のこれらの病院から医師は去っていった．さらに，広域化したために，従来行っていたきめ細かな住民サービスや保健や福祉との連携なども困難になった．医療機関と行政との意思疎通も難しくなった．小規模自治体だからこそ可能であった小回りのきく地域医療が，

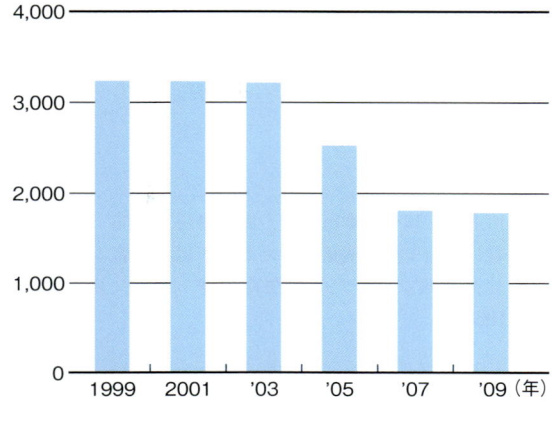

図2-9 市長村数の推移

その存在基盤を失い，次々と消滅していったのである．

大学医学部の医局講座制度は明治以降，日本のほとんどの医師のキャリアパスを管理してきた巨大な人事システムである．大学を中心とした人事のネットワークが日本中の病院にほぼ隈なく張り巡らされ，それは田舎社会における「家制度」（後述）さながらに，本家たる大学の医局から末端の分家である地域の病院まで，序列化されたタテ型システムを形成してきた．100年以上にわたって医療業界にゆるぎなくそびえ立っていたこのシステムであるが，2004年の臨床研修必修化を引き金に，崩れ始めている．若い医師がより良い研修，より自由なキャリア形成を求めて大学を去っていった．労働力を失った大学病院は関連病院から医師を引き揚げ始める．その最初の犠牲になったのが地域，とくにへき地の中小規模の病院である．市町村合併に伴う経営悪化にあえいでいた多くの中小病院は，この医師の引き揚げで決定的な打撃を受けた．これが昨今の「地域医療崩壊」へとつながった．

市町村合併と医局講座制度の脆弱化は，確かに地域医療現場に大きな混乱をもたらした．しかしながら，これらは混乱の直接の引き金であって，へき地における医師不足の根幹をなす要因ではな

い．問題の本質はあくまで医師の偏在にあり，この偏在は先述したように今に始まった問題ではない．

■ 参考文献
1）川上武：現代日本医療史，勁草書房，1965
2）若月俊一：村で病気とたたかう，岩波書店，1971
3）地井武雄：自分たちで生命を守った村，岩波書店，1968
4）小林廉毅：医師数と医師の分布，医療経済研究, 18(2)，142-146，2006
5）井上和男：厚生労働科学研究・H16-政策-010, 2006
6）豊川智之ら：医学部・医科大学設立後の医師供給の変化に関する検討，厚生の指標，54(13)，1-6, 2007
7）松本邦愛ら：小児科医師の需給と地域偏在に関する研究，病院管理，43(2)，31-42, 2006

（松本正俊）

---

column **華岡青洲── 医学の発展に貢献した地域医師（1/4）**

　大学の研究者ではなく，地域の医師が日々の地域医療の実践のなかから優れた医学研究を行った例は少なからず存在している．1899年秋田県湯沢町の田中敬助によるツツガムシ病の感染経路の解明，1925年の福島市の大原八郎による野兎病の発見などはその先駆例である．ここでは地域医療にとどまらず日本の医学界全体にとっても輝かしい業績である，1804年の紀伊国（現在の和歌山県）西野山村の華岡青洲による世界初の全身麻酔下手術の事例を取り上げる．

　W. Mortonがエーテルによる全身麻酔を初めて臨床応用したのが1846年．それを遡ること42年，1804年にチョウセンアサガオを主成分とした経口全身麻酔で乳がんの摘出術を行ったのが華岡青洲である．これは正確な記録が残っているものとしては世界初の全身麻酔例であり，華岡青洲は日本のみならず世界の医学史にその名を残している．　（p68につづく）

（松本正俊）

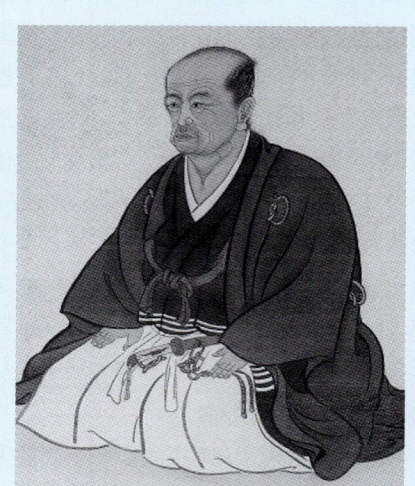

華岡青洲朧渓画（青洲の里所蔵）

I ■ 地域医療学総論

3 地域社会と地域医療

Point
1. 都市社会とムラ社会には大きな文化のギャップがあり,人間関係のあり方も異なる.
2. ムラ社会は独自の社会構造を有している.
3. ムラ社会は独自の意思決定方法を有している.
4. 地域医療をスムーズに行うには,これらムラ社会の特徴を知っておく必要がある.

A 地域社会

人間は社会的な動物である.有史以前から人間は常に集団を形成して暮らしてきた.当初は土地から土地へと渡り歩く狩猟採取集団だったが,農業の発達とともに特定の土地に根ざすようになった.こうして村落が誕生した.小規模で自給自足の原始村落が世界のいたるところに出現した.この村落のうちいくつかが商工業を発達させ,周辺村落から人を吸収し始め,そして都市になった.

ヨーロッパにおいては18世紀以降,日本においては19世紀以降,産業化・工業化・資本主義化が加速し,都市は急速にその規模を拡大した.こうして農村と都市との乖離が鮮明となった.

ドイツの社会学者フェルディナント・テンニースは社会における人間関係のありようをゲマインシャフトとゲゼルシャフトという2つの類型に分けた(図3-1).

ゲマインシャフト(Gemeinschaft)とは利害を超えた本質意思(Wesenswille)によって結びつい

	ゲマインシャフト	ゲゼルシャフト
場所	家族,集落,村落	都市,営利団体
発生機序	自然に発生	人為的に発生
基盤となる意志	本質意志(本能的な愛情)	目的追求意志
個々人の精神的距離	近い	遠い
結びつきの強さ	強い	目的に応じて変化
公私の区別	弱い	強い
個人のありかた	集合主義的	個人主義的
個人に関する決定や責任	集団で共有される	個人にすべて帰する

図3-1 ゲマインシャフトとゲゼルシャフト(共同体のあり方に関する2つの類型)

た人間関係のことである．これは地縁や血縁によって自然発生する関係である．このゲマインシャフトが農村，山村，漁村などのいわゆる田舎社会における人間関係の基本となる．これに対してゲゼルシャフト(Gesellschaft)は利害関係のように，他者を本質としてではなく，利害を共有する相手として必要とする関係である．これは人為的につくられた人間関係である．ゲゼルシャフトは都市における人間関係の基調をなしている．テンニースは，近代化とともに，目的追求型組織や市場原理がゲマインシャフトを解体し，国全体が，ひいては世界全体が1つのゲゼルシャフトへと移行すると主張した．

確かに時代の流れとしてはゲマインシャフトからゲゼルシャフトに向かってきた．人間の精神において村落的共同体意識は鳴りを潜め，都市的個人主義が優勢となってくる．しかしながら，近代化はゲマインシャフトを消滅させたわけではない．近代化はゲマインシャフトとゲゼルシャフトを峻別した．つまり近代化は村落型の共同体と都市型の共同体をくっきりと分化させたのである．いまや農村と都市には大きな文化のギャップが存在している．この乖離こそが現代における地域医療を困難なものにしている．医師の大半は都市に生まれ，目的追求集団(塾，進学校，医学部，大病院など)でゲゼルシャフトを骨の髄までインストールされている．ムラにはムラの掟があり，文化がある．言語化されていないが皆に共有されている価値観がある．都市型文化を刷り込まれている医師が，ゲマインシャフトの命脈を綿々と保っている農村社会に溶け込むのは容易ではない．従来こういった感覚は「田舎が肌に合う」とか「合わない」といった漠然とした言葉で片付けられてきた．しかし文化の違いは，その違いを客観的に分析し把握することで，ある程度埋めることが可能である．その意味で，医師の大多数を占める都市部出身者が少しでも無理なくムラ社会に入っていけるよう，日本の農村社会に関する体系的知識を提供することは重要である．こういった社会学的知識もまた地域医療学の一部をなすのである．

B ムラ社会の構造

日本のムラ社会は日本固有の歴史や風土のなかから醸成されたものであり，諸外国のそれとは異なる構造を呈している．日本の地域医療もまた，このようなムラ社会の構造に根ざし，それを反映したものとなるべきである．日本の地域医療は欧米の「家庭医療」を多少アレンジして移植すれば済むようなものでは決してない．

ここでいう「ムラ社会」とは必ずしも行政区分での村を意味するのではない．より広く，田舎の社会一般のことを指している．そこがへき地と呼ぶに足る田舎であれば，町や市であっても「ムラ社

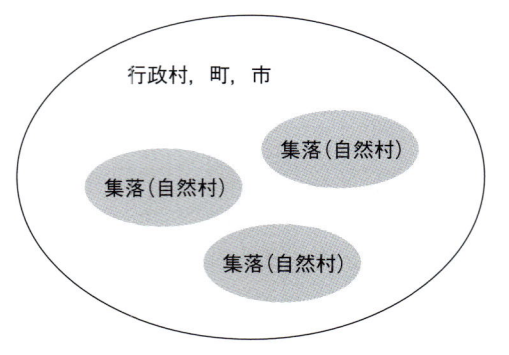

図3-2　行政村と自然村

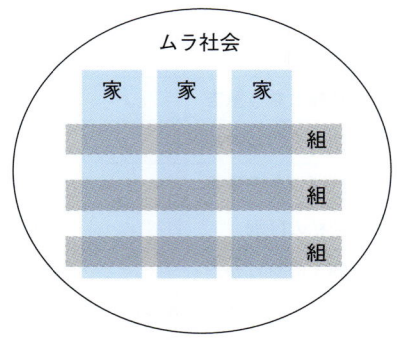

図3-3　ムラ社会のタテヨコ組織

会」に含まれるだろう．また，大都会のなかにすら，「下町」に代表されるムラ社会的コミュニティーは存在している．このようなムラ社会の構造を理解する上でいくつか有用なツールがある．それは自然村，行政村，家，組といった概念である（図3-2）．これらはムラ社会において人のつながりを支えている装置であり，これらの装置が縦横に張り巡らされた場がムラ社会である（図3-3）．

C 自然村と行政村

　日本の典型的なへき地は，自然村という基本社会単位があり，これがいくつか集まって行政村（あるいは町，市）を形成している．自然村とは自然発生的にできた集落のことで，律令制下の郷里制や中世の荘園制，江戸時代の藩制村などもこれに覆いかぶさる形で継承されてきた．一方，行政村は明治以降の町村制によって新しく生じたものであり，いくつかの自然村を合併して作った人為的社会単位である．

　歴史的にみると自然村の多くは農耕の出現に伴って自然に形成された集落であり，場所によっては縄文時代や弥生時代にまで，そのルーツを遡ることができる．歴史の蓄積は住民の精神にも色濃く残る．住民の地域意識（いわゆるムラ意識）は行政村よりも，むしろこの自然村に帰することが多い．多くの地域活動が自然村単位で行われている．1つの自然村がそのまま1つの行政村や行政町になったケースもあるが，多くは行政村のなかに含まれ，区，集落などと呼ばれる形で存在している．最近では平成の大合併によって，かつて行政村であったところですら，さらに広域の町や市になってしまった．しかし，だからといって住民のアイデンティティも広域化したわけではない．住民の帰属意識はあくまで自然村にある場合が多いのである．

　地域医療は行政によって支えられているので，行政村（あるいは町，市）単位で展開されている場合が多い．行政村の病院で医療が提供され，行政村全体で保健や福祉活動が行われる．しかしながら行政村のなかにはいくつかの集落や区があり，自然村を起源とするこれらの集落の方が住民にとって大事な社会であることに留意する必要がある．行政村は必ずしも一枚岩ではない．集落や区といった自然村の間には微妙な力学や感情が存在しており，1つの小さな行政村のなかにおいてすら，多くの政治的駆け引きが行われる場合がある．首長や議員の選挙結果も集落間の力学を反映する．結果として行政村としての意思決定にも影響を及ぼす．たとえば，学校や診療所が地域の人口密集地にではなく，不便な山奥などに建てられることがあるが，これは利便性を度外視してでも各集落からの距離が等しい場所，あるいは有力な集落の近辺に建てる必要があったためである．前者は，不便なのは我慢できるが不平等なのは我慢できないという平等意識が形になって現れており，後者は，集落間の力関係がそのまま反映されたものである．地域医療に従事する医師はこのようなムラ社会の構造を理解し，それに配慮しながら医療活動を行う必要がある．それが地域医療を長続きさせるコツである．

D 家（タテ組織）

　「家」もまた日本のムラを理解する上で欠かせない概念がある．「家」とは文字通り家族のことであるが，都会の人が想像する核家族のことではなく，血縁関係をベースとしたより広い意味での家族のことである．ここには本家，分家，親子，夫婦，兄弟，親戚といった概念がすべて含まれる．ムラ社会において「A家の人」という場合，ある1つの家屋に住んでいる3, 4人の人物を意味するのではない．それはAという名字を持つ，あるいは別の名字であってもAと血のつながりがある，一群の血縁集団のことを指す．この血縁集団は後述する「組」とは異なり，上下関係を基本とする．親と子，兄と弟，姑と嫁，本家と分家はそれ

ぞれ上下の対概念になっている．家における意思決定はより上位の階層の人物によって行われるのが一般的である．したがって本家であり長男である人物がこの血縁集団において最も強い影響力を持つことになる．これには例外も多く存在する．本家よりも分家の方が強い発言権を持っていたり，嫁の方が姑よりも強かったり，といったことはいくらでも起こりうる．あくまで一般概念として家というものはそのような構造になっており，かつてほどではないにせよ，この構造は残っているということである．

　地域医療の現場においてもこの伝統的な家のシステムを肌で感じることがしばしばある．患者個人の治療に関する意思決定が，本人ではなく他の人，とくに長男，夫，本家筋の親戚などの人物にゆだねられることがある．病名の告知においても，患者本人の意思よりも，家の総意の方が重んじられることがある．実際にへき地医療をやっていると，個人，家，社会といった概念が必ずしも分離独立したものではなく，むしろその境界はあいまいなものであることに気付かされる．個人の意思と家の意思は1つの連続体であったりすることもある．こういった背景から，「リスボン宣言」のような欧米的個人主義に立脚し，患者の自己決定権を高らかに謳い上げた金科玉条が，日本のムラ社会では必ずしも通用しないこともしばしば経験する．家の意思をまったく無視して個人の意思を尊重する，あるいはその逆を行うことは軋轢を生む．地域の文化から遊離した医療は，長い目で見て，決して地域に根付かない．医師の側から地域の文化を理解し，地域の文化に適応し，同時に地域住民を啓発していく，というバランス感覚が必要だろう．

E 組，講，その類似組織（ヨコ組織）

　家が家系図に基づくタテの関係だとすると，組や講はヨコの関係である．「仲良し組」や「無礼講」

ヨコ組織の名称

自治会，部落会，組，町内会，老人会，婦人会，青年団，民生委員会，日赤奉仕団，ボランティア・サークル，趣味のクラブ

図3-4　ムラ社会のヨコ組織の例

といった言葉にその名残をとどめるように，元来，組や講といった組織は構成メンバーが上下主従の関係なしに，平等な立場で寄り集まって活動することを意味した．江戸時代の五人組が代表例であるが，数戸から数十戸の世帯が集まって1つの組をなし，冠婚葬祭や農作業，村普請などの共同作業を行った．講というのは宗教活動における組のことであり，古くは天神講や観音講などがあった．

　現在のムラ社会において伝統的な組や講はかなり存在感が薄れたが，組や講の形式を引き継いだ類似組織は多く存在する．自治会，老人会，婦人会，青年団，子ども会，若妻会，母親学級，PTA，地域の農業協同組合，民生委員会，日赤奉仕団などがこれにあたる（図3-4）．一般原理としてこれらの組織の構成員は平等であるが，実際にはある程度の上下関係が存在することもある．これは先述の「家」組織において，上下関係が基本でありながらも，それが崩れているケースが少なからず存在しているのと同様である．

　こういったヨコ組織は単なる趣味や親睦のための集まりにとどまらない．ムラ社会のヨコのつながりを強化し，地域の活力の源になり，時として地域の変革を引き起こす原動力になることもある．

　このようなヨコの組織をうまく活用することで，地域医療に成功した事例として岩手県沢内村（現：西和賀町）がある（第2章，p9参照）．赤ん坊を死なせないという理念を持った村長が，村内の各集落に公民館を作り，若い人たちのヨコ組織（若妻会，青年団，4Hクラブ）に積極的に働きかけ，集会と啓発を繰り返し，村の衛生改善に努め

た．医師や保健婦もヨコ組織の活動に加わった．こうして乳幼児の健康に関する知識が普及し，予防接種や受胎調節の教育も行き届くようになった．そしてわずか5年で乳児死亡がゼロになった．1962年当時，この数値を実現できた町村は日本全国で旧沢内村だけであった．このようなヨコのつながりを利用した地域医療活動は，とくに公衆衛生の改善や健康教育に関して，大きな威力を発揮する．

F ムラ社会の意思決定

　ムラ社会の運営に関する事柄は，各戸からの代表者が集う会で評議によって決定される．この集会は寄り合い，自治会，区会，集落会などといったさまざまな名称で呼ばれているが，意思決定が原則として全会一致をもって行われるのが共通した特徴である．これは独立した個人の自由意思を前提とする西洋的な「ディスカッション」では通常起こりえないことである．この全会一致という議決方法が可能となるには，事前の利害調整が必要となる．この利害調整を「根回し」と呼ぶ．会議の前に議長がメンバー宅を回って懸案事項の案を個別に諮る．各メンバーの意見や利害得失をくみながら案を微調整していき，最終案に仕上げる．本番の会議では最終案は承認を受けるだけの状態になっており，全会一致でこれが議決される．多少の不満はあっても，これに従うのがムラ社会の掟ということになっているので，皆が従う．

　根回しはなにも農村社会だけにみられる現象ではなく，日本のあらゆる組織に広く浸透している慣習である．程度の差こそあれ，学校においても，大企業においても，ひいては国政の場においても，重要な議題ほど根回し的な事前交渉は行われるであろうし，これが適切に行われていなければ，「聞いてない」という反発を受ける．ムラ社会においては，現在においても根回しはほぼその原型をとどめており，地域医療を実践する上で，こういった日本の伝統的な合意決定プロセスについて理解を深めておくことは重要である．医師とムラ社会との間に軋轢が生じる原因として，根回しに対する無理解が少なからずある．「地域の医療のために正しいことを言っているのに意見が通らない」と感じる時は，意見を通すためのプロセスをもう一度見直してみる必要がある．適切な根回しを行ったときの効果を目の当たりにすると，根回しの重要性を再認識できるはずである．

■ 参考文献

1) フェルディナント・テンニース：ゲマインシャフトとゲゼルシャフト─純粋社会学の基本概念, 改訂版, 岩波書店, 1957
2) 鳥越皓之：家と村の社会学, 世界思想社, 1993
3) Fetters M: Nemawashi essential for conducting research in Japan, Soc Sci Med, 41, 375–381, 1995

〔松本正俊〕

I ■ 地域医療学総論

4 地域医療の概念と地域医療学

Point
1. 視点の違いが臓器別医療と地域医療とを分ける．
2. 地域医療と類似の概念として，プライマリ・ケア，家庭医療，総合医療などがある．
3. 地域医療学は学際的な学問領域である．

A 視点の転換

　フランスの思想家・歴史家であるミッシェル・フーコーは，近代医学の誕生は，18世紀末に医師たちが「医学のまなざし」を獲得したことによって可能となったと主張している．「医学のまなざし」とは人体を貫くまなざしのことである．それ以前のルネサンス期や中世のヨーロッパの医師たちは，神を中心に万物が放射状連鎖を形成した世界観に立脚してものを見ていた．中世の医師にとって人体内部は神のみぞ知る禁断の領域であった．医師は患者の身体の外表面に現れる兆候を，その宗教的世界観のなかで位置付け，診断を下していた．

　これに対して，近代医学を可能にした「医学のまなざし」は，そのような宗教的世界観の呪縛から解放されていた．人体の奥深くまでまなざしの触手を伸ばし，病気の本質を臓器や組織に求めた．人体は臓器というパーツに分解され，そのパーツはさらに小さなパーツ（細胞，分子）へと分解されていく．かつてのキリスト教的世界観がそうであったように，この還元主義的（分解主義的）まなざしは今の医学における絶対教条となっている．

　地域医療はこの「医学のまなざし」に対するアンチテーゼである．「地域医療のまなざし」は臓器や分子へ向けられるのではなく，地域へと差し向けられる．「地域医療のまなざし」は人体の内部へ内部へと無制限に突き進むのではなく，地域の内部を隈なく見つめるのである．地域には住民がいる．これら住民全員が地域医療の対象である．地域には診療所があり，福祉施設があり，役場があり，学校がある．これらすべてが地域医療の実践の場である．地域には固有の歴史があり，地理があり，政治があり，文化がある．これらすべてがまなざしの向かう先にある．こういった視点の転換，まなざしのドラマチックな変容こそが地域医療と臓器別医療とを分ける本質である．

B プライマリ・ケア

　日本の地域医療に該当する外国の用語として，英語圏の国には「プライマリ・ケア」という概念がある．世界保健機関（WHO：World Health Organization）のアルマ・アタ宣言（1978年）におけるプライマリ・ヘルスケアの定義を要約すると以下のようになる．

　「プライマリ・ヘルスケアは地域の住民が十分にアクセス可能であり，かつ科学的，社会的に受容可能な医療形態のことである．プライマリ・ヘ

ルスケアは国の医療システムの中心的役割を果たし，かつ地域の社会的，経済的発展と密接に関連する．プライマリ・ヘルスケアは人々が最初に医療と接触する場であり，医療を人々の生活の場にできる限り近づけてくれるシステムである」

これはプライマリ・ケアの定義として最もよく知られており，とりわけ国際保健の文脈でよく使われる．米国で最近改定された以下のプライマリ・ケアの定義もまた，日本の実地臨床に照らしてみてもわかりやすい（第1章，p3参照）．

「患者の抱える問題の大部分に対処でき，かつ継続的なパートナーシップを築き，家庭および地域という枠組みのなかで責任を持って診療する臨床医によって提供される総合性と受診しやすさを特徴とするヘルスケアサービスである」（米国国立科学アカデミー）．

つまり，総合的であること，かかりやすいこと，長く付き合うこと，地域と家族を意識すること，こういった要素をすべて兼ね備えていることがプライマリ・ケアの特徴である．こういった医療は臓器（あるいは組織，細胞，分子）別専門医療とは決定的に異なる．プライマリ・ケアは地域医療そのものである．「プライマリ・ケア」という語は外来語であるが，日本の地域医療を理解する際にも有用な概念である．

プライマリ・ケアと同義の用語として日本の地域医療，北米の家庭医療（Family Practice），ヨーロッパの総合医療（General Practice）などがある．こういった名称の差異は，重点を置くポイントが異なっているために生じたものと思われる．地域医療は「地域」という視点に重きが置かれたネーミングであり，家庭医療は「家庭」が，そして総合医療は「診療の幅の広さ」がそれぞれ強調されているに過ぎない．いずれも内容的には近いものを指していると考えて支障はない．ただし，地域医療，家庭医療，総合医療はそれぞれ日本，北米，欧州という特定の地域で文脈化され制度化されたもの，つまりそれぞれの地域のカラーがにじみ出るものであるのに対して，プライマリ・ケアはそういった地域性を含まず，中立的な抽象概念である．したがって地域医療，家庭医療，総合医療などに共通するエッセンスを語る際は，プライマリ・ケアという語を用いるのが適切であろうし，逆にそれぞれの地域のプライマリ・ケアを各論的に語る際は，これら個別の用語を使う方が理解しやすいかもしれない．

C 地域医療学とは

実践としての地域医療を学術的に体系化したものが地域医療学である．地域医療学は前述した地域医療のまなざしをしっかり支え，まっすぐに保つために必要な知識体系である．地域医療が，パーツに分解することではなくパーツを統合することを基本性質とするならば，地域医療学は，小分野に枝分かれしていく学問ではなく，さまざまな分野を「地域医療」という共通項に向かって集約していく学問となるべきである．ここには臨床医学はもとより，社会医学，基礎医学，工学，情報学，社会学，教育学，政策学，経済学など，地域医療に関連するあらゆる分野の学問が包含される（図4-1）．

たとえば，疫学を用いて地域ごとの疾病構造が調べられる．遺伝子研究の方法論を用いて地域ごとの遺伝子パターンの解析が行われる．都市部とへき地で情報を交換するための遠隔医療システム

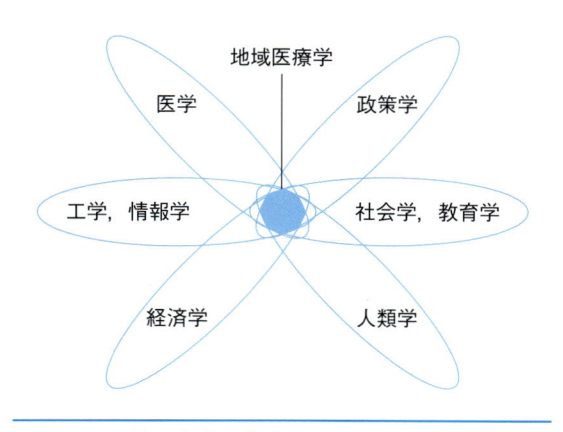

図4-1 地域医療学は学際的な領域

臨床医学	地域に特有な疾患の臨床研究
社会医学	地域疫学 地域環境医学
基礎医学	地域遺伝学
経済学	地域医療に関するコスト分析
社会学	農村社会学 都市社会学
人類学	地域医療の文化的側面の研究
教育学	地域医療教育の研究
工学	遠隔医療システムの研究

図4-2 地域医療学の研究内容(例)

- 日本公衆衛生雑誌
- 日本プライマリ・ケア学会誌
- 日本農村医学会雑誌
- Journal of Rural Health
- Rural and Remote Health
- Australian Journal of Rural Health
- Canadian Journal of Rural Medicine
- Journal of Urban Health
- Health and Place
- Social Science and Medicine
- Journal of Epidemiology and Community Health

図4-3 地域医療学を取り扱う学術誌(例)

に関する工学的研究が行われる．社会学的視点から持続可能な地域医療システムに関する研究が行われる．へき地における医療と文化の関わりについて人類学的な現地調査が行われる．医師供給や医師分布に関する政策学的研究が行われる．地域医療の確保とそれに伴う医療コストの経済学的分析が行われる．これらはすべて地域医療学の中心的な研究課題である．

つまり地域医療学は地域医療に関するあらゆる学術的知識の貯水池といえる．ここには医学も非医学も含まれ，文系も理系も存在する．地域医療学は真の意味での学際的学問領域である(図4-2，図4-3)．

■ 参考文献

1) ミッシェル・フーコー：臨床医学の誕生，みすず書房，2000

(松本正俊)

---

column 分析的思考法と総合的思考法

医学は自然科学に分類されているが，医療は人と人や，人と集団があやなす社会事象である．自然科学の場合，たとえば断水の時に上流に遡りながら水道管を区域に分けて調べ原因を明らかにするような「分析的思考法」が役に立つ．一方，社会的事象が対象の場合，一見対立する意見を包括する「より上位の発想や解決策」(弁証法の止揚)を提案したり，本来あるべき姿と現状との比較から問題解決の方略を創出したりする「総合的思考法」が有用となることが多い．医学生にとって，「医学(分析的思考法)を学ぶこと」が重要な使命であることは当然だが，医師になれば一定の社会的役割を果たすことも求められるので，幅広い分野の読書によって総合的思考法を身につけることも必要である．

(坂本教司)

I ■ 地域医療学総論

5 地域医療の現状分析

Point
1. 地域の総合医は地域で起こる大半の健康問題に最初に対処する．
2. 一般にへき地の総合医は都市部の総合医よりも広範な疾患や患者層を診ている．
3. へき地で働く医師は都市部の医師に比べて，へき地出身者，総合医，そしてへき地医師養成プログラム出身者の割合が高い．
4. へき地では医師と行政担当者の連携が重要である．
5. 各都道府県はへき地保健医療計画に基づき，へき地医療の整備を行う．

A 地域医療の対象

地域医療は大病院での高度専門医療とはまったく異なる対象患者と対象疾患を持つ．地域医療は小児から高齢者までのあらゆる年齢層の患者を対象とし，また眼疾患，皮膚疾患，外傷，生活習慣病から末期がんまで幅広い疾患を扱う．したがって地域医療に求められる医師は，幅広い患者層の多彩な疾患に対応できる総合医であり，三次医療機関に求められる臓器別専門医とは趣をまったく異にする．この差異を理解することが地域医療を実践する上で重要となる．

地域の総合医と病院の専門医がいかに違う患者層を診ているかを図5-1に示す．

地域住民を1年間観察すると，50%が何らかの自己治療を経験し，25%が地域の総合医のもとを訪れ，6%が地域の総合病院を訪れ，1%未満が大学病院などの三次医療機関を訪れる．これは制度として総合医からの紹介状がないと専門医にかかれない英国のデータであるので，わが国の実情には必ずしも一致しない．わが国においてはおそらく，より高い割合の住民が高度専門病院を直接受診しているであろう．しかしながら，この図は病院の専門医がいかに取捨選択された，限られた患者のみを診療しているかを模式的に示しており，地域医療の役割を理解するのに役立つ．

地域医療を担当する医療機関は地域住民に発生した症状が最初に持ち込まれる場所である．また，地域医療を担当する医療機関はその先にある高度専門医療機関の門番的役割も果たしている．

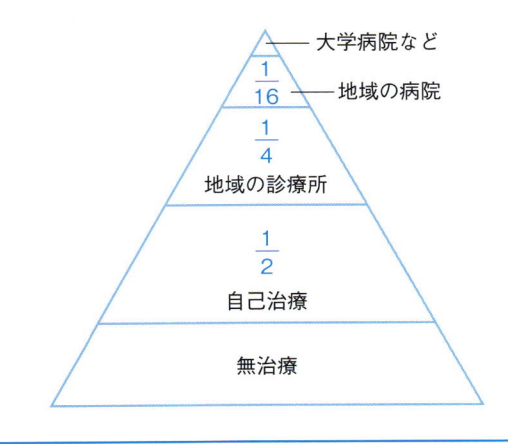

図5-1 愁訴を持つ地域住民が1年間に利用する医療サービスの種類（英国の例）
（Fry 1985より改変）

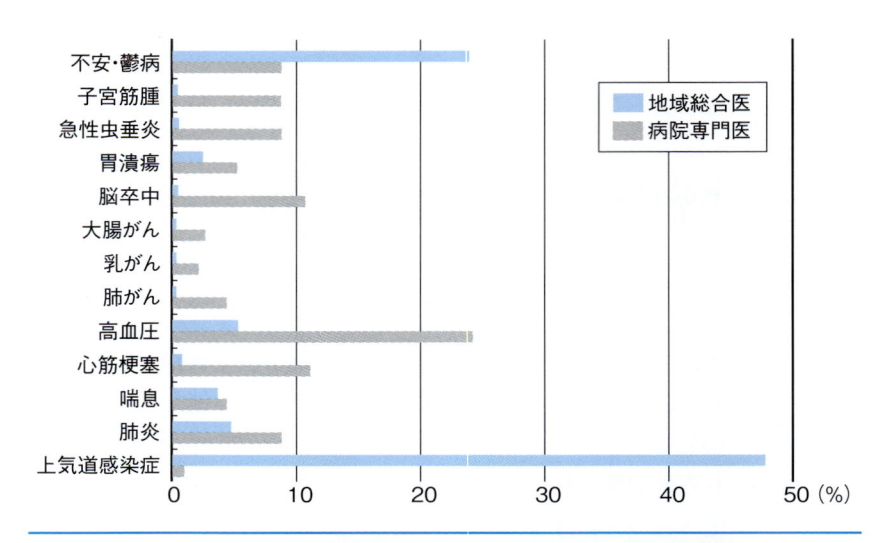

図5-2　1人の地域総合医と病院専門医が1年で遭遇する症例数（英国の例）
(Fry 1981 より改変)

ありふれた疾患の大部分に対処することで，コストのかかる高度専門医療へ住民が無制限に流入するのを防いでいる．地域の総合医は住民にとって便利な「何でも屋」というにとどまらず，国全体の医療経済を最前線で調節している調整役の役割も果たしている．

診ている疾患も違う．図5-2に，英国において人口2,500名をカバーする地域の診療所（医師1名）と人口25万人をカバーする専門病院（医師45名）で医師1人が1年間に遭遇する疾患の内訳を示す．同じ疾患でも，地域医療を担当する医療機関の総合医と専門医療機関の専門医では遭遇する頻度が大きく異なる．専門医療機関においてありふれた疾患である心筋梗塞，肺がん，脳卒中などは，地域医療を担当する医療機関においては年間数件程度の比較的まれな疾患である．逆に不安・うつ状態や上気道感染などはむしろ地域医療を担当する医療機関の方で日常的に診られている．地域の総合医が大病院の専門医とは違った診療能力が求められることは，この図より明らかである．

さらに同じ総合医であっても，所属している施設の規模によって診るべき対象疾患が異なってくる．図5-3に，へき地診療所に所属する総合医と，小規模病院内科に所属する総合医が診ている初診愁訴の違いを示す．どちらの医師も既存の診療科の枠を超えた診療をしているが，とくに診療所の総合医の方が整形外科，皮膚科，耳鼻科領域まで踏み込んだ幅広い診療をしていることがわかる．また，同じ内科系の愁訴であっても，診療所の総合医の方がよりありふれた愁訴をたくさん診ている．

B へき地と都市部の違い

ひとくちに地域医療といっても，へき地と都市部では診ている患者層も疾患も異なる．山間へき地の村の診療所において総合医が診ている愁訴と，地方都市の大学病院附設の診療所におけるそれとを比較したのが図5-4である．

いずれも幅広い愁訴を診ているが，へき地診療所では，腰背部の症状，膝の症状，外傷といった整形外科的な愁訴の割合が高くなっている．それに対して地方都市の大学病院附設診療所では，一般的な内科領域の症状や二次検診などの割合が相対的に高い．

一般的に，日本のへき地診療所で働く総合医はほぼ全科診療に近い診療範囲を持つのに対し，都市部の開業医は何らかの専門性を有し，特定の領

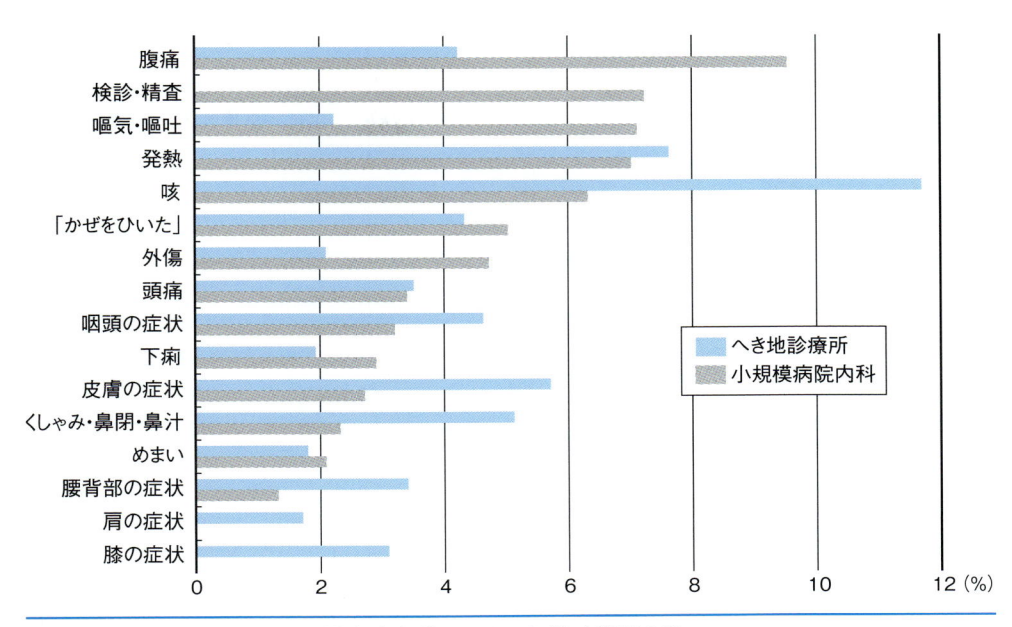

図 5-3　へき地診療所と小規模病院内科における初診時愁訴の違い

(安藤ら 1996, 山田ら 2000 より改変)

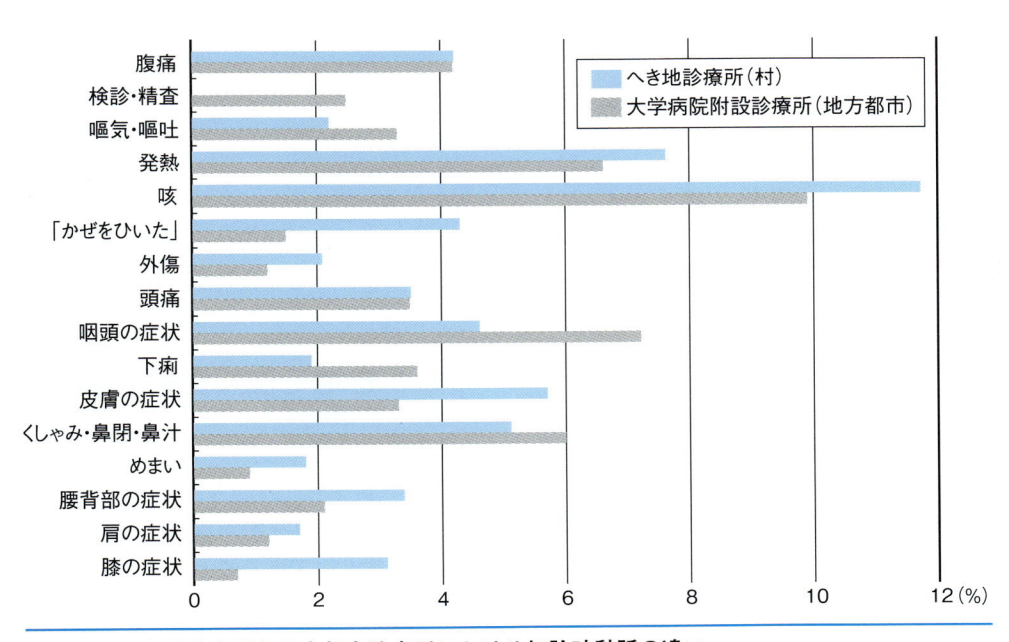

図 5-4　へき地診療所と地方都市診療所における初診時愁訴の違い

(和座 1998, 山田 2000 より改変)

域の疾患に絞って診療している場合が多い．これは，医師が過密に存在している都市部ではプライマリ・ケア医といえども専門性を押し出して他の医師との差別化をはかる必要があること，また都市部の住民の専門志向の高さに応じる必要があることも原因であろう．こういったへき地と都市部での診療パターンの差異は，医療設備の差となっても表れている(図 5-5，図 5-6)．

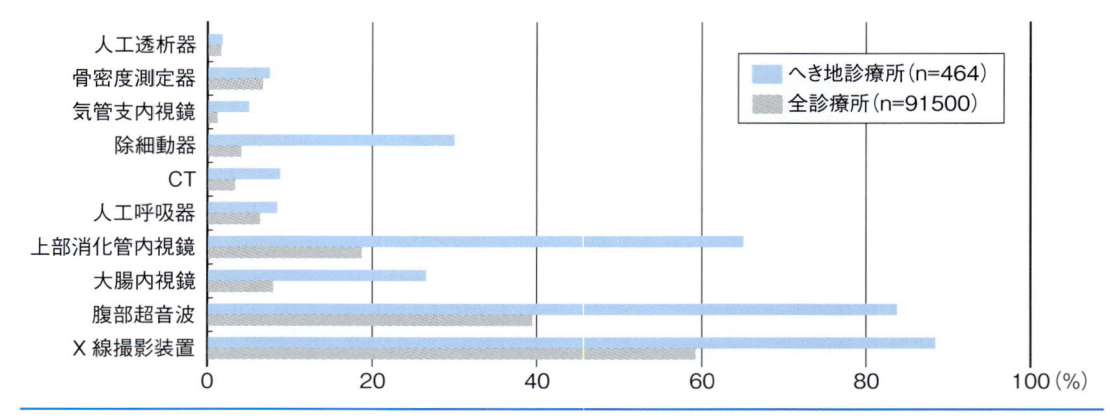

図 5-5　へき地診療所における医療機器の所有率（全国平均との比較）

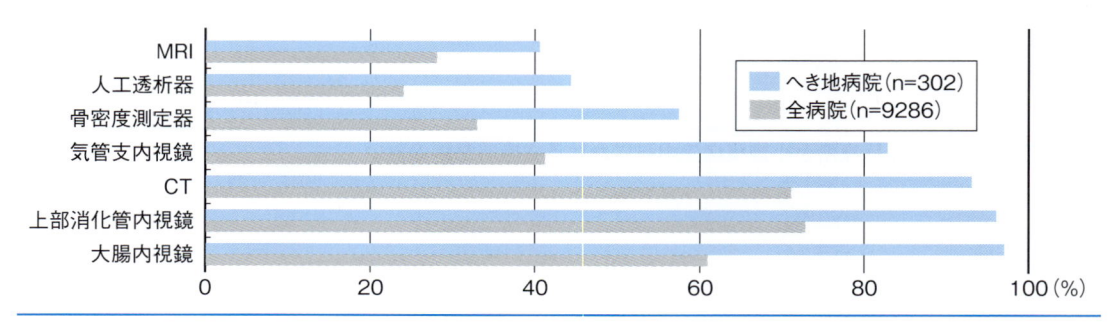

図 5-6　へき地病院における医療機器の所有率（全国平均との比較）

　この図から明らかなように，日本においてはへき地の医療機関の方が都市部の医療機関よりも医療機器に関して重装備である．たとえばへき地診療所における腹部超音波の所有率は84％（全国水準39％），上部消化管内視鏡は65％（全国水準19％），下部消化管内視鏡は27％（全国水準8％）と全国水準の2〜3倍程度高い．診療所だけではなく，へき地病院においても同様に重装備の傾向が認められる．へき地の医療機関ではこれらの医療機器を使った検査や治療が都市部の医療機関に比べて高頻度に行われていると推測される．実際，へき地の診療所や小規模病院では消化器内科専門医ではなく総合医が内視鏡検査を行うことが多い．へき地で働く総合医にはこういった医療機器を使いこなすだけの技術が求められているともいえる．へき地医療を志す医師のための研修プログラムは，いわゆるマイナー科も含む広範な臨床経験に加えて，このような技術の習得にも重点が置かれることが求められる．

C へき地で働く医師の特徴

　都市部ではなく，あえてへき地に根ざして医療を行う医師にはいくつかの特徴が認められている．1つは医師自身がへき地出身であること，もう1つは総合医であること，そして最後に特別な教育プログラムの出身者であること，以上の3点である．この3要素はへき地で働く医師全員に認められるというわけではないが，都市部の医師と比較した時に顕著に浮き出てくる特徴である．これらの特徴はわが国のへき地医師のみではなく，諸外国のへき地医師にもある程度普遍的に認められている．

1. へき地出身者

へき地で生まれ育った医師にとって田舎のムラ社会に適応することはさほど苦ではないであろう．また，へき地出身の医師のなかには子供のころから「ムラの医者」に接し，「ムラの医者」に憧れて医師を志した者もいるだろう．へき地出身の医師が一時的にでもへき地を職場として選ぶ可能性は，都市部出身の医師に比べて2倍程度である．また，へき地出身の医師が長期間へき地に定着する可能性も，都市部出身の医師より2倍程度高いと報告されている．このことからわかるように，へき地出身の医学生や医師はへき地での医師不足改善に貢献しうる貴重な人的資源である．

近年，全国の大学医学部において，地域医療に従事する医師の重点的な養成を目的とした「地元枠」といった特別枠を設け，地元のへき地出身者を優先的に入学させるところが増えている．こういった流れは，現在起こっている医師偏在の問題に良い結果をもたらす可能性がある．ただし注意すべきは，大学医学部は大都市に存在しており，そこでは都市部出身の学生や教員が大多数を占めているという点である．都市的価値観や都市的文化が横溢する医学部において，特別枠で入った少数のへき地出身者が，自らの内にあるへき地マインドを堅持し，へき地医療へのモチベーションを保ち続けることは必ずしも容易ではない．マイノリティーであるへき地出身学生を支援する体制づくりが，それぞれの医学教育機関にとって重要であろう．

2. 総合医

へき地で働く医師の第2の特徴は総合医であることである．先述したようにへき地においては都市部よりも幅広い患者層の幅広い健康問題に対処する必要があるため，総合的な診療能力を持つ医師の需要が高い．逆に総合的な診療能力を持つ医師の側からみても，自身の能力範囲を隈なく活かすことができるへき地医療の現場は，やりがいのある職場であろう．米国の研究によると家庭医は臓器別専門医に比べて3〜4倍程度の比率でへき地医療に従事している．日本においては米国の家庭医に該当する専門領域は存在しない．しかし一般内科医，一般外科医，小児科医，総合診療医，全科診療医など総合性の高い分野の医師を総合医とみなした時に，これら総合医がへき地医療を経験する割合は，臓器別専門医と比較して8倍程度であり，また，へき地に長期間定着する医師に限ってみると32倍と極めて高い（図5-7）．

したがってへき地で働く医師を増やすためには，総合医を増やすことが極めて効果的といえる．ところが近年，医師の専門分化志向がさらに強まっている．これは前述したように，医学界に18世紀から底流している臓器（あるいは分子）還元主義の1つの症状であり，ある意味「時代の自然な流れ」ともいえる．したがってこの流れに抗って総合医を増やすためには，何らかの制度を設ける必要があるだろう．いったん臓器（あるいは分子）別専門医となってしまった医師が総合医に転向するのは容易ではない．総合医の養成プログラム，総合医の資格認定，総合医のための生涯研修制度，こういったものの整備が必要である．

3. へき地医師養成プログラム出身者

へき地医師の第3の特徴はへき地医療のための特別プログラムの出身者であることである．わが国においては自治医科大学がこれにあたる．自治医科大学はへき地医療を志す学生を選抜し，へき地医療を志向したカリキュラムで卒前教育を行う．卒業後は出身都道府県に戻り初期研修と後期研修を受け，出身県内のへき地に赴任し地域医療に従事する．研修期間も含めて出身都道府県内で勤務する期間は9年間である．この義務年限を全うすれば在学中の学費は免除される．1972年の創立以来，自治医科大学卒業生の義務年限遵守率は97％であり，ほとんどの卒業生が出身都道府県での義務を果たしている．義務年限内（研修中は除く）の自治医科大学卒業生の高度へき地勤務

	義務年限後もへき地経験あり(倍)	義務後も長期へき地経験*あり(倍)
性別(女性が男性に対して)	1.21	1.76
入学時年齢(一歳増加あたり)	0.94	1.13
出身高等学校(私立が国公立に対して)	**0.56**	0.81
出身地(へき地が都市部に対して)	**1.89**	**1.90**
入学時順位(10%上昇あたり)	1.00	1.00
卒業時順位(10%上昇あたり)	0.95	0.92
初期研修(非大学病院が大学病院に対して)	1.31	1.96
専門分野(総合医が非総合医に対して)	**7.63**	**32.07**

＊長期へき地経験とは，9年間の義務年限が終了した後も自主的に6年以上へき地医療を経験したことを指す．太字は統計学的に有意

図 5-7　へき地医師の特徴(自治医大出身者 1255 名の多変量解析)

率は，他大学卒業医師の 13 倍であり，義務年限終了後のへき地勤務率も，他大学卒業生の 4 倍である(図 5-8)．自治医大に類似した取り組みとしては，長崎県が医学修学資金貸与制度を 1970 年から運営しており，効果を上げている．

米国においても自治医科大学に類似したへき地医師養成プログラムが存在している．自治医科大学同様にへき地勤務を一定年数義務付けているプログラムや，義務はないもののへき地勤務を推奨しているプログラムなどさまざまな種類のものがある．これらのうちいくつかのプログラムは，卒業生が通常の医学部卒業生に比べてかなり高い割合でへき地に勤務している．米国のへき地医師養成プログラムのなかからへき地勤務率の最も高い 3 プログラムを抽出し，自治医科大学，そして自治医科大学以外の大学を卒業した日本の医師のへき地勤務率と比較したのが図 5-9 である．

この図からわかるように，へき地医師養成のための特別なプログラムは，適切に運営されれば高い効果を上げることができる．ただし，日本においても米国においても，これらのプログラムの出身者はマイノリティーであり，国の医師全体に占める割合は低い．自治医科大学卒業生が日本の医師全体に占める割合はわずかに 1％であり，へき地だけに限っても 5％に過ぎない．個々のへき地医師養成プログラムが有効であるとしても，それらが国全体の医師偏在に与える影響は，現時点では必ずしも大きくない．特別なプログラムを増やすと同時に，通常のプログラム(通常の医学部)出身者のなかで，へき地医療に興味を持つ医師を増やすこともまた非常に重要な課題である．

D へき地医師養成のための方策

これまでに示したデータから，医師偏在是正のための有効な方法を推測することができる．医師をただ増やすだけでは医師の地理的偏在は改善しない可能性が高い．これは過去 20 年間の偏在の推移を見れば明らかである．重要なのはどのように増やすかである．

まず，へき地医師養成のための特別なプログラムをつくり，その定員を増やす必要がある．現在わが国では自治医科大学のみが存在しているが，2009 年から新修学資金貸与制度が開始され，全国の大学医学部に合計 250 名程度のへき地医師養成枠(地域枠)が設けられる予定である．これら「地域枠」の学生には奨学金が貸与される代わりに，卒業後おおむね 9 年間程度，へき地を含む県

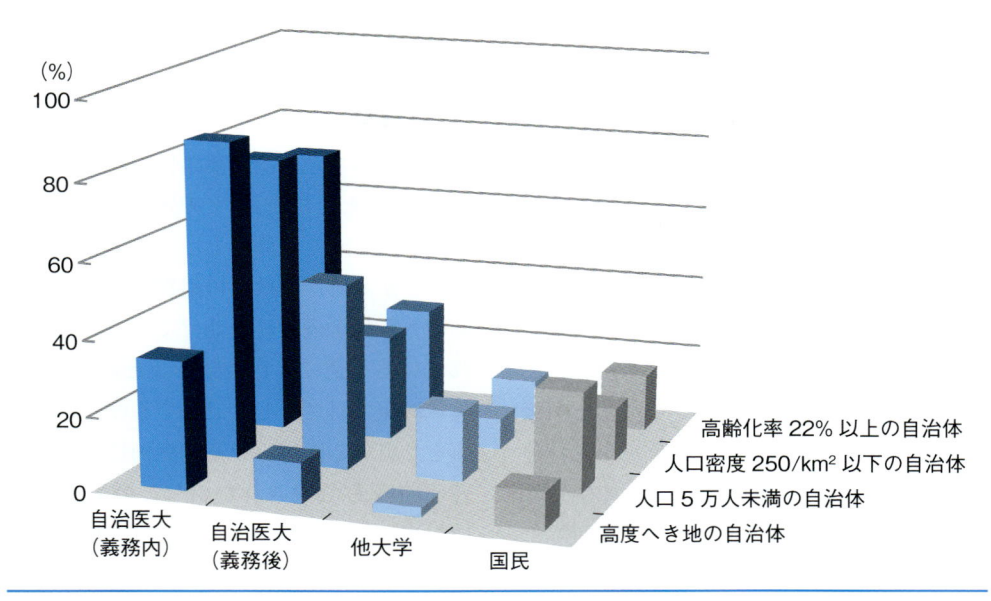

図 5-8　自治医科大学出身者と他大学出身者のへき地勤務率および国民の在住率の比較

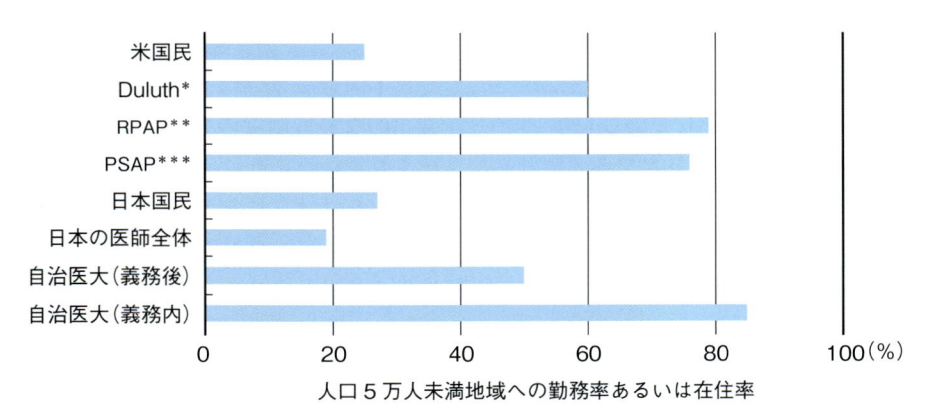

*：University of Minnesota, Duluth, School of Medicine
**：Physician Shortage Area Program, Jefferson Medical College
***：Rural Physicians Associate Program, University of Minnesota Medical School

図 5-9　へき地勤務率の国際比較

内の公的医療機関に勤務することが義務付けられている．自治医科大学とほぼ同じシステムである．この「地域枠」が適切に運営されれば，日本全体での医師偏在がある程度是正される可能性がある．

こういったプログラムが成功するためには，先に挙げたへき地医師と正の関連を持つ2因子，つまりへき地出身者と総合医に焦点を当てる必要がある．へき地医療への意志を持った県内のへき地出身者を優先的に採用し，へき地医療のための十分な卒前教育を施し，そして総合医としての臨床研修を受けさせた上で地域に送り出す，ということが現時点で最も根拠のある方策といえるだろう．先にも述べたように，通常の医学部のなかに少人数の「地域枠」が存在している場合，学生の地域医療へのモチベーションの維持が自治医科大学のような全学プログラムと比べて難しいことが予測される．県の行政当局と大学とが密な連携を保

ちながら，在学中および卒業後のサポートを行っていくことが重要であろう．同じ県の「地域枠」学生や卒業生と自治医科大学の卒業生とがネットワークを形成して地域医療に取り組むこともまた重要である．へき地で働いていると，ともすると孤独に陥りがちである．同じ枠組みでへき地医療に従事している仲間がいることは，へき地の医師にとって大きな心の支えになるだろう．さらに，そのような人的ネットワークに学生たちが混じることによって，学生が自分のキャリアパスを明確に捉えることができたり，ロールモデルを見つけることができ，先が見えないことによって生じる将来への不安が取り除かれるという効果も期待できる．

E へき地で働く医師は本当に苦労しているのか？

一般にへき地の医師は「苦労している」というイメージでみられがちであるが，統計でみる限り必ずしもそうではないようである．わが国および諸外国の研究によると，へき地医師がへき地のライフスタイルや，地域住民との関係におおむね満足しているという報告が多い．また，都市部の医師と比較しても，生活の諸側面に関する満足度にほとんど差は認められていない．子供の教育問題，仕事量の多さ，休日の少なさなど，へき地で働く医師特有の問題として捉えられがちな事柄についても，都市部の医師の満足度と大きな差はみられていない（地域医療白書 2007）．

一方，わが国のへき地医療に固有の問題として，医師と自治体行政との軋轢や連携不備による医師のへき地からの離脱が挙げられる．わが国のへき地医療は歴史的に地方自治体が管理，運営し，その責任を負ってきた．わが国のへき地では医療機関の経営や人事，保健や福祉のシステムづくりの多くの部分は，行政の枠組みのなかで行われており，医師はその活動の多くを自治体の行政担当者と連携して行うことになる．自治体行政の姿勢は，へき地の医師がその活動のなかで最も重要視しているものの1つであり，また最も満足度の低い項目の1つでもある（図 5-10，図 5-11）．

日本のへき地医療の現場において，自治体行政の担当者（とくに首長）との連携をスムーズにはかれないことが，医師にとってストレスになっている場合がある．行政との連携に関する不満が，医師のへき地医療継続を妨げている可能性も指摘されている．逆に，自治体行政との連携に成功し，地域医療で目ざましい成果を挙げ，いきいきと仕事をしている医師もいる．実例については本書第17～19章を参照されたい．このように医師と行政担当者とのスムーズな連携は，地域医療を成功させ，医師を地域に定着させる鍵になる．

F 地域医療を支える諸制度

日本国憲法 25 条 1 項に「すべて国民は，健康で文化的な最低限度の生活を営む権利を有する」と記されているように，わが国ではへき地であっても医療を受けられることが国民の権利として認められており，またへき地の住民に医療サービスを提供することは行政の責務と考えられている．こういった背景から，わが国におけるへき地医療の整備は常に行政主導で行われてきた．これは民間主導で医療が供給されている都市部とは大きく異なる点である．

1. へき地保健医療計画

へき地保健医療計画は国がへき地医療の向上を目的に定めている行政計画である．国のへき地医療対策の要というべきもので，1956 年の第 1 次計画から始まり，現在は 2006 年策定の第 10 次計画が施行されている（図 5-12）．

当初このへき地保健医療計画は無医地区の解消を主たる目的として策定された．無医地区とはおおむね半径 4 km の区域内に 50 人以上が居住している地域で，かつ容易に医療機関を利用することができない地域と定義されている．国が定めた

項目	重視度係数
行政の姿勢	120.0
医療スタッフ	117.0
事務スタッフ	109.0
医療機器	106.0
後方病院	26.8
出張のしやすさ	7.0
生涯教育の機会	6.6
代診の得やすさ	5.9
休日の取りやすさ	5.0
給料	4.5
診療のゆとり	4.1
診療所の広さ	3.1
勤務時間	2.2
診療所の新しさ	0.9

全国の公立へき地診療所の医師126名へのアンケート調査
重視度係数＝(非常に重視する人数＋重視する人数)/(まったく重視しない人数＋重視しない人数)

図5-10　へき地医師が重視している事柄

項目	満足度係数
勤務時間	5.3
後方病院	4.0
医療スタッフ	3.2
事務スタッフ	3.2
給料	3.1
診療のゆとり	2.8
診療所の新しさ	2.2
医療機器	2.1
診療所の広さ	2.0
出張のしやすさ	1.3
生涯教育の機会	1.3
休日の取りやすさ	1.1
代診の得やすさ	0.9
行政の姿勢	0.9

全国の公立へき地診療所の医師126名へのアンケート調査
満足度係数＝(非常に満足＋満足の人数)/(非常に不満＋不満の人数)

図5-11　へき地医師が満足している事柄

時期(年)	名称	内容
1956～1962	第1次	・へき地診療所 ・巡回診療車(船)
1963～1967	第2次	・へき地診療所 ・患者輸送車(艇) ・巡回診療車(船)
1968～1974	第3次	・へき地診療所 ・患者輸送車(艇) ・巡回診療車(船) ・へき地医療地域連携対策
1975～1979	第4次	・へき地診療所 ・患者輸送車(艇) ・巡回診療車(船) ・へき地保健指導所の設置 ・へき地中核病院の指定
1980～1985	第5次	・へき地医療情報システム ・医療従事者の紹介斡旋
1986～1990	第6次	・へき地診療所の機能充実 　・医療機器整備 　・画像転送装置導入 ・へき地中核病院の機能充実 　・研修機能の充実 　・代診医派遣制度 　・画像転送装置導入
1991～1995	第7次	・へき地勤務医確保事業 ・中核病院でのへき地担当指導医養成 ・無医地区に準じるへき地へも対策を拡張
1996～2000	第8次	・へき地医療支援病院の指定 ・医師等の確保 ・情報通信技術の活用 ・救急医療の充実
2001～2005	第9次	・へき地医療支援機構の指定 ・へき地医療拠点病院の指定 ・へき地保健医療情報システムの構築
2006～2010	第10次	・へき地医療支援機構の強化 ・へき地医療拠点病院の指定 ・計画策定の主体を国から都道府県に変更

図5-12　へき地保健医療計画の推移

(平成20年国民衛生の動向より改変)

```
┌─────────────────────────────┐
│         都道府県              │
│ 医療計画(へき地医療の確保)の策定  │
│  へき地医療支援機構の設置      │
│  へき地医療拠点病院の指定      │
└─────────────────────────────┘
            │ 指導・事業評価
            ▼
┌─────────────────────────────────────┐
│       へき地医療支援機構                │
│(構成：専任担当者，拠点病院群代表，       │
│  地域医師会，へき地市町村等)            │
│   へき地医療対策事業の企画・立案        │
└─────────────────────────────────────┘
      │ 支援要請          │ 協力・連携
      ▼                    ▼
┌──────────────────────┐  ┌────┬────┐
│ へき地医療拠点病院群    │  │県医 │歯科 │
│(旧へき地中核病院・      │  │師会 │医師 │
│ へき地医療支援病院)     │  │    │会   │
│県立A病院 B市民病院      │  │    │    │
│      C中央病院          │  │    │    │
└──────────────────────┘  └────┴────┘
      │ 医師派遣・巡回診療等  │ 医師派遣・巡回診療等
      ▼                      ▼
┌──────────────────────────────────┐
│  へき地診療所・無医地区・準無医地区等   │
│   診療所   無医地区   無歯科医地区     │
└──────────────────────────────────┘
```

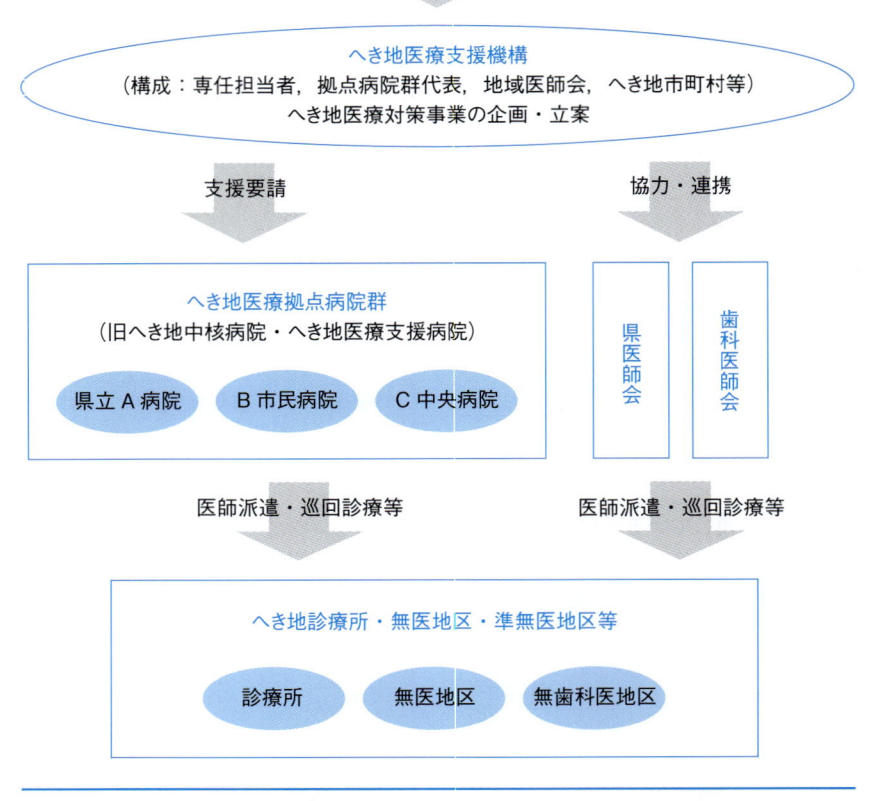

図5-13　へき地医療支援機構の模式図　　　(地域医療白書2007より抜粋)

へき地保健医療計画を各都道府県が実施するという形で無医地区対策が行われ，結果的に無医地区は大幅に減少した〔図2-4(p10)参照〕．したがって1980年の第5次計画以降は無医地区のみならず，無医地区に準ずるへき地全体へと計画の規模が拡張された．

現在の第10次計画は国が策定するのではなく，国の指針に従って各都道府県が策定することになっており，従来の計画よりも地方自治体の裁量権が増えた．これにより原理上，それぞれの都道府県の医療事情に合わせた対策が行えるようになった．第10次計画の主眼はへき地医療支援機構およびへき地医療拠点病院の整備・強化である．

2. へき地医療支援機構

へき地医療支援機構は第9次へき地保健医療計画によって設置が定められたもので，各都道府県におけるへき地医療支援の司令塔としての役割を担う組織である(図5-13)．

へき地医療支援機構は各県ごとに県庁や県立病院などに1か所設置される．専任の担当官(医師)が常駐し，へき地医療拠点病院群や県医師会と連

表5-1 へき地医療支援病院の役割

- へき地住民を対象とした巡回診療
- へき地診療所への医師派遣（代診を含む）
- へき地診療所への技術指導・援助
- へき地の医師に対する研修機会の提供
- 遠隔医療によるへき地医師の支援
- へき地での医師確保

携しながら県内のへき地医療支援を包括的に行う．支援事業の内容は，へき地の医療機関への代診医派遣，へき地医師の研修，へき地医療機関情報ネットワークの構築，へき地医師の確保，県のへき地保健医療計画の立案などが含まれる．

3. へき地医療拠点病院

へき地医療支援機構が地域医療支援の司令塔とするならば，へき地医療拠点病院はその実務を担当する実働隊である．へき地医療拠点病院は都道府県知事によって指定され，無医地区を中心とした県内へき地の小規模医療機関を実務面でサポートすることが求められる病院（群）である．へき地医療拠点病院はへき地医療支援機構の指導や調整のもと，へき地診療所への代診医の派遣や巡回診療などを行う．また，へき地診療所の後方病院として患者の受け入れなど，病診連携も積極的に行うことが期待されている（表5-1）．

■ 参考文献

1) ジョン・フライ：プライマリ・ケアとは何か―医療への新しいアプローチ，医学書院，1981
2) Fry J, et al： Common diseases： their nature incidence and care, 4th edition. MTP Press, 1985
3) 安藤智，五十嵐正紘：外来診療における主訴とその診断名―ICPCによる主訴・来診理由の分類を用いて．プライマリ・ケア 19, 291-297, 1996
4) 山田隆司，吉村学，名郷直樹，他：日常病・日常的健康問題とは―ICPC（プライマリ・ケア国際分類）を用いた診療統計から（第一報）―．プライマリ・ケア 23, 80-89, 2000
5) 和座一弘，今井康友，大西康史，他：病院併設地域志向型診療所におけるICPCを利用した受診理由の研究．プライマリ・ケア 21, 182-190, 1998
6) Matsumoto M, et al. High-tech rural clinics and hospitals in Japan：a comparison to the Japanese average. Aust J Rural Health 12, 215-219, 2004
7) Matsumoto M, et al. A contract-based training system for rural physicians：follow-up of Jichi Medical University graduates（1978-2006）. J Rural Health 24, 360-368, 2008
8) 自治医科大学地域医療白書編集委員会：地域医療白書 第2号：これからの地域医療の流れ，学校法人自治医科大学，2007
9) Matsumoto M, et al. Rural practice evaluation：how do rural physicians evaluate their working conditions？ Aust J Rural Health 9, 64-68, 2001

（松本正俊）

II

地域医療システム論

II ■ 地域医療システム論

6 システムとしての地域医療

Point
1. 地域社会はダイナミックなものであり，行動を起こすと直接的な効果だけでなく，間接的な波及効果も現れる．
2. 地域のシステムとして公のものとそれ以外のものがあり，それぞれの特色を理解した上で地域医療を進めなければならない．
3. システムの活性化の方策として，外部監査，人事交流，研修などがある．

A 総論

「上医は国を医し，中医は人を医し，下医は病を医す」という言葉がある（陳延之著『小品方』）．1人の人の一部である病しか診ることができない医師よりはその人全体を見る医師の方が上位，そして，人間の集合体である社会を覧る医師の方がもっと上位であることを示している（「みる」の漢字をあえて使い分けているところに注目していただきたい）．

社会とは何か．人が複数集まり，何らかの関係を持つようになれば，それは1つの社会である．最も小さく身近な社会は家庭である．そして，古くはいくつかの家庭が集まって地域社会（ムラ）を構成していた（p17）．現代社会では地域社会だけでは人間社会は円滑には運営されず，国や地方公共団体などの政府，営利組織としての企業，非営利組織（NPO）などさまざまなものが存在する．そして，1人の人がいろいろな社会の構成員として時には別々の役割を担っているのが特徴である．たとえば，家族の一員である1人の人間が会社では一定の役割を担っているし，地域社会においても地区組織活動（たとえば自治会）で役割を担い，また別の場面では別の組織で役割分担している

る（たとえば，趣味の団体の役員など）ということは，珍しい話ではなく，むしろ現代社会では当然といえよう．

このように，現代社会においてはいろいろな社会が存在するが，地域社会には1つの特殊性がある．それは，人，組織を含めてすべてのものが地域のなかに包含されるということである．人や家族は当然，地域社会の構成員だが，企業や学校なども地域社会の一部を構成することは，逆にこれらの組織が地域社会から独立して存在しえないことを考えただけでも明白である．また政府も，一部の行為には公権力を行使して，地域社会に参画している．

ここで注意したいのは，保健の世界では伝統的に「地域保健」，「産業保健」，そして「学校保健」が独立して発達し，今日に至っていることである．そしてわが国では役所もそれぞれ異なる省や部局が担当している．また，学会もそれぞれの分野ごとに存在する．しかしながら，3つの分野が歴史的に異なる背景を持つとしても，統合した概念を構築する時期が到来していることは間違いない．その点，医療の分野では「産業医療」や「学校医療」ということを唱える人はごくまれであり，後述のように産業保健や学校保健までも見据えたものを

目指す必要がある.

　地域社会はさまざまな側面からとらえることができる．政治的側面，経済的側面，文化的側面などいろいろだが，健康という側面からとらえた場合が地域医療・地域保健ということになる．ここで念頭に置いておかなければならないことが2点ある．まず第1点は，それぞれの側面は独立しているのではなく，当然のことながら関連していることである．むしろ，地域社会という1つの実態をどの方向から眺めるのか，ということで，それぞれの側面があった方が都合がよい，という程度かもしれない．したがって，たとえば「医療機関をどの程度整備するか」という課題は政治と独立して議論できないし，当然，経済的な問題も関連してくる．あるいは，地域住民の伝統的な受療行動（文化的側面）も無視できない．第2の点はそれぞれの側面が目指すところは，それぞれ個々の部面の発展ということもあるが，それは二次的なものであり，最終的には住民の幸福を目指すべきものである．たとえば，健康は手段であって，目的ではない．経済的発展も手段であって，現状では「お金はないよりはあった方がよい」という原則から，幸福になるためにはある程度のものが必要であろうということで一般的な合意を得ているものである．

　1つの部面が独自の目標を絶対的なものとして活動し始めると，地域社会は崩壊の坂道にさしかかる．わが国の経済至上主義の現状は，すでにこの局面にある．大地震の後に，その地域の自動車部品工場を再開させないと日本全国の自動車産業がストップするということで，工場をいち早く再開させたことは記憶に新しい．地震により各家庭はさまざまな被害に遭い，後片付けなどの負担がかかった．その際に，まずは家族内で対処し，それが不可能な場合には地域社会で対処し，それでも不可能な場合には外部からのボランティアなどの助けを借りる，というのが本来の地域社会のあり方である．ところが，自動車産業の要請により，工場の従業員である住民（＝被害者）は工場に出勤し，地域社会における地震の後始末は外から来たボランティアが担当するというねじれた現実を見せられた．

　どの社会も動的(ダイナミック)なものである．最小の社会である家族においても，家族内外のさまざまな出来事に対して，変化をすることで対応し，一定の状態を保っている．地域社会も同様で，これを構成する人や組織の動的な関係で一定の状態を保っている．家族などの小さな社会であれば互いの関係は自明のことであり，改めて確認するまでもない．また，かつてのいわゆるムラ社会では，これも規模が小さいために互いの暗黙の了解で事が足りていた．しかしながら，現代の地域社会においては規模が比較的大きく複雑化しているため，これを統制する仕組みが必要となり，規則（法律など）や組織（行政機関など）が存在する．

　このような仕組みにはハードとソフトの両方が存在する．ハードで大きな存在は行政機関である．そのほか，さまざまな法律で規定される自治体の議会から，自治会組織などの民間組織も存在する．

　ソフトの運用については，公権力の行使（たとえば，感染症や精神病の患者で一定の要件を満たす者は公共の福祉の観点から強制的な入院・治療が行われる），公の責任による事業の実施（上下水道の整備など．医療機関の整備もここに該当する）などがとくに重要である．前者には法律による裏付けがないと人権侵害につながりかねないし，後者は民間では行うことができないような大規模事業などが該当する．これら以外のサービスの提供は法や公序良俗に違反しなければ規定がなくても実施してかまわないが，公的組織が行う場合には公平という観点を忘れてはならない．

　以上，地域社会を念頭に置いたシステムの概略を説明したが，では，医療はこのなかでどのように活動を行っていくのであろうか．医療機関，あるいはそこに従事する医療従事者も地域社会の一員であることを，まず忘れてはならない．次に，1人の患者を治療することでさえも，その行為は

当該患者だけではなく，地域社会全体に何らかの影響を与えるものであることを認識する必要がある．たとえば，外来での治療で済むのであれば，場合によっては仕事を継続できるかもしれないが，入院となると少なくともその間の仕事の継続は難しく，家庭の経済状態や職場の運営にも影響を及ぼすかもしれない．さらに，単に訪れてくる患者を診るだけではなく，場合によっては積極的に地域に何かを仕掛ける必要もあるし，こちらの方が効率的な場合もある．このような場合は，患者の診療と同様に，まず地域の実態を把握し（診断），最も適切な対処を行う（治療）必要がある．この場合に忘れてはならないのは，患者への治療と同様，地域に対して対処を行った場合でも，前述の通り地域のダイナミズムからいろいろな波及効果が生まれ来ることである．この波及効果は，地域住民の健康にとってプラスになるものばかりとは限らない．事前に発生しうる波及効果について十分に検証しておく必要があるし，思わぬ効果が起こった場合には（とくに負の波及効果である場合には）臨機応変の対応が必要である．

地域医療という言葉のなかに，概念的に「臓器や患者しか見えていない医療から地域へ」というアプローチと，「まず，地域社会があって，そのなかの一部としての医療」というアプローチの2つが存在する．とくに医療関係者には前者の考えが大きいが，後者も重要であることをあえて強調しておこう．地域医療の目標は，住民を含めた地域全体の幸福を目標とした健康づくりである．

B 各論

1. 公的なシステム

a. 国

国家を形成する3要素として，国土，国民，主権がある．国土と国民は明確なようで曖昧なところもある．たとえば国境について国家間での争いが世界中至る所にある．国民もその国の国籍を所持するものと割り切れば比較的単純だが，無国籍者や二重国籍者もいるし，地方の話になれば外国人の居住者の取り扱いも問題となる．しかしながら，主権と比較するとこの2者は具体的な形として見えるので，理解しやすい．これに対して主権は抽象的であり，見えにくい部分もある．

主権を具体化するものとして国家権力がある．わが国では日本国憲法の規定により，主権は国民にあるが，これを具体化するために権力を国家に託している．権力が1か所に集中すると独裁になりかねないので，立法，司法，行政のそれぞれに関する主権を分離して，いわゆる三権分立制を導入している．すなわち，立法に関する主権は国会に，司法に関する主権は最高裁判所に，そして行政に関する主権は政府に託し，それぞれの組織に対して国民のコントロールが及ぶシステムが形成されている．また，3つの組織は互いに独立しているのではなく，お互いに牽制し合うように権限が付与されている．

医療に関してそれぞれの役割をみると，最も大きな存在は行政機関である政府であろう．医療や地域保健一般，および産業保健は厚生労働省の管轄，学校保健は文部科学省，環境行政は環境省が管轄している．とくに医療に特化すれば，厚生労働省以外の省庁の関与はほとんどないといっても過言でない．

国会は省庁が行政活動を行う基礎となる法律の整備を行う．法律は一般に改変が難しく手間や時間がかかるため，規定の細かな点は行政府に委ね，政令（内閣が制定）や省令（各省庁が制定）で規定されている部分も多い．たとえば，医師法では30条の2で医師の氏名などを厚生労働大臣が公表することを定め，これを受けて政令の1つである医師法施行令14条では公表する事項が示されている．また，医師法19条2項医師の診断書交付義務が規定されているが，これを受けて省令である医師法施行規則20条で診断書への記載事項が規定されている．元となる法律に反した政令や省令を制定することはできない．したがって，国

会は政令や省令に不都合があればもとの法律を改定することによって間接的に不都合を解消することができるため，コントロールする権限を保っている．当然のことながら，わが国の最高法規である日本国憲法に反した法律を策定することはできない（法律は国家から国民への命令であり，憲法は国民から国家への命令である）．また，政府が作成した予算を承認するのも国会の役割であり，予算編成を通じて行政に対して影響を与えている．さらに，国は議院内閣制であり，国の行政の長である内閣総理大臣は国会が国会議員のなかから選出する．

裁判所は医療過誤訴訟などの場合に関与するが，通常は医療に関わることはない．

b. 地方公共団体

わが国の地方公共団体は都道府県と市町村という二重構造になっている．そして，建前的には国，都道府県，市町村はそれぞれ独立して，対等の関係ということになっているが，法のシステムや補助金の関係で，国の意向を無視した都道府県の活動や，国や都道府県の意向を無視した市町村の活動は，事実上ありえない．

わが国の制度では，司法は国の業務とされ，地方公共団体は関与しない．また，行政においても外交や防衛はもっぱら国の業務とされている（国際交流は外交と似ているが，異なるものである）．したがって，地方公共団体ではこれら以外の公の部門を担当する．

市町村は基本的な地方公共団体として，住民に対して基礎的なサービスを提供する．これに対して都道府県は市町村を包括する広域の地方公共団体として，広域にわたるもの，市町村に関する連絡調整に関するものおよびその規模または性質において一般の市町村が処理することが適当でないと認められるものを処理する（地方自治法2条5項）．そして，個別の事業については多くの場合，法によって都道府県と市町村の担当が規定されている（p63）．

都道府県や市町村は地方自治法で「普通地方公共団体」とされている．これに対して東京都の23特別区は「特別地方公共団体」である．多くの国では首都は他の都市と異なる扱いを受けている．米国ではWashington D.C. はいずれの州にも属さないし，英国やフランスでもロンドンやパリは他の都市と異なり，別扱いである．わが国も同様で東京の中心の23特別区は住民にとっては基本的な地方自治体だが，一般の市町村とは体制が異なっている．たとえば，以前は区長は公選制ではなく，東京都知事の任命制であったし，現在でも上下水道事業は東京都の事業である（他では市町村の事業）．

わが国では，議院内閣制を採用する国とは異なり，地方公共団体の首長（「しゅちょう」が正しい読み方だが，「くびちょう」と呼ばれることの方が多い）は，議会とは無関係に住民より選挙で選ばれる．したがって，議会では首長とは対抗する会派が多数を占めることもあり，一般的にこのような場合には議会運営が難しくなる．対立が激しい場合には議会が首長の不信任案を可決することもあるが，この場合には首長は議会の解散を行うことができるので，緊張関係が生まれてくる．なお，首長も議員も住民からリコールされることもあるし，また，議会は住民の解散請求によって解散させられることもある．これらの点は国民が直接解任することができない内閣総理大臣や国会議員，あるいは解散させることができない国会（参議院には解散の規定がまったく存在しない）と大きく異なるところである．

地方議会の役割は，国会と同様に，法として機能する条例の制定と，首長が作成した予算の承認が大きなものである．ここでは国と地方の関係は歴然としており，法律に反する条例は制定できない．また，予算は地方交付税や補助金によって国にコントロールされており，財政規模の小さな自治体ほどこれらの国からの財源が大きな割合を占める傾向にある．

自治体が運営する事業の一部を，複数の自治体

で共同して運営することもある．このような場合，複数の関係する自治体で一部事務組合という組織を設立し，これが実際の運営に当たる．複数の市町村が共同して運営する公立病院などにこのような形態がよくみられる．

近年は公権力を行使しない部門について，これまでとは違った運営方法が出現してきた．1つは独立行政法人であり，学校（自治体が設置する大学など）でとくにこの形態が増えてきている．1つの法人として自治体から独立した存在であり，独自の予算編成権などが付与され，法人自らの権限と責任で活動を行っていくことが求められている．また，学校，図書館，医療機関などは「公設民営」として運営を民間に委託するところも増えている．いわゆる政治の介入が望ましくない部面においては，委員会が存在する．教育委員会や公安委員会（警察）などである．これらの組織の構成員（教育委員や公安委員など）は首長が議会の同意を得て任命するが，首長の指示に従う必要はなく，独自の活動が保証されている．

c. 学校

地域医療と学校の関係は，その多くが学校保健活動を通じてである．学校には保健主事に任命されている教員がおり，保健主事を中心として学校保健計画が策定される．学校保健を外部から支えるシステムとして学校医，学校歯科医，学校薬剤師がいる．前2者は保健活動に対して専門的な立場から助言や実際の活動を行う．学校薬剤師は学校の環境保全の役割を担っている．学校医は非常勤で，開業医や自治体が運営する医療機関に勤務する医師に委嘱していることが多い．後述の産業医とともに，地域医療を実践する医師にとっては避けて通ることのできない職務であろう．

なお，公立の幼稚園や小中学校，高等学校は都道府県や市町村の教育委員会が管轄するのに対して，私立幼稚園や小中学校，高等学校は都道府県の知事部局に設置されている私立学校担当部局によって管理されている．大学は国公立・私立を問わず，すべて文部科学省の管轄である．教育委員会は通常は5名の教育委員によって構成され，互選により選出された教育委員長が全体を統括する．これとは別に教育委員会の事務を統括する教育長がいる．なお，「教育委員会」というときに，教育委員で構成する本来の教育委員会を指す場合に加えて，教育委員会事務局を指す場合があるので，注意が必要である．

2. 民間のシステム

現実問題としては，公的機関と民間部門との区分は難しいところもある．しかし本書では，公的機関の色合いをもっている非政府組織も存在することを認識した上で，以下のものを民間のシステムとして紹介する．

a. 非政府組織（NGO）

非政府組織（NGO；non-governmental organization）は，広義には公の機関以外のすべての組織のことをいうが，通常は非営利組織（NPO；non-profit organization）のことをいう．

ここで法人について説明する．通常の人間（自然人と呼ぶ）は権利主体となり，財産を所有したり，他人と契約を結ぶといったことができる．前述の通り，近代社会では人は組織として行動することが多く，組織自体も権利主体となることができるようにしなければさまざまな不都合が生じる．たとえば地方公共団体が医療機関を設置する場合，その土地や建物，あるいは備品はその地方公共団体の所有物だし，地方公共団体が従事者と雇用契約を締結している．これは法人（地方公共団体は地方自治法2条により法人とされている）という仕組みがあるので，地方公共団体という組織が，あたかも自然人のように権利主体となることができるからである．逆に，法人というシステムがないと，組織の継続性がなくなり，社会が不安定になる．たとえば，地方公共団体が契約を締結する時，契約者は「凸凹市長　甲野乙兵」であっても，自然人である甲野乙兵が個人として締結し

た契約ではなく，凸凹市を代表する者として署名押印したものであり，契約の主体は法人である凸凹市である．したがって，市長が丙山丁男に代わっても，契約の主体が変更になった訳ではないので，依然として契約は有効である．

　法人には，人の集まりである社団と，一定の財産からなる財団がある．一般法人として一般社団法人および一般財団法人に関する法律にはそれぞれ一般社団法人と一般財団法人が規定されている．また，医療法人であれば医療法，学校法人であれば私立学校法，といったように，個別の法律で規定される法人の種類も数多く存在する．活動によって得られた収益は組織の拡大やさらなる活動にしか使うことができず，関係者への配分は禁止されているところが民間企業との大きな違いである．このために税制面で優遇措置を受けている場合もある．一般社団法人や一般財団法人のなかで公益事業の割合が高いものは，国や都道府県に認証されれば公益法人として税制上の優遇措置を受けられるようになった．

　地域保健・医療と関連が深い組織として，社会福祉法に基づいて市町村単位で設置される社会福祉協議会（社協）がある．これは域内の社会福祉を目的とする事業を経営する者や社会福祉活動を行う者が参加する社団法人である．また，都道府県社会福祉協議会，全国社会福祉協議会もある．ボランティアセンターの運営，市町村から委託された福祉・保健サービス（たとえば在宅高齢者に対する給食サービスなど）などを実施している．

b. 民間企業

　わが国の多くの民間企業は株式会社か有限会社の形態を採用している．いずれも社団形式の法人であり，その構成員は株主あるいは出資者である．民間企業は営利を目的としており，活動によって得られた収益を株主に返還する．このために，まったくの私的な存在であり，設立にあたっては法務局などで登記をすれば法人となることができる（登記は形式さえ整っていれば可能で，役所による許可制ではない）．しかしながら近年は企業の社会貢献という観点から，営利活動に直結しない活動（ただし，多くはブランドイメージの向上による宣伝効果など間接的には営利につながると期待して実施している）を行う企業も多くなってきた．

　産業保健は地方公務員や非営利組織も含めた，いわゆる被雇用者に関する保健活動であり，企業の従業員のほとんどがその対象となる．労働安全衛生法に基づいて常時50人以上の従業員が従事する事業所は産業医を選任する必要がある．産業医として選任される医師には，一定時間以上の講習会への参加など，要件が定められている．1,000人以上（特殊で健康に障害をきたすおそれが大きい作業がある職場では500人）の従業員が勤務する事業所では専任の産業医を配置しなければならないが，これよりも規模が小さな事業所では開業医などが非常勤として産業医を務めているところが多いし，市町村役場では公立医療機関に勤務する医師を産業医として選任しているところもある．事業所のなかには従業員の福利厚生の一環で，事業所内に診療所を設置しているところもある．このような診療所での医療活動と産業保健活動を連携させて従業員の健康管理を進めていけば，その効果は非常に大きい．このような診療所の医師が産業医を兼ねることも，保健と医療の一体化をはかる観点から望ましいあり方かもしれない．しかしながら，企業も医師も「診療所の運営が産業医活動」と誤解していることもあり，このような発想は是正しなければならない．産業医としての活動はあくまでも医療とは別のものである．

　現行の医療法では，営利企業は医療機関を運営することはできない．しかしながら前述の事業所内の診療所や，あるいは別の場所で病院を運営する企業もある（東京都大田区の東急病院［開設者：東京急行電鉄株式会社］や福岡県飯塚市の飯塚病院［開設者：株式会社麻生］など）．両者とも企業の主たる目的が医療以外のものであり，従業員の

福利厚生の一部として認められており，また，医師法に規定される医師の診療義務により，従業員やその家族以外の者の受診を拒むことはできない．加えて，このような病院の多くは，現在の医療法が制定される以前の，営利企業でも病院の運営が可能であった第2次世界大戦前（あるいは大戦中）から存在しており，その当時の名残でそのまま存在しているという歴史的背景がある．

c．その他の組織

地域ではさまざまな組織が存在し，活動を行っている．保健に特化したものとしては食生活推進連絡協議会や母子愛育班などがあり，また，一般的な地域活動を行う組織として自治会などがある．自主的な活動を盛んに行っているものから行政の下請け程度の活動しか行っていないものまでピンからキリまで存在するが，いずれにしても地域の保健・医療活動において協力を得ることができれば，強力な味方となる．

家庭は最も基礎となる地域のシステムだが，これについては本書の各所で触れているので，ここでは割愛する．

また，医療機関は公的なもの，私的なものなどさまざまであるが，公的なものであっても公権力を使って活動するわけではない．したがって，設置者が誰であれ，活動自体に大きな違いがあるわけではない．いずれにしても医療機関についても本書の他の項を参照していただきたい．

以上，地域に存在するシステムについて，とくに本書の他の部分で触れることがない点に絞って概観した．地域はこれらのシステムの集合体として存在するので，それぞれのシステムは地域医療の直接の対象と考えることができる．医療や保健活動は具体的には治療と予防であり，地域医療の観点から個人の医療や予防を考えると，これらのシステムを活用した実践が求められる．また，これらのシステム自体の治療や予防が必要な場合もあるが，病的なシステム（地域社会にとって負の存在であるようなシステムなど）については死亡させること（安楽死？），すなわち消滅させることも地域医療の一部なのかもしれない．

C　地域のシステムの活性化

組織成立の3要素として，コミュニケーション，共通目的，そして協働意欲が挙げられる．すなわち，1つの組織のそれぞれの構成員が共通目的を持ち，そのために構成員がそれぞれの役割を果たしながら協力して作業を行う必要があり，これを達成するためには互いのコミュニケーションが不可欠である，ということである．医療機関を例にとると，患者や地域住民，あるいは地域の健康のために，という共通目的（本当は，もう少し具体的な方がよい）を持って，従事者がコミュニケーションをはかりながらそれぞれの立場をこなして目的を達成するということになる．

多くの組織は，外部からの刺激がないと沈滞化する．社会全体のどこの分野でも，世間一般の「常識」に照らし合わせるとおかしな部分がある．これは産業，医療，行政，教育，公安，いずれの部門でも該当する．そして，この，おかしな部分が「業界の慣行」レベルで収まっているうちは，まだ何とかやっていけるが，これを超えると問題が起こってくる．また，構成員も慣れないうちは「何か変だ」と思いつつも，次第に慣れてきて，「仕方ない」から「世間が何と言おうとこれが正しい」という感覚に変化していき，問題点が次第と見えなくなっていく．

このような状況はどのような組織でも早晩起こるので，先の3要素を保つために組織の活性化が必要となる．これには伝統的にいくつかの手法がある．1つは外部監査である．外部の目から見てどの程度変なのかをきちんと指摘してもらうことによって，組織内部にいることによって見えなくなってきている問題点を改善する手がかりとなる．この点に鑑み，近年は企業でも非営利組織でも外部の役員を入れるところが増えてきている．

ただし，外部の人でも，ある程度「業界の慣行」を知っている人でないと，「慣行」と「非常識」の判断がつかないので，人選が重要である．

人事交流も組織の活性化の一助となる．大きな組織であれば異動による配置転換が該当するし，小さな組織であれば他の組織との人事交流が該当する．交流する人にとっては新たな部署はそれなりに新鮮であり，また，新しい目で新しい部署を見ることもできる．逆に人事交流を受ける組織としても，外部監査ほどではないが新たな視点が入るということで活性化の可能性も出てくる．人事の停滞は作業の独善化を招き，組織活動の停滞につながるおそれがある．

比較的規模の大きな組織で，多くの職員が同じ種類の業務に従事しているような場合には異動も可能だが，医療機関はそれぞれの職種の専門性が高く，比較的大きな医療機関でも人事異動は難しいこともある．このような場合には研修制度が組織活性化の一助となる．外部の研修会に派遣する，あるいは外部から講師を招いて研修会を行う，いずれにしても新しい視点の導入の可能性があり，組織活性化の一助となるだろう．

「社会は絶えず変化するので，現状を維持しようと思えば，こちらも変化する必要がある」というのは，ある意味で真実である．ここでいう「変化」が組織やシステムの活性化に該当するのであろう．

（中村好一）

---

column　役所の仕事はなぜ非効率なのか？

本書でも，役所の仕事の非効率性が指摘されている．そこにあるのは民間企業との比較であるが，両者には大きな違いがある．すなわち，民間企業には利潤という大きな，しかも絶対的な物差しがあり，企業全体にしても，そこに勤務する個人にとっても，「利潤を上げることができたか」という視点で，評価の相当部分が決定する．これに対して公的部門は利潤を得ることだけが目的ではない（利潤を得ることができないからこそ，公的部門が担当している事業も数多く存在する）．そうすると，当然のことながら，仕事のよりどころは法律，通知，前例，上司の決裁などとなり，効率は自然と悪くなるが，ある程度は致し方ないであろう．このよりどころによって，公的部門の暴走が抑制されるメリットがある一方で，責任の所在が不明確であるという問題点も指摘されている．

（中村好一）

Ⅱ 地域医療システム論

7 地域医療システムを構成する人的要素

Point
1. 地域医療にはさまざまな免許職種が従事する．
2. 地域医療に従事する人々には，倫理的にも法的にも守秘義務が課せられている．
3. チーム医療には職種間の情報の共有化が不可欠だが，そのルールはあらかじめ定めておく必要がある．

A はじめに

　地域医療システムを構成する要素として中心的なものは医療機関である．医療機関には医師をはじめとする種々の免許を持った職種が勤務している．また，事務職員などの職場でもある．個別の職種については第Ⅲ部（p132～160）で示し，本章ではこれらの人々の地域医療現場における役割を概観する．

B 免許

　法律的には免許とは「禁止の解除」である．自動車運転免許が最もわかりやすい例である．本来，人間は自由に行動する権利を持っている．自動車の運転も然りである．しかし，運転技術が未熟な者，交通法規を知らない者，一定以上の視力がない者（将来的には，全盲の人でも運転できるようなシステムが開発されることを期待したい）などが公道で車を運転すると，どの程度危険であるかはすぐに想像できる．そこで，法によりまず自動車の運転を一律に禁止し，しかしながら一定の要件を満たした者だけに禁止を解除して，車の運転を認める，というのが現在の運転免許制度である．医療従事者の免許もまったく同様の考え方で，それぞれの職種の行為を一律に禁止し，特定の要件を満たした場合のみ，禁止を解除して免許を与え，多くの場合独占的にその業務に従事することを認める，という仕組みである．いわゆる医療専門職種といわれているものは，一定の教育（医師の場合には大学の医学部医学科卒業）を習得したことで国家試験の受験資格が発生し，この国家試験に合格すれば免許を取得することができるようになっている．なお，近年は国家試験を外部の組織（非営利団体）に委託して実施することも散見されるようになった．

　地域医療に関連が深い職種については第Ⅲ部で解説する．

C 業務独占と名称独占

　専門職の免許について，その業務を独占できるもの（「業務独占」と呼ぶ）と，そうでないもの（名称だけ独占するので，「名称独占」と呼ぶ）がある．いずれの免許職種もそうでない者がそのように称することは法律で禁止されている．これに加えて，免許を所持しない者がその業務を行うことを法律で禁止している場合が多い．たとえば医師法

17条では「医師でなければ，医業をなしてはならない」（業務独占），同18条では「医師でなければ，医師又はこれに紛らわしい名称を用いてはならない」（名称独占）と規定されており，これらは国家が免許を与えることに付随する免許取得者への特権という側面と，国家が免許所持者の一定のレベルを保証するという側面がある．これに対して，保健師，社会福祉士，介護福祉士などは名称独占のみであり，業務独占規定は身分法の中にはない．たとえば保健師は「『保健師』とは，厚生労働大臣の免許を受けて，保健師の名称を用いて，保健指導に従事することを業とする者をいう」（保健師助産師看護師法2条）とされている．すなわち，保健指導は誰が行っても構わないが，保健師という名称を用いて行う保健指導は，他の人が行う保健指導とは性質が異なることを国家が保証する，という考え方である．もちろん，保健師でない者が保健師と称して保健指導を行うことは，名称独占を侵害する行為であり，法律で禁止されている．

D 各職種の守秘義務

すべての医療関係職種では，それぞれの職種における倫理としての守秘義務に加えて，法律的にも守秘義務が課せられている．医師，薬剤師，助産師は刑法134条によって守秘義務が課せられている．刑法134条には「医師」としか記載されていないが，この部分の「医師」には「歯科医師」も含まれると拡大解釈されている（拡大解釈は不当に罪人を作る可能性があり，一般には認められていない．極めて例外的である）．これ以外の職種はすべて身分法で守秘義務が課せられている．守秘義務違反の構成要件として，「業務上知り得た他人の秘密」を「正当な理由なく」他人に漏洩するという2点がある．したがって業務とは無関係に入手した情報（たとえば，近所の噂など）については守秘義務の範囲外である．正当な理由については，対象者本人の承諾は当然であるが，法に基づく届出や通告，裁判所の決定によるものなども該当する．たとえば，児童虐待の防止等に関する法律では5条1項で医療従事者に児童虐待を発見しやすい立場にあることを自覚し，児童虐待の早期発見の努力義務を課している．そして，6条で児童虐待を発見した場合には児童相談所または福祉事務所への通告を義務づけている．これは法律に規定された通告義務であり，正当な理由となる．

E おわりに

地域医療は患者を含めたチーム医療であり，チームの間での情報の共有は必須である．一方で前述のような専門職種の守秘義務や，患者のプライバシー保護とは，情報の共有化は相容れないものがある．すべての関係者ですべての情報を共有化する必要はなく，どの職種がどの情報にアクセスできるかをあらかじめルール化し，このルールを公開しておくことは重要である．また，災害などの緊急時には平素と異なる対応をとる必要があり，緊急時のルールを別に定めておくことが好ましい．

〈中村好一〉

II 地域医療システム論

8 医療機関

> **Point**
> 1. 地域医療システムを構成する医療機関には病院と診療所があり，それぞれの満たすべき基準などについては医療法に規定されている．
> 2. 医療施設調査，病院報告により全国および各都道府県の医療施設の実態を知ることができる．
> 3. 各医療機関が持っている機能を地域全体で活用するためには，医療機関同士の連携が欠かせない．

A 医療機関とは

1. 医療機関の種類と責務

地域医療システムを構成する医療機関は，「医療提供施設」として医療法に規定されており，病院，診療所，介護老人保健施設，助産所，薬局などが挙げられる．また，あん摩，マッサージ，指圧，はり，きゅう，柔道整復などのいわゆる類医療行為を実施する施設も，医療法ではなく個別の法律で規定されているが，広義の医療機関に含めてよいだろう．このなかでも病院と診療所は中心的な役割を担っている．医療機関を構成するのは，開設者，管理者，医師や看護師をはじめとする従事者，諸設備，記録である．病院や診療所の場合は，ここに患者が受診し，医師が医業を行う．医療法には，①「患者による医療に関する選択の支援」，および②「医療の安全の確保」，の2点が医療機関にとってとりわけ重要な責務であることが示されている．①は医療機関が提供する医療についての正確かつ適切な情報提供を行い，患者からの相談に応じること，また，適切な広告を行うことである．②は医療安全のための指針の策定，従事者に対する研修の実施などを通した対策である．

2. 病院の開設

病院を開設する場合，また医師（ここでの医師は，医師法に定められた臨床研修を修了した医師を指す）でない者が診療所を開設する場合には都道府県知事の許可が必要である．診療所に病床を設ける場合にも都道府県知事の許可が必要である．医師が診療所を開設する場合には許可は不要であり，都道府県知事への届け出を行う．病院または診療所の開設者は必ずしも医師である必要はなく，個人，医療法人，国，地方公共団体，保険団体（厚生年金，国家公務員共済など）などが開設者となっている．このうち，病院の開設者は医療法人，診療所の開設者は個人の割合が高い．

3. 公設民営型医療機関

最近では，地方自治法による指定管理者制度を利用した公設民営型の医療機関も存在する．この制度のもとでは，医療機関の開設者は地方公共団体であるが，その管理（p47の「管理者」とは異なるので注意）は指定された民間団体が担当するこ

ととなる．民間団体が管理を担当することの利点は，公的医療機関（都道府県，市町村，国民健康保険団体連合会，普通国民健康保険組合，日本赤十字社，社会福祉法人恩賜財団済生会，厚生（医療）農業協同組合連合会，社会福祉法人北海道社会事業協会が開設する医療機関をいう）の枠にとらわれない自由な運営ができること，民間の経営手法を医療機関の経営に生かすことができること，などの点である．

また，地方公共団体が医療機関を運営する場合，人件費が割高になることなどにより，自治体財政の大きな負担となる傾向がある．近年は多くの自治体が財政難に陥っていることもあり，医療機関の公設民営化の動きは盛んである．従来，公的医療機関であったものが民間団体からの管理を受けることになるにあたり，住民からの不安が寄せられることも多い．地域住民に不可欠な領域の医療は，たとえ不採算であっても引き続き提供するよう，管理の委託にあたり協定を結ぶなどして，住民の不安解消に努める例がみられる．

4. 管理者

病院や診療所の管理者（一般には「院長」または「所長」と呼ばれている）は，医師法に規定される臨床研修を修了した医師でなければならない．医療法上は，管理者に求められる要件はこの一点だけであるが，地域医療を実践するにあたり医療機関の管理者が備えるべき資質は多い．医療機関の管理者は，従事者の監督や業務遂行への配慮を行うのはもちろんのこと，設備の管理，医療機器や医薬品の安全管理，医療安全確保対策，院内感染対策，記録の整備など，多岐にわたる事項に対して責任を持たなければならない．したがって，相当の臨床経験，知識に加え，医療を取り巻く制度への理解も求められるであろう．

また，管理者の業務を行うにあたっては，他の専門職種の知識や意見を取り入れることが欠かせないため，他の医療従事者や事務職員と良好な関係を保ち，必要な協力を得ることができる環境を作ることも必要な資質である．さらに，管理者は外部の保健・医療・福祉・行政機関などとの連携を進める立場でもあり，その際には，地域全体に視野を広げ，自らの医療機関を地域のために役立てるという考え方が重要である．

5. 記録

医療機関ではほとんどすべての業務についての記録を行っている．代表的なものは診療録（いわゆるカルテ）であり，医師は診療録を記載し，管理者は5年間保存しなければならないことが医師法24条に規定されている．診療録以外の記録としては，看護記録，処方箋，診療報酬明細書，日誌，帳簿，医薬品および医療機器の納入や定期点検の記録，廃棄物処理の記録，医療安全や院内感染防止に関する委員会開催についての記録などがある．記録を行う第1の目的は，法令を遵守し，質を保った医療業務を行っている根拠を残すことである．また，健康保険制度による診療報酬を受ける際に診療内容やその頻度の記録が必要となる．医療機関で受けた医療行為により健康被害が生じた場合の調査に医療機関の記録が使用される可能性，さらには，診療録などが臨床研究や疫学研究に使用される可能性もある．したがって，医療機関での記録はあらゆる場合に参照されることを想定して，適切に作成，整理，保存され，求められた場合には開示・提供できるような状態にしておかなければならない．

医療機関での記録には患者の住所や氏名はもちろんのこと，健康状態という重要な個人情報が含まれることから，取り扱いには厳重な注意が求められる．電子情報として作成，保存される記録が増える現状のなか，不正コピー，紛失，第三者への流出などの不適切な扱いが後を絶たない．医療機関内で記録の取り扱いについての規則を作り，従業員がこれを遵守するように講習会などで徹底しなければならない．

6. 医療監視

　病院や診療所が適切な人員配置をとっているか，設備が規定を満たしているかなどについては，都道府県知事により監督される．この立ち入り検査を医療監視という．実際には医療監視員に任命された保健所の職員が医療機関を訪れ，人員配置，医薬品および医療機器の管理状況，施設の状況などを記録の参照と現場視察により確認する．医療監視により不備が発見された際には，業務の停止，改善，開設許可取り消し，閉鎖などが都道府県知事より命令される．

　医療監視において評価を受けるのは，医療法をはじめとする法令が遵守されているかどうかについてのみであり，医療機関が提供する医療についての包括的な評価がなされるわけではない．このようなことから，財団法人日本医療機能評価機構の病院機能評価をはじめとする，第三者からの評価を自主的に受ける医療機関が増えている．医療機関の理念，地域への貢献度，診療や看護の質，患者の権利の擁護，患者の療養環境の快適さ，病院運営など，法では規定されないが，医療機関にとって重要な項目について評価が行われる．

7. 保険医療機関

　医療機関が診療を行う上で，保険医療機関の指定を受けることは重要である．わが国では1961年より国民皆保険制度を採用しており，患者は保険診療を前提として医療機関を受診する．医療保険の制度を簡単に説明する．患者（被保険者）は保険者（健康保険組合や国民健康保険）に対して，定められた保険料を支払う．保険医療機関で保険医による診療を受けた患者は，医療費の一部（負担割合は患者の年齢により異なる）を一部負担金として医療機関に支払う．保険医療機関は，月に1回保険者に診療報酬明細書（いわゆる「レセプト」）を提出し，診療費を請求する．この明細書に従い，保険者は診療報酬を保険医療機関に支払う．ただし，個々の保険者を相手に請求を行い，保険者も個々の医療機関を対象に支払いを行っていると，医療機関，保険者双方の事務的な負担が大きなものとなるため，健康保険組合連合会や，国民健康保険団体連合会などで保険者側の手続きを一括している．

　診療，処置，薬剤などの費用はそれぞれ診療報酬点数として医療保険制度に共通のものとして決められており，医療機関の判断で変更することはできない．医療機関が医療の質を高める努力をしたり，地域住民に必要な分野の医療に力を入れたりした際には，診療報酬で加算を受ける仕組みとなっている．診療報酬という手段を用いて医療機関の努力を積極的に評価することにより，医療が政策上好ましい方向に発展していくよう導いているのである．

B 病院

1. 定義と区分

　医療法では，20人以上の患者を入院させるための施設を有する医療施設を病院という．病院は，患者を入院させた上で，診察，検査，薬剤投与，処置，手術，食事療法，生活療法などを行うための施設である．入院施設（病床という）の目的により，一般病床，療養病床，精神病床，感染症病床，結核病床に区別されている．療養病床は長期間の療養を必要とする患者を，精神病床は精神疾患を有する患者を，感染症病床は感染症法に規定されている一類・二類感染症および新感染症の患者を，結核病床は結核の患者を入院させるための病床である．一般病床はこれら以外の病床である．各病床の機能に合わせて，人員配置，必要な設備，病床面積，廊下の幅などの基準がそれぞれ設けられている．たとえば，感染症病床や結核病床には換気設備や病棟を他の病院施設と遮断する設備を備える必要がある．

2. 必要な施設

病院に必要な施設は医療法で規定されている．各科の診察室，手術室，処置室，臨床検査施設，X線装置，調剤所，給食施設などである．療養病床を有する場合は，リハビリテーションが実施できるように，機能訓練室を設けなければならない．医療法には規定されていないが，食事室，談話室などを設け，患者が落ち着いて食事をしたり，家族と面会したりする場を提供している施設は多い．また，プライバシーを確保し，安心して会話ができるように，各種の相談室や面談室を診察室とは別に設けることも最近の病院では一般的である．病院の施設とはいえないかもしれないが，入院患者，とくに長期に入院する小児患者の家族を支援するために，病院の近くに廉価な宿泊施設を設置する例もみられる．

3. 一定の要件が必要な病院

a. 地域医療支援病院

地域医療支援病院は，主に診療所で地域での外来診療に従事する医師（ここでは一時的に「かかりつけ医」と呼ぶ）やその患者を支援する役割を担う病院である．診療所の外来診療のみでは及ばない領域の医療を提供することにより，地域の第一線での医療を支えるのである．開放型病院も同様の機能を持つ．診療所に通院する患者に専門的な技術や医療機器を要する検査が必要になった場合は，地域医療支援病院の検査を利用することができる．すべての医療機関が高度な医療機器を備えるのではなく，運用する技術を持った専門医が勤務する医療機関に医療機器を適切に整備し，それを地域全体で効率的に共同利用するという考え方である．検査を実施するのは地域医療支援病院の医師でもよいし，検査の技術を有していればかかりつけ医でもよい．かかりつけ医の患者が重症化したり急変した場合の救急医療やその後の入院診療は，かかりつけ医と地域医療支援病院の医師とが共同で行う．これも医療機器の共同利用と同様の考え方で，すべての医療機関に入院施設を備えるよりも，入院設備を集約し，そこで集中的に手厚い医療を提供した方が効率はよく，安全性も高まるからである．

かかりつけ医である診療所の医師は，地域医療支援病院を利用することにより，日常診療に高度な医療を取り入れることができる．患者にとっては，普段は身近なかかりつけ医の診療所で医療を受け，高度な医療が必要になった場合には，かかりつけ医との関係は保持したまま地域医療支援病院を利用できる．そして，その必要がなくなった後は，再びかかりつけ医のもとへ戻ることができる．また，地域医療支援病院は，入院診療を中心とする高度な医療に専念でき，診療報酬上の優遇措置も受けることができる．現状では，患者の大病院指向や診療所と地域医療支援病院の連携不足などから必ずしもうまく機能しているわけではないが，理想的に運用されれば，患者，診療所，地域医療支援病院の三者にとって利点があるシステムである．地域医療支援病院は，地域の医療従事者に対する研修を実施したり，図書室を開放したりなどして，外部の医療従事者の生涯教育にも貢献している．以上のような役割を果たすために，設備としては，集中治療室，検査施設，病理解剖室，研究室，講義室，図書室などを備えることとされている．

b. 特定機能病院

特定機能病院は，紹介された患者に対し高度な医療を提供し，また，高度な医療技術の開発や評価を行う．高度の医療に関する教育の機能も持つ．医学部附属病院（本院）とナショナルセンター（国立がんセンターと国立循環器病センター），大阪府立成人病センターが指定されている．

c. 臨床研修指定病院

臨床研修指定病院は，医師法に規定された臨床研修を実施する病院である．以下の要件を満たした場合に，厚生労働大臣より臨床研修指定病院の

指定を受けることができる．

- 少なくとも内科，外科，小児科，産婦人科，精神科の診療科を持ち，救急医療を提供しており，これらの診療科についての研修を提供できること．
- 医療法に規定された医師数を満たし，指導医が勤務していること．
- 研修プログラムを有し，研修管理委員会とプログラム責任者が置かれていること．

単独で臨床研修を実施する単独型臨床研修指定病院と，他の病院と共同で臨床研修を実施する管理型臨床研修指定病院がある．

臨床研修を終えた医師は，各学会の研修施設として認定された施設での専門的な研修を行うことが多い．これらの医療機関での研修が認定医や専門医取得に必要な研修期間として算定される．学会より研修施設として認定されるには，指導医が勤務していること，研修に必要な症例が集まっており，専門的な医療を行う設備や医療機器が整備されていることなどの要件を満たす必要がある．

d．その他

特殊ではあるが重要な医療を担う病院として，災害拠点病院，救命救急センター，エイズ拠点病院，がん診療連携拠点病院，周産期母子医療センター，小児救急医療拠点病院，臓器移植病院，治験中核・拠点医療機関などがある．これらの病院は，都道府県の医療計画などに沿って計画的に整備されている．

C 診療所

1. 診療所とは

医療法では，患者を入院させるための施設を有しない医療機関，または19人以下の患者を入院させるための施設を有する医療機関を診療所という．前者を無床診療所といい，後者を有床診療所という．診療所では主に外来診療を行う．また，訪問診療や往診を行い，在宅療養を行っている患者に医療を提供することもある．訪問診療を専門的に行う診療所もある．療養病床がある有床診療所は機能訓練室を備えることとなっているが，その他の有床診療所や無床診療所が備えるべき設備についての法的規定はない．一般的には，待合室，診察室，処置室，事務室，X線撮影室，臨床検査室などを設けていることが多い．

2. 医薬分業

薬剤の処方と調剤については，「医薬分業」が望ましいとされており，診療所や病院では薬物治療が必要な外来患者に対して処方箋を交付するだけで，薬剤を調剤しない傾向となっている．医薬分業が実施されている場合は，医師が発行した処方箋を患者がかかりつけの保険薬局へ持参し，薬剤師によって調剤された薬剤を受け取ることとなる．地域によっては医薬分業率が低いこと，診療所に隣接する1つの薬局に患者が集中し，医薬分業とはいいがたい状況がみられることなどが問題となっている．へき地に立地する診療所では，周囲に薬局がなく，院内処方を行わざるを得ない場合もある．

なお，医薬分業の医療機関側の利点として，①薬剤師が入院患者の服薬指導に専念できること，②薬剤の管理にかかる負担が軽減されること（無床診療所では必要なくなる），などが挙げられる．また患者の利点として，複数の医療機関を受診している場合に，すべての処方薬剤がかかりつけの薬局で把握されるため，併用禁忌の組み合わせの回避が容易に行えることが挙げられる．

3. プライマリ・ケア

医療を求める患者が初めに受診するのは，居住する地域にある診療所であることが多く，診療所は地域に根ざして患者の抱える多様な健康問題に対応する立場にある．診療範囲を限定せず，まずは患者を受け入れた上で適切な評価を行い，自らが対応可能な状態なのか，病院などでの高度な医

療が必要な状態なのかの判断をしていく．患者のほとんどは地域で生活しながら医療を必要としている者であり，診療所の外来診療では患者の日常生活と医療とを切り離して考えることはできない．このような診療所での医療に最も威力を発揮するのが総合医である．診療所での医療（もちろん，プライマリ・ケアを提供している病院も存在する）を考えるとき，p3の米国国立科学アカデミーによるプライマリ・ヘルスケアの概念が参考となる．プライマリ・ヘルスケアには，医療（二次・三次予防）だけではなく，一次予防である予防接種，健康教育なども含まれる．これらは，単独の診療所で実施されることはまれで，市町村や他の医療機関，地域の医師会などと共同で計画的に行われることが多い．

4. 無床診療所の増加

　診療所での入院診療は岐路に立たされている．近年，医療安全対策を重点的に行うことが，法的にも，また患者からも求められるようになっている．これを反映して，診療所においては医療事故のリスクを伴う検査や手術を控える動きがみられる．つまり，リスクを伴う医療や重症患者の診療は，医療安全対策を十分に確保できる人員と設備の整った比較的大規模な病院で行うべきであるとする動きであり，診療所において入院を要する医療を実施する機会が減っている．また，診療所で入院医療を行う場合は，入院患者の病状悪化などに対して速やかに対処できる体制を整えなければならないと医療法で規定されているため，外来の診療時間外にも医師や看護師をはじめとする医療従事者を確保しなければならない．また，入院診療には，検査や治療に高度な医療機器が必要となる傾向がある．しかしながら，19床以下の小規模の入院施設では，これらの経費をまかなうだけの収入が得られないことが多く，厳しい経営状況に置かれている有床診療所は多い．以上のことから，有床診療所の数は年々減少し，一方無床診療所の数が増加している．

5. 広告

　診療所での医療に最も威力を発揮するのは総合医であることは前述したが，専門医を擁し，専門的な医療を得意とする診療所や，両者の機能を併せ持つ診療所も存在する．診療所の特色や機能は多彩であるが，それが患者をはじめとする利用者や連携すべき他の医療機関に正確に伝わっているかは検討されなければならない．診療所の名称や診療科から実際に行われている医療の内容を理解するのは難しいという意見は多い．たとえば，乳房の疾患の専門は外科ではなく，婦人科であると誤解している一般の人は多い．

　医療法では，医療機関や医師の情報は「法で認められた事項のみを広告できる」という扱いで，広告可能な事項の範囲が定められている．患者に不利益をもたらすおそれのある比較広告，誇大広告，客観的事実であることを証明できない内容の広告，公序良俗に反する内容の広告は禁止されている．一方で医療機関は提供している医療についての正確な情報を提供することも求められており，ルールを守った上で，十分な情報を明らかにする姿勢が大切である．

　患者が診療所の機能を知る最も身近な手段は，診療所名と診療科名である．診療所名は開設者または管理者の個人名や地名がつけられることが一般的であり，診療科名が加わることもある．診療所であることを示す名称としては，「医院」「診療所」「クリニック」などが多い．診療科については標榜可能な範囲が決められており，そのなかから自らの診療内容を客観的に反映するものを選ぶこととなる．診療科名の数は医師1名につき2つ以内とされている．残念ながら，現時点では総合医による地域医療を実施していることを明確に示す診療科名は存在しない．医療機関に関して広告可能な事項を表8-1に示す．

　これらの情報を提供する手段としては，掲示，広報誌，インターネットのホームページなどがある．インターネットは有用ではあるが，高齢者な

表8-1 医療機関に関して広告することができる主な事項

医療機関について	・名称, 所在地, 管理者, 診療科名, 診療時間 ・入院設備の有無, 病床数, 従事者数 ・保険医療機関であること ・一定の医療を担うものとして指定を受けていること
医療従事者個人について	・氏名, 年齢, 性別, 役職, 略歴, 専門性(学会などの認定)
診療内容について	・保険診療として実施する検査, 手術 ・評価療養や選定療養として実施する先進医療 ・分娩 ・自由診療として実施する検査, 手術
診療成績について	・手術, 分娩の件数 ・患者数 ・平均入院日数, 平均病床利用率 ・治験結果分析の実施 ・患者満足度調査の実施 ・セカンドオピニオンの実績
実施するサービスについて	・医療に関する相談, 安全確保, 個人情報の適正な取り扱い ・他の医療機関や保健・福祉サービスとの連携 ・情報の提供 ・健康診査, 保健指導, 健康相談の実施 ・予防接種の実施 ・治験の実施 ・医療機関と同一敷地内にある介護サービス ・患者の受診の便宜を計るためのサービス
その他	・外部監査を受けていること ・(財)日本医療機能評価機構による医療機能評価の結果 ・(財)日本適合性認定協会の認定を受けた審査登録機関への登録

出典・医療広告ガイドライン

どインターネットへのアクセスを苦手とする人も存在することには留意しなければならない.

D 医療機関の施設数

　医療機関の実態については, 医療施設調査と病院報告の2つの統計資料を参照するとよい. 医療施設調査は3年ごとに実施される全医療施設を対象とした静態調査と, 医療機関から提出される開設および廃止の届け出に基づく動態調査からなる. 医療施設調査では, 医療機関の数と病床数が報告される. 病院報告は病院の基礎的な実態と患者の利用状況を把握し, 医療行政の基礎資料を得ることを目的として実施される. 病院報告では, 患者数, 病床利用率, 平均在院日数, 病院における従事者数などが報告される. どちらも全国のデータと各都道府県別のデータが公表されている.

　2006年10月1日現在の全国の医療機関は174,944施設である. そのうち病院は8,943施設, 診療所は98,609施設である. 診療所は有床診療所が12,858施設(診療所の13%), 無床診療所が85,751施設(診療所の87%)である. 有床診療所は前年に比べると4.6%減少している一方, 無床診療所は2.1%増加している. 病院数は1990年以降漸減しており, 前年に比べると0.9%減少した. 病院の病床規模別の施設数をみると, 50〜99床が2,332施設(病院の26.1%)と最も多い.

一方，500床以上の病院は479施設（病院の5.4％）である．20～49床の病院は減少傾向ではあるが1,150施設（病院の12.9％）と依然として病院の一定の割合を占めている．このように，わが国では諸外国と比較して小規模の病院が多い．病院の診療科別の施設数は内科が7,256施設（一般病院の92.2％）と最も多く，次いで外科，整形外科となっている．小児科，外科，内科，産婦人科などは減少傾向にある．これはこれらの科における勤務医不足を背景とする，休診，廃診，病院の集約化などを反映している．

E 医療機関の機能分化と連携

1. 医療計画

　1つの医療機関が1人の患者の診療に必要な機能のすべてを備えることは不可能であるし，経費と効果の比較の面から考えても得策ではない．近年は，地域全体で医療の需要と供給体制を考え，適切に医療機関を配置し，各医療機関が連携することより地域に必要な医療を提供することを目指すようになった．都道府県レベルでは，医療法に基づいて策定される医療計画において，医療機関の整備目標を設定することが求められている．具体的には，医療連携体制，救急・災害・へき地・周産期・小児医療の確保，地域医療支援病院の整備，二次医療圏と三次医療圏，基準病床数などについて計画を策定する．

2. 医療圏とは

　医療圏とは，医療機関の整備を考える際の基本となる地域単位のことである．病院や診療所での入院医療の整備を考える際には二次医療圏単位で，先進医療，特殊な医療機器を必要とする医療，まれな疾病に関する医療，専門性の高い救急医療などの整備を考える際には三次医療圏単位で計画を行う．二次医療圏は地理的条件，日常生活の需要，交通事情などを考慮して都道府県が圏域を設定する．各都道府県で3～21の圏域が設定されている．2007年3月末現在，全国で合計358圏域が設定されている．三次医療圏は北海道で6つの三次医療圏が設定されている以外は，都府県全域が1つの三次医療圏として設定されている．医療法では規定されていないが，住民にとって最も身近なプライマリ・ケアを提供する単位として，市町村が一次医療圏として想定されている．

3. 機能分化と連携

　都道府県の行う施策の実施に協力する義務がある公的医療機関（公的医療機関についてはp47を参照）のみならず，すべての医療機関は医療の機能分化と連携に関わることが期待されている．医療を効率的に提供するという観点からは，患者の医療の必要度に見合った医療機関または病床にて医療を提供することが重要である．患者の病態が急性期の場合は一般病床での集中的で高度な医療が必要であるが，回復期には療養病床での療養や機能訓練などに移行する．その後の慢性期には，自宅からの外来通院，在宅療養，介護施設での療養のいずれかに落ち着く場合が多い．このように，病院の機能が明確に区分され，その機能に一致した患者が診療を受けることが理想ではあるが，現状では，急性期診療を行う病院に慢性期の患者が滞在を続けるため，新規患者の受け入れが滞る，在宅介護や施設介護の体制が十分でなく，療養病床から退院できない，病院での専門医療は必要のない患者が病院の外来を受診する，などの問題がみられている．

4. 地域内の医療資源の有効利用

　医療機関同士の連携を円滑にするためには，まず患者にその趣旨を理解してもらう必要がある．主治医からの説明にとどまらず，医療ソーシャルワーカー（MSW）などの専門職を利用し，患者の持つさまざまな問題の解決を支援するなかで，それぞれの患者に対して最もふさわしい医療機関についての情報提供を行うことが効果的である．患

者への情報提供，広告については前述したが，地域医療の場で医療機関同士の連携を進めるためには，他の医療機関へ自らの医療機関の特色や診療内容を知ってもらう必要もある．患者への情報提供と同じように，広報誌やホームページを用いることが多いが，それにとどまらず，「地域医療連携室」などのような他の医療機関との連携に関連する業務を行う部署を設け，外部の医療機関への情報提供，医療機関間の患者紹介の調整を行うことが，とくに地域医療支援病院では一般的となっている．

　医師は，地域医療支援病院や開放型病院などの地域内の医療資源を有効的に利用することを心がけるべきである．それには，日頃から研修会や学会などに参加し，その機会に他の医師や医療機関の情報を収集し，人間的な信頼関係を構築しておくことが基礎となる．地域全体の取り組みとしては，疾患ごとに，経過に沿って，地域全体での医療機能の連携体制を構築する「地域連携クリティカルパス」の策定が挙げられる．この策定作業や運用を通して，医療機関同士の連携が強化される．

■ 参考文献

1）医療法，医療法施行規則
2）医師法
3）健康保険法
4）国民健康保険法
5）医業若しくは歯科医業又は病院若しくは診療所に関して広告し得る事項等及び広告適正化のための指導等に関する指針（医療広告ガイドライン）http://www.mhlw.go.jp/topics/bukyoku/isei/kokokukisei/dl/shishin.pdf
6）平成18年医療施設調査，病院報告
7）医療ソーシャルワーカー業務指針 http://www.jaswhs.or.jp/pdf/gyoumusisin.pdf

（定金敦子）

---

column　最低限度の生活

　日本国憲法では25条で生存権を保障している．しかしその内容は「健康で文化的な最低限度の生活」であり，「ケチ臭いことをいわずに，もっと高い生活レベルを保障してもよいのではないか」という疑問が自然と湧いてくる．しかしながらこれは，資本主義経済体制における「福祉の限界」や「社会政策の限界」といった原則からすると，当然のことである．すなわち，

　　　最低賃金　＞　失業保険　＞　生活保護

という不等式が成立しないと，労働者は労働力を供給しなくなる．考えてみれば当たり前のことだが，失業保険の方が最低賃金よりも高ければ，最低賃金で労働するよりも失業保険をもらった方が楽だし，生活保護のレベルの方が高ければ生活保護を選択するのが正当であろう．しかしながら，それぞれのレベルが政府のそれぞれの担当部署で決定されるため，この原則が当てはまらない現実も存在している（同じ厚生労働省だが，最低賃金は労働基準局，雇用保険［失業給付］は職業安定局，生活保護は社会・援護局）．いったい日本はどうなっていくのであろうか．　　　　（中村好一）

II 地域医療システム論

9 介護と保健

Point
1. 地域には，住民の生活をサポートするために，介護・保健に関連するさまざまな施設やサービスがある．
2. 介護・保健に関連する施設やサービスには，それぞれ根拠となる法律がある．
3. 介護・保健に関連する施設やサービスは，社会のニーズに合わせて変化し，拡大や縮小を繰り返している．

A 地域医療と介護・保健

　地域医療を考えるとき，その中心的なテーマは「医療」であるが，すべての住民にとって自分たちの生活の基盤となる地域社会が安心して暮らせる場であるためには，「医療」に加え「保健」や「福祉」もまた欠かせない要素である．本格的な少子高齢社会が到来し，出生率は低く，高齢化率が高い状況は全国的な傾向である．しかし，住民の生活事情は地域ごとに異なるため，医療に加え保健や福祉に関しても，地域に根ざした適切な施設やサービスが必要である．

　高齢化の進展に伴い，介護や支援を必要とする高齢者は，2000年の280万人から2025年には520万人に増えるといわれている．急速に少子高齢化が進行する日本では，介護や保健に関する専門的な施設やサービスも，社会の変動に歩調を合わせて量質ともに常に見直さなくてはならない．介護期間の長期化，高齢者がさらに年長の高齢者の介護を行う「老老介護」に象徴される介護家族の高齢化，本来は治療を必要としないいわゆる社会的入院の問題などの現状を踏まえ，自助努力の限界を迎えた家庭に対して実効力を伴った社会的対応が求められている．

　施設・サービスの充実は，こうした高齢社会における不安，問題を解決しようとする1つの試みである．本章では，地域医療システムを構成する組織のなかから，介護と保健に関わるさまざまな施設やサービスを中心にまとめていく．保健，医療，福祉の領域は，それぞれ密接な関係にある．1人の患者（サービス利用者）が，種々のサービスを媒介として，多分野にわたる専門職に関わることになる．地域医療を進める上で，医師だけではなく，保健や福祉に関わる保健師や社会福祉士，介護福祉士，訪問介護員（ホームヘルパー）などの他職種間で，その機能や役割の相違を十分考慮する必要がある．

B 介護と保健に関わる施設・サービス

1. 保健所・市町村保健センター

　保健所は，日本における衛生行政の地域的拠点であり，地域保健活動推進の重要な役割を果たす機関である．歴史的には，1937年の旧保健所法

の制定以降，1947年の保健所法の全面改正を経て，日本の母子保健，結核，精神保健，環境衛生などの向上に寄与してきた．しかしながら，昨今の地方分権や保健・福祉機能の統合などの流れのなかで，保健所機能と地域保健における見直しがはかられ，1994年に保健所法が地域保健法に改められた．現在，保健所の設置は地域保健法5条に規定されており，都道府県，政令指定都市，中核市，地域保健法施行令(政令)で定める市，東京都特別区が設置することとなっている(p64).

地域保健法は，日本の公衆衛生を推進する基本的法規の1つであり，その1条には，「この法律は，地域保健対策の推進に関する基本方針，保健所の設置，その他地域保健対策の推進に関し基本となる事項を定めることにより，母子保健法その他の地域保健対策に関する法律による対策が地域において総合的に推進されることを確保し，もって地域住民の健康の保持及び更新に寄与することを目的とする」と記されている．地域保健法のもとでの保健所は，基本的に衛生行政の実施機関としての役割は残されたものの，地域保健サービスの実施機関は，後述するように市町村に移管されている．地域保健法の保健所に関する規定はp64で詳細に紹介する．

市町村保健センターは，地域保健法18条により，住民に対し，健康相談，保健指導および健康診査その他地域保健に関し必要な事業を行うことを目的とする施設として位置付けられている．すなわち，市町村が実施する地域保健サービス提供の拠点である．地域住民の生活形態の多様化に呼応するように変化する，住民個人のニーズに応えるサービスを提供するためには，各々の地域特性に応じた保健・医療・福祉システムを構築していく必要がある．

厚生省(現：厚生労働省)は，1978年度から第一次対人保健サービスの場として市町村保健センターの整備を進めていたが，1994年の地域保健法の制定によって，法定化された．設置主体は市町村である．市町村は，地域住民の健康の保持，増進をはかる基礎的な自治体と位置付けられる．保健センターの設置について法的な義務はないが，国は予算の範囲内において，市町村に対し，市町村保健センターの設置に要する費用の一部を補助している．2007年3月現在，全国に2,710か所の市町村保健センターが設置されている．

市町村保健センターの施設形態は，単独施設と複合施設がある．複合施設の場合，診療所や訪問看護ステーションなどの医療関連施設や，在宅介護支援センターや老人デイサービスセンターなどの福祉関連施設を併設していることがある．その他類似施設には，母子健康センター(2006年4月現在，159か所)，地域福祉センター(2004年12月現在，434か所)，健康科学センター(2005年3月現在，15か所)などがあり，市町村保健センターの機能を代替する市町村保健関連施設もある．市町村保健センターを拠点として展開される活動は，地域住民に直接接することが多く住民との距離が近いことから，地域医療の展開にも有効な情報が得られやすい．常勤職員は，保健師のほか，看護師，栄養士，理学療法士，作業療法士，歯科衛生士，医師，事務職などから構成される．職種間での情報共有，緊密な連携をとる姿勢が求められる．

2. 老人保健施設・特別養護老人ホーム

老人保健施設は，病状安定期にあり，入院・治療をする必要はないが，リハビリテーションや看護・介護を必要とする要介護高齢者を対象とする施設である．老人保健施設は，老人保健法に基づき，老人福祉施設である特別養護老人ホームと療養型病院(老人病院)の機能を併せ持ち，要介護高齢者の自立支援，家庭復帰をめざす施設として，1988年から本格的に開設された．2000年の介護保険法の施行により，根拠法が老人保健法から介護保険法へと移行し，それに伴って名称が「介護老人保健施設」に変更された．

老人保健施設は高齢者を対象とする施設の1つで，日本における急速な高齢化を背景に整備が進

んだ．その歴史的経緯として，1988年以前には，療養型病院や後述する特別養護老人ホームなどの福祉施設はあったものの，かつて老人ホームは措置施設（入所は対象者や家族の希望ではなく，市町村が必要と認めた場合に入所「措置」をとるという原則）であり自由に選択利用できる施設ではなかった．また本来，療養型病院は医療機関であるので，病気治療が必要ではなくなった高齢者が長期に滞在する場ではない．そこで，厚生省は，医療と福祉，施設と家庭の中間に位置づけられる施設（「中間施設」と表現される）やその機能のあり方を検討し，老人保健施設の骨格が設計されたのである．

老人保健施設の特徴として，①常勤の医師1名以上を必要とし，一定の医療行為を行えるようにしたことで，福祉施設に比べ手厚い医療体制を整えたこと，②患者1人あたりのスペースが $6\,m^2$ 程度であった療養型病院に対し，利用者1人あたりに $8\,m^2$ 以上のスペースを義務付けたこと，③施設職員に作業療法士または理学療法士を置くことを定め，リハビリテーションによる自立支援と家庭復帰をはかったこと，④生活相談員を配置し，家族にも働きかけて家庭復帰および在宅での療養生活を支援すること，⑤老人保健施設から，デイケア（現：通所リハビリテーション），ショートステイ（現：短期入所療養介護）といった在宅サービスを提供することにより，在宅での療養生活を支援したこと，⑥認知症高齢者を受け入れる施設であること，が挙げられる．

厚生労働省は，近年の社会保障費の増加を背景に，療養病床を現在の38万床から，利用者の負担や医療の必要性に応じて再編成することとしている．現状では，全国医療費適正化計画のもとで，療養病床数は削減の方向で見直されている．その受け皿として，終末期の看取りや夜間看護などの医療ケアをより充実させた老人保健施設が，療養病床からの転換をはかる施設として検討されている．療養病床については，医療の必要性の高い患者を受け入れることに限定し，医療の必要性の低い者は，在宅やケアハウスなどの居住系施設へ移動するか，もしくは老人保健施設で対応することが考えられる．

老人保健法に規定されていた老人保健施設が，介護保険法の施行から介護老人保健施設として規定されているのに対して，特別養護老人ホームは，老人福祉法と介護保険法の双方に規定されている老人福祉施設である．老人福祉施設とは，老人福祉法5条の3に，老人デイサービスセンター，老人短期入所施設，養護老人ホーム，特別養護老人ホーム，軽費老人ホーム，老人福祉センターおよび老人介護支援センターと規定されている．また介護保険法では，8条24項に「介護老人福祉施設」として，当該特別養護老人ホームに入所する要介護者に対し，施設サービス計画に基づいて，入浴，排せつ，食事等の介護その他の日常生活上の世話，機能訓練，健康管理及び療養上の世話を行うことを目的とする施設と規定されている．厚生労働省が発表した，2006年10月1日現在の介護保険施設数内訳は，介護老人福祉施設が5,716か所，介護老人保健施設が3,391か所，介護療養型医療施設が2,929か所である．

特別養護老人ホームの入所については，1963年に制定された老人福祉法11条1項3号に，「65歳以上の者であって，身体上又は精神上著しい欠陥があるために常時の介護を必要とし，かつ，居宅においてこれを受けることが困難なものを当該地方公共団体の設置する特別養護老人ホームに収容し，又は当該地方公共団体以外の者の設置する特別養護老人ホームに収容を委託すること」とされていた．このように，特別養護老人ホームへの入所は，在宅での介護が困難な高齢者を，施設に「収容」する措置であった．しかし要介護者自身の主体性を尊重する動きから，「収容」という表現はのちに「入所」に改められた．

老人福祉法11条1項2号では，「65歳以上の者であって，身体上又は精神上著しい障害があるために常時の介護を必要とし，かつ，居宅においてこれを受けることが困難なものが，やむを得な

い事由により介護保険法に規定する介護老人福祉施設に入所することが著しく困難であると認めるときは，その者を当該市町村の設置する特別養護老人ホームに入所させ，又は当該市町村以外の特別養護老人ホームに入所を委託すること」と改正されている．

2000年に介護保険法が施行され，特別養護老人ホームは介護老人福祉施設として，介護保険施設の1つに組み入れられた．これによって，行政権限による措置であった特別養護老人ホームへの入所が，要介護高齢者自身の権利として主体的に選択できるようになった．またその一方で，本人の意思表示能力の低下や虐待などから主体的な選択が困難な状態にある高齢者を救済するために，行政による措置の仕組みである老人福祉法上の特別養護老人ホームの役割を残したものと考えられる．特別養護老人ホームへの入所は，介護保険法による利用が優先となるが，高齢者が家族から虐待を受けたり，必要な援助を与えられない場合（ネグレクト），本人が認知症などにより介護保険法によるサービスを受けるために必要な契約が困難な場合，認定手続きを待つことができない緊急の場合などに限り，老人福祉法による入所措置が行われる．

特別養護老人ホームは，要介護高齢者にとっての生活の場である．居住空間としての過ごしやすさは，そのまま施設利用者としての高齢者の生活の満足感に影響を与えることになる．昨今では，複数の利用者による共同部屋も多人数から少人数型へ，さらにはプライバシーの確保に配慮して個室化，ユニットケア型の運営を進める動きがある．ただし利用者に快適なサービスを供給するには，それに応じた人材の確保が量的にも質的にも必要であり，解決すべき課題は多い．

現状として，特別養護老人ホームに入所する高齢者のなかには，いったん入所すると，諸々の事由によって在宅生活への復帰が難しく，結果的に終末期まで施設生活が続くケースは珍しくない．こうした傾向から，2006年に施行された改正介護保険法では，看取り介護加算を介護報酬として設置した．しかしながら，福祉施設は医療機関ではないため，看取りを前提とした終末期医療が体制として整っているわけではない．特別養護老人ホームの入所者のなかで，人生の最終末期を医療機関で迎えるケースは決して珍しくない．他の老人福祉施設との機能的相違を含めて，入所者の重度化への対応については，今後も検討していかなくてはならない．なお，老人福祉法もしくは介護保険法で規定されている老人福祉施設一覧を表9-1に示す．入所者個人の生活を重視した取り組みとしては，2005年の改正介護保険法において，地域密着型サービスの1つとして定員29名以下の地域密着型介護老人福祉施設が規定されており，高齢者が過ごしてきた生活を重視しているものとして期待されている．

3. 訪問看護ステーション

訪問看護ステーションは，訪問看護を実施する事業所のことで，都道府県知事および地方社会保険事務局長の指定を受け，老人保健法，健康保険法，介護保険法といった関係法令に基づき，訪問事業者が訪問看護サービスを行っている．2000年の介護保険法の施行以降は，介護保険法に基づきサービス提供事業者として都道府県知事の指定を受けた事業所も，健康保険法に基づき都道府県知事の指定を受けて訪問看護を行う事業所も，同じ名称で呼ばれる．

訪問看護ステーションの種類と活動の根拠となる制度については，現在の制度に至る経緯を概観することで整理しよう．まず歴史的には，「老人訪問看護ステーション」と「訪問看護ステーション」とを分けて捉える必要がある．

「老人訪問看護ステーション」は，1991年に老人保健法の一部改正により，65歳以上で疾病・負傷により在宅で介護が必要な者を対象として，「老人訪問看護制度」が創設されたことによる．対象者の生活の質を確保し，日常生活動作の能力を維持・回復させるとともに，介護者である家族な

表9-1 老人福祉施設一覧

施設名	主たる開設者	対象	内容・その他補足
老人デイサービスセンター	社会福祉法人	65歳以上で,身体上または精神上の障害があるために日常生活を営むのに支障がある者	入浴,排泄,食事などの介護,機能訓練,レクリエーション,介護方法の指導など
老人短期入所施設	社会福祉法人	65歳以上で,擁護者の疾病その他の理由により,居宅において介護を受けることが一時的に困難になった者	利用者が,一定期間,施設で養護されることによって,介護者を負担から解放する.緊急時の利用も可能
養護老人ホーム	市町村・社会福祉法人	65歳以上で,環境上の理由および経済的理由により居宅において養護を受けることが困難な者	自立した日常生活を営み,社会的活動に参加するために必要な指導および訓練その他の日常的な援助を行う.
特別養護老人ホーム(介護老人福祉施設)	市町村・社会福祉法人	65歳以上で,身体上または精神上著しい障害があるために常時の介護を必要とし,かつ,居宅においてこれを受けることが困難な者	入所者個人の要介護度その他の状態に応じて,日常的に適切な介護・看護などの援助を行う.入所者に要介護度の重度化の傾向がある.
軽費老人ホーム	社会福祉法人	無料または低額な料金で,食事その他の日常生活上必要な便宜の提供を希望する60歳以上の低所得者	A型は食事付き,B型は原則自炊,介護利用型(ケアハウス)は緊急時対応などのサービスが受けられる.
老人福祉センター	社会福祉法人	生活相談,健康相談,就労の指導,機能回復訓練,教養の向上およびレクリエーションのための便宜の提供を希望する高齢者	特A型は保健関係部門の機能強化,健康づくりの活動の場として利用,A型は標準型,B型はA型の機能補完
老人介護支援センター	社会福祉法人	居宅サービス,居宅介護支援,施設サービス等の情報提供,相談,指導等を希望する高齢者,その者を養護する者,地域住民	対象者の相談に応じ,必要な助言を行うとともに,主として高齢者またはその者を養護する者と関係機関の連絡調整その他の厚生労働省令で定める援助を行う.
有料老人ホーム	営利法人	おおむね60歳以上の者(施設によって,入所条件が異なる)	2005年の老人福祉法の改正により(29条),有料老人ホームの対象が拡大された.高齢者向けに,事業として,入浴,排泄,食事等のサービスを供給する.

どを支援することによって,住み慣れた地域社会や家庭で療養できるようにするというねらいがある.1992年4月から事業が開始された.「訪問看護ステーション」は,1994年に健康保険法の一部改正により,64歳以下の在宅療養を行っている難病患者,重度障害者,末期がん患者や乳幼児・妊産婦などを対象に,「訪問看護制度」として創設されたものである.両制度によって,すべての年齢層に対する訪問看護が可能となった.

訪問看護ステーションに関しては,介護保険と医療保険の区分けが重要である.介護保険からは,要支援・要介護者に対するケアプランに基づ

表9-2 訪問看護ステーションの内容と役割

内容	役割
①健康状態の観察と助言	①疾病や障害の管理
②日常生活の看護	②療養環境の整備
③在宅リハビリテーション看護	③必要な社会資源についての情報提供とその活用
④精神・心理的な看護	④他職種との連携，調整
⑤認知症の看護	⑤療養方法や介護方法の指導
⑥検査・治療促進のための看護	⑥家族の健康管理，介護負担の軽減
⑦療養環境改善のアドバイス	⑦リスクマネジメント（危機管理）
⑧介護者の相談	⑧療養者や家族の代弁者となること
⑨さまざまなサービスの使い方相談	
⑩終末期の看護	

くものとして供給される．医療保険からは，上記以外の者で，急性増悪時，末期悪性腫瘍，とくに定める疾病，精神科訪問看護として供給される．同一の疾病，傷害で重なる場合には，介護保険が優先される．疾病や障害の管理や専門的な健康管理，在宅でのリハビリテーション看護を在宅で受けられるということは，在宅療養生活を送る高齢者にとっては心強い．また地域医療の現場では，在宅要介護高齢者のタイムスケジュールのなかで，医師や看護師，保健師の訪問は，個人らしく過ごす在宅生活のなかに，たとえ短時間であっても疾病や障害と向き合う時間を作り出す点でも意義深い．

訪問看護ステーションの管理者は，保健師または看護師と定められている．訪問看護ステーションのスタッフの配置基準は，①管理者については，常勤の保健師または看護師を1人配置する．②看護職員としては，保健師，看護師，准看護師を2.5人以上配置する．③理学療法士または作業療法士は，実情に応じて配置することとなっている．また事業者指定は，設立機関の申請により事業所単位で承認される．主な内容と役割を表9-2に示す．

4. 訪問介護・通所介護（デイサービス）・グループホーム

本来，福祉サービスは高齢者のみを対象としているものではないが，ここでは例として高齢者を対象としたサービスに限定して説明する．

老人福祉法は1条において，「老人の福祉に関する原理を明らかにするとともに，老人に対し，その心身の健康の保持及び生活の安定のために必要な措置を講じ，もって老人の福祉を図ることを目的とする」と定めている．さらにその基本的理念として，2条において，「老人は，多年にわたり社会の進展に寄与してきた者として，かつ，豊富な知識と経験を有する者として敬愛されるとともに，生きがいを持てる健全で安らかな生活を保障されるものとする」と定めている．

2000年に介護保険制度が施行されてからは，在宅高齢者が日常生活において他者からの援助が必要な状態になった場合，基本的には介護申請をし，介護保険制度に基づいた手続きを踏んだのちに判定された要介護度に応じて，介護などサービスを利用することになる．その一方で，介護保険の給付が受けられない心身の障害がある65歳以上の高齢者に対しては，老人福祉法に基づいて，介護などサービスが措置として提供される．市町村が高齢者に措置として介護などサービスを提供するのは，次の条件を満たす場合である．65歳以上の者で，身体上または精神上の障害があるために日常生活を営むのに支障がある者が，やむを得ない事由により介護保険法に規定する介護などのサービスを利用することが著しく困難であると

認める場合である．すなわち，高齢者が家族から虐待を受けたり必要な援助をされていない（ネグレクト）場合や，本人が認知症などにより介護保険法に基づくサービスを受けるために必要な契約が困難な場合，あるいは認定手続きを待つことができない緊急の場合などに限られる．

訪問介護は，通所介護（デイサービス）および短期入所介護（ショートステイ）とともに，従来から在宅福祉サービスの3本柱として扱われるサービスの1つである．訪問介護は，要支援・要介護高齢者がいる家庭に，介護福祉士や訪問介護員（ホームヘルパー）が訪問して，身体介護や生活援助，相談・助言を行い，サービス利用者である高齢者やその家族の在宅生活の継続を援助するとともに，介護者の介護負担の軽減をはかるサービスである．訪問介護が実施される「居宅」には，自宅のほか軽費老人ホームや民間の有料老人ホームも含まれる．

このように高齢期の住まい方は多様化しており，在宅サービスの供給者は，利用者の居住形態・家族形態に応じて臨機応変に対応する柔軟性が求められるようになっている．この点については，地域医療に従事する医師にも共通して求められる態度であろう．具体的なサービス内容は，食事介助，排泄介助，清拭・入浴・身体整容，体位変換・移動・移乗介助，外出介助，起床・就寝介助，服薬介助，自立支援のための見守り援助といった身体介護と，洗濯，ベッドメイキング，衣類の整理・被服の補修，一般的な調理・配下膳，買い物，薬の受け取りといった生活援助，日常生活におけるさまざまな相談・助言の援助が挙げられる．

現場で生じる問題点を挙げておこう．サービス利用者側の高齢者や家族などの介護者のなかには，たとえば身体介護と生活援助との混同や，福祉サービスに対する誤解，要介護のサービス対象者とそれ以外の家族に対する本来サービスとは無関係な援助を混同してしまう場合などがみられ，それが原因でサービス供給者との間でトラブルが生じることがある．またサービスの供給は，内容や供給時間帯を含め，計画的に実施されているものであり，サービス供給者個人の判断でその場で安易に変更を加えることはできないという性格上，対人サービス供給者は，しばしば現場で心理的葛藤にさらされることもある．

2000年に介護保険制度が始まって以降，従来の「ホームヘルプサービス」という名称が，「訪問介護」に改称されている．ただし専門職以外では，たとえば介護に関わる相談を希望する住民が，変更前の名称を用いることは十分に考えられるので，変更前後の名称を併せて覚えておく方がよいだろう．この点は，「訪問介護」以外のサービスも同様である．サービスの提供も措置中心から契約になり，サービス供給も民間主体になってきている．厚生労働省が発表した，「平成18年介護サービス施設・事業所調査結果」によると，居宅介護支援事業所の開設主体について，2002年には社会福祉法人が36.3%，医療法人が25.4%，営利法人が20.6%であったのに対して，2006年には社会福祉法人が30.6%，医療法人が21.1%，営利法人が34.8%となっている．

通所介護（デイサービス）は，介護保険制度の介護判定の結果，「要介護」と認定された高齢者が，老人デイサービスセンターなどを日帰りで訪問し，入浴，排泄，食事などの介護，健康状態の確認，日常生活上の相談・助言，その他機能訓練などのサービスを受けるものである．介護保険制度上では，通所リハビリテーションと並ぶ通所系サービスの1つである．通所介護は，利用する高齢者本人にとっては，要介護の状態になっても在宅生活をできる限り継続するとともに，主に身体的な状況が共通する他の高齢者と交流することで社会的孤立感を解消させ，さらに機能訓練やレクリエーションを通して心身機能を維持させるなどの効果が期待される．多くの通所介護では，専門的な知識や技術を持つ介護職員によってサービスが供給されるため，自宅では介護者の身体的負担が大きいサービスも安心して受けることができ

る．たとえば，入浴がその好例である．物理的なバリアフリーが行き届いた浴室や，浴槽までの移動用リフトを自宅に備えることは容易ではない．また通所介護を利用することは，日常的に介護を担う家族等の介護者にとっては，介護から解放される時間を作ることになり，介護に関わる身体的・精神的負担の軽減に効果的である．短期入所介護（ショートステイ）も同様で，介護期間が長期化する傾向にある現在，介護者にとってこうした福祉サービスを上手に活用しながら，適度にリフレッシュをはかることが望ましい．

グループホームとは，高齢者が1人で日常生活を送ることが難しくなった場合に，数名の入居者と日常生活の介助を行うスタッフとが共同で生活する場所である．認知症高齢者に対応した新しい住まい方の1つといえるだろう．介護保険法上では，「認知症対応型共同生活介護」と呼ばれ，定員は5～9人である．グループホームでは，高齢者はそれぞれの個室を持ち，住み慣れた地域で，かつなじみの人間関係のなかで自分らしい生活が続けられるような工夫がされている．たとえば，小規模で家庭的な雰囲気のなかで落ち着いて生活できるように，施設は民家や利用しなくなった小規模な建物を改築したものが多い．2000年に介護保険制度が施行されてからは，当初約600か所であったグループホームが，2006年には約4,500か所と急増している．

認知症高齢者の尊厳が守られ，落ち着いた生活を送るには，住環境への配慮が欠かせない．高齢期に生活拠点を移すということは，環境の激変に結びつき，高齢者のなかには新しい環境にうまく適応できずにストレスを抱え込む場合もある．そこで，多くのグループホームでは，居室に各自が使い慣れた家具や愛用品が持ち込まれ，自宅での生活の延長になるような配慮がなされている．グループホームは，生活者としての高齢者が，それまでの生き方，習慣，趣味などを継続していく暮らしの場と考えられている．自宅か施設かという限定的な二者択一の発想にはなかった，新しい住まいと住まい方として，近年共同居住の形態が注目されており，グループホームはそれに応える形態の1つといえるだろう．

介護・保健に関連するサービスの供給は，こうした新しい形態の住まいや住まい方に順応した仕組みとして社会的に構築される必要がある．居住条件が劣悪であったり，本人の自己決定権が尊重されないような環境のもとでは，高齢者は尊厳ある生活を送ることはできない．地域医療を担う医師にとっては，これまでみてきたような介護・保健に関連する施設との関わりを持つ機会は少なくない．高齢化が進む地域の施設入所者に対して，医師として接する機会はむしろ増えるだろう．社会のニーズに合わせて変化する施設やサービスについて，医療従事者もまた関心を持って接する必要がある．高齢化に対応した新形態の生活拠点とその住まい方は，サービスの量的確保と質的維持，そして制度に振り回されない人的資源の確保がかなえば，将来的なケア資源として普遍化されていくことになるだろう．

■ 参考文献

1) 中川秀昭・城戸照彦：公衆衛生学，光生館，2006
2) 柳川洋・中村好一：公衆衛生マニュアル2009，南山堂，2009
3) 社会保障入門編集委員会：社会保障入門2008，中央法規出版，2008

（青山泰子）

II 地域医療システム論

10 自治体（都道府県，市町村）

> **Point**
> 1. 地域医療に関する自治体の組織には，地方自治法や地域保健法を根拠とする都道府県庁，市町村役場，保健所，保健センターなどがある．
> 2. 地域医療への自治体の関与は，医療機関の設置運営など直接的な手法，医療計画の策定や医療監視による制御など間接的な手法がある．
> 3. 地域医療は地域全体の健康度向上を目指した活動であるべきで，住民への働きかけはさまざまな手法がある．

A 都道府県の組織

1. 都道府県庁

　地方公共団体は，住民の福祉の増進を図ることを目的とし（地方自治法1条の2），法律や条例に基づく事務を行っている．住民に身近な行政はできる限り地方公共団体にゆだねることとされており（地方自治法1条の2の2項），都道府県の役割としては，広域にわたる事務，市町村に関する連絡調整に関するもの，その規模または性質において一般の市町村が処理することが適当でないと認められるものを処理する（地方自治法2条5項）ことで市町村との役割分担がなされている．

　都道府県庁の構成は，法律で規定されているのは知事（地方自治法139条），知事の補助機関としての副知事（地方自治法161条），会計管理者（地方自治法168条），職員（地方自治法172条）であり，法律上知事が行うとされる事務を知事の名のもとで知事部局の職員が分担して行っていると理解できる．このほか都道府県議会（地方自治法89条），教育委員会，選挙管理委員会，人事委員会，監査委員（地方自治法180条の5）などの知事より独立した権限を有する組織を置くことが規定されている．これらの議会や委員会にも実務を執り行う事務局があり，それぞれに職員が配置されている．職員は地方自治法に規定されるほか，任用（採用や昇任），服務（勤務の指針など），分限（懲戒処分など）といった身分的な事項が地方公務員法やそれに基づく条例などで規定されている．

　都道府県行政では，政策立案である条例の制定や予算の決定などを議会が行い，知事をはじめ職員が政策の執行機関として業務を行う構成であるといえる．政策を実現するためには，職員が直接実施するほか，法律や条例などによる規制や義務化，補助金による助成や課税などの経済的誘導，啓発を主とした行政指導などの手段が用いられる．これらの手段の特徴を，喫煙対策を例に挙げて**表10-1**に示した．また都道府県が行う事務は，法定受託事務とそれ以外の自治事務に区分される（地方自治法2条8，9，10項）．法定受託事務とは，国が本来果たすべき役割にかかわる事務を都道府県や市町村が代行して行うものであり，医師法や食品衛生法など全国共通の水準で行う必要のある技術行政分野で規定されていることが多い．

表 10-1　政策実現のための手段の特徴(喫煙対策を例に)

手段	特徴	方法	例
職員が直接実施	・比較的短期間でできる ・対応に限界がある	事業の企画,実施	・保健所や保健センターで禁煙支援を行う
規制や義務化	・公権力の行使が必要なため,法的根拠が必要	条例の制定など	・受動喫煙防止のために喫煙禁止区域を設定する
経済的誘導	・法律や予算の裏付けが必要	課税,補助金など	・たばこ税の増税 ・受動喫煙防止環境整備や団体などの禁煙の取り組みへの補助金
啓発	・比較的安価にできる ・効果が出るまでに時間がかかる	啓発資料,団体の育成など	・吸い始め防止のための学校教育現場での啓発 ・自助グループの育成

　地域医療への都道府県庁の関与としては,医療計画の策定(医療法30条の4)や計画に基づく医療施設の整備,医療従事者の確保事業のほか,公的医療機関(都道府県立病院など)の設置が挙げられる.医療計画では,医療圏や基準病床数の制定といった量的な規定に加え,がん,脳卒中,糖尿病などの疾病ごと,救急,周産期,小児科など診療分野ごとの医療連携体制の推進といった医療の内容についての規定も求められるようになった(2008年).このほか疾病や診療分野の単位で,施策に合った医療機器や施設の整備,研修など人材育成,情報発信,相談業務などの経費を助成するなどして関与している.

　行政の事務の実際は,通知や契約などの法人としての行為が担当職員により起案され,それが決裁されることにより組織としての意思決定がなされる.意思決定にあたっては,都道府県医療審議会(医療法71条の2)など法律で規定された組織,自主的に組織した各種の協議会や委員会といった専門家や住民の代表を交えた組織の意見を参考にすることも多い.

　都道府県庁の組織は,局-部-課-室-係(担当,チーム)などからなり,法律や事業単位で担当部署や担当者が明確に定められている.これは責任の所在を明確にするという利点がある一方で,縦割りの弊害として部署間の連携の困難さや新しい案件に対応しにくいなどの欠点が指摘されている.

　意思決定では事案(内容,執行額)により決定者(決裁権者という)が異なり(条例や前例で決められる),すべての案件を知事が決定しているわけではない.また事業の実施には多くの場合経費が伴うが,経費は前年度のうちに決定しておく当初予算を執行する.予算は,原則として歳入(地方税収入,手数料等収入,国からの交付金,対象経費が決まっている国庫補助金)の範囲内の歳出とする,単年度で完結し長期計画が立てにくい,総額だけでなく費目(使途)まで決めてあるので計画変更や突発的事項への対応がしにくいなどの特徴がある.

2. 保健所

　地域保健に関する各種の法律による施策が地域で推進されることを目的とした地域保健法を根拠として,都道府県,政令指定都市,中核市,地域保健法施行令(政令)で定める市,東京都特別区が保健所を設置している(地域保健法5条).2008年6月現在,全国に517保健所を数える.保健所の事業は表10-2に示される事項の企画,調整,指導,実施と多種多様であり,「その他地域住民の健康の保持及び増進に関する事項」の規定もあるように,地域での健康問題への対応の総括や新

表10-2　保健所の事業（地域保健法6条）

1. 地域保健に関する思想の普及及び向上に関する事項
2. 人口動態統計その他地域保健に係る統計に関する事項
3. 栄養の改善及び食品衛生に関する事項
4. 住宅，水道，下水道，廃棄物の処理，清掃その他の環境の衛生に関する事項
5. 医事及び薬事に関する事項
6. 保健師に関する事項
7. 公共医療事業の向上及び増進に関する事項
8. 母性及び乳幼児並びに老人の保健に関する事項
9. 歯科保健に関する事項
10. 精神保健に関する事項
11. 治療方法が確立していない疾病その他の特殊の疾病により長期に療養を必要とする者の保健に関する事項
12. エイズ，結核，性病，伝染病その他の疾病の予防に関する事項
13. 衛生上の試験及び検査に関する事項
14. その他地域住民の健康の保持及び増進に関する事項

たに起こる健康問題への対応も期待される．これら技術的な役割を果たすため，保健所には医師である所長のほかさまざまな職種が配置されている（地域保健法施行令4, 5条）．

保健分野でも，住民に身近な行政サービス（たとえば乳幼児健康診査や精神保健相談）の実施主体は県から市町村への委譲が進んでおり，都道府県の設置する保健所は，市町村相互間の連絡調整，市町村への技術的助言，市町村職員の研修や援助の役割（地域保健法8条）が大きくなっている．また保健所の業務に関して，たとえば感染症患者の就業制限（感染症の予防及び感染症の患者に対する医療に関する法律18条），飲食店の営業許可（食品衛生法52条）など人の権利を制限する行為（前記の行為は職業選択の自由を制限している）があるが，権利の制限は法的，技術的な根拠を必要とするために保健所に特異的な業務といえる．

地域医療への保健所の関与としては，法律上は知事が行うとされる保健や医療に関する事務が保健所長に委任され（地域保健法9条），医師免許の申請（医師法施行令3条）や診療所の開設届出（医療法8条）などの受付，医療監視（医療法25条）な

どを保健所が行っている場合が多い．これ以外にも，在宅療養や地域での医療機関連携が進む流れを受け，地域の保健福祉に関する社会資源の把握や連携のコーディネーター的役割が期待されている．

現在の保健所の特徴として，複合型への移行，広域化・専門化が挙げられる．医療，福祉分野の連携の効果や必要性を見込んで福祉事務所と保健所を統合した組織へ改編する（この場合は保健所という名称を用いない場合が多いが，法律上保健所長が行う事務があるので組織内には保健所が存在する），保健所を統廃合し広域化する，まれなケース（感染症，難病，未熟児養育，精神障害者処遇困難事例など）で専門的な対応が必要な事案への対応を強化するなどの動きが全国的にみられる．

また新たな課題としては健康危機管理機能の強化が挙げられる．健康危機とは質的，量的に異常な健康被害（医薬品，食中毒，感染症，飲料水などが原因となりうる）の発生であり，発生時に原因の究明，拡大の防止，再発予防などを目的とした活動や，他の専門機関（地域の医療機関，医師会，研究機関など）との連携を行うことが期待されている．

3. 地方衛生研究所

地方衛生研究所は，国の設置要綱に基づき都道府県や政令指定都市が設置する機関である（地方衛生研究所全国協議会加盟77機関，2008年6月現在）．保健所のような設置の法的根拠はないが，地域保健法による基本指針（地域保健法4条）では，調査研究，試験検査，研修指導，公衆衛生情報の解析・提供の業務で地域の技術的な中核機関として位置付けられている．

主な業務として，人の健康を保護する目的で法律（食品衛生法，環境基本法など）に規定されている衛生や環境の検査（流通している食品，大気や水など環境の検体中に基準を超えた化学物質等が含まれていないかを検査したりするもので，行政

検査という），感染症や食中毒発生時に原因究明を目的とした検査，集団免疫調査や病原体の検索を通じて疾病の流行を予測する感染症流行予測調査などを実施している．感染症に関しては，発生がまれなため民間機関では実施できない（採算がとれない）感染症の検査の実施，広域・大規模発生時に全国の地方衛生研究所や国の専門機関とのネットワークを生かした原因究明のための検査（原因の病原体の特定にとどまらず，遺伝子学的に同定すれば，複数の発生事例が同一の原因かどうかを推測することが可能である）などが特徴的な業務である．

4. その他の関係組織

地域医療に関係する都道府県の組織として，教育委員会（県立学校の学校保健に関する業務も行う），精神保健福祉センター（精神保健及び精神障害者福祉に関する法律6条），児童相談所（児童福祉法12条），健康科学センターなどがある．

B 市町村の組織

1. 市町村役場

市町村は基礎的な地方公共団体とされ（地方自治法2条），住民に身近な行政を行うこととされている．首長や議会といった組織，予算をはじめとした行政の手法は普通地方公共団体として都道府県に準じたものとなっている．

保健医療に関して市町村役場に特異的な組織として，国民健康保険や介護保険の担当課が挙げられる．市町村と東京都特別区は，国民健康保険の保険者（国民健康保険法3条，これにより1961年に国民皆保険が達成された）および介護保険の保険者（介護保険法3条，2000年から）となっている．国民健康保険の担当課では保険診療の給付事務を行うほか，被保険者を対象とした保健事業を実施している場合もある．2008年からは特定健康診査（いわゆるメタボリック症候群健診）や特定

表10-3　市町村が行う主な保健事業

根拠法令	特徴
健康増進法	・歯周疾患検診 ・骨粗鬆症検診 ・がん検診
高齢者の医療の確保に関する法律	・特定健康診査 ・特定保健指導
予防接種法	・予防接種
学校保健法	・健康診断 ・学校医
母子保健法	・1歳6か月児健康診査 ・3歳児健康診査

＊医師や医療機関が関わる事業を示した

保健指導を保険者が行うこととなり（高齢者の医療の確保に関する法律20条および24条），従来の住民サービスとしての健康診査や保健指導に加えて，健康，長寿，医療費の伸びの抑制などを目的とした特定健康診査等実施計画（高齢者の医療の確保に関する法律19条）に基づき保険者が被保険者に対して行う健康診査の実施者の役割を担うこととなった．

地域医療への市町村の関与としては医療機関の設置が挙げられる．設置の形態は公的医療機関（市町村立病院など）のほか，国民健康保険直営の医療機関（国保診療所や国保病院）がある．市町村は住民に身近な行政サービスを実施していることもあり，医療と連携した保健事業も多く，主なものを表10-3に示した．

2. 市町村保健センター

住民に対し健康相談，保健指導，健康診査などの事業を行うことを目的として，市町村により保健センターが設置されている（地域保健法18条）．法律上は必置ではないが，全国で2,710か所設置されている（2007年，厚生労働省健康局総務課地域保健室調べ）．住民への直接サービス提供の場であることが多く，福祉施設などとの複合型施設として整備される場合も多い．

表10-4 地域におけるヘルスプロモーションの活動（循環器疾患予防を例に）

働きかけの視点	区分	活動の例
理念	ハイリスク・アプローチ	・定期的な健康診査・保健指導（自助） ・禁煙のための情報提供（自助） ・生活習慣改善（食事，運動，禁煙）のための仲間づくり（共助）
理念	ポピュレーション・アプローチ	・定期的な健康診査（自助） ・喫煙の健康影響の情報提供（自助） ・ボランティアによる生活習慣改善（食事，運動，禁煙）の工夫のための情報提供（自助，共助） ・運動習慣実践のための環境整備（施設やウォーキングしやすい道路の整備など）（公助）
対象	年代別に	・児童・生徒に対するたばこの吸い始め予防を目的とした啓発（自助） ・働き盛りの年代を対象とした，生活のなかに運動習慣を取り入れるための啓発（自助，共助）
対象	保険種別に	・保険者による特定健康診査・特定保健指導の実施（自助） ・職場や地域（国民健康保険被保険者）での健康教育の実施（自助）
対象	地域別に	・脳卒中や心臓病の初期症状，救急救命法，救急受診の方法の啓発（自助，共助） ・「健康まつり」など啓発の機会の増加（共助） ・受動喫煙防止のための環境づくり（禁煙の場所や施設を増やすなど）（共助，公助）
行政手法	直接	・保健センターで禁煙支援を実施 ・役所の職員が健康教育を実施
行政手法	委託	・特定健康診査を医療機関や検診機関に委託して実施
行政手法	連携	・地域保健と職域保健での健康教育の共同実施
行政手法	啓発，育成	・住民組織への研修

3. その他の関係組織

地域医療に関係する市町村の組織としては教育委員会があり，市町村立学校の学校保健に関する業務を行うほか，公民館（教育委員会の所管である）も生涯学習として健康教育を実施する場合がある．また，救急搬送に関わる消防事務も市町村の業務（複数の市町村で一部事務組合を作って行う場合もある）とされている（消防組織法7条および31条）．

C これからの地域医療と自治体の関わり

平均寿命の延長，生活習慣病の増加といった疾病構造の変化，少子高齢社会の進行や社会構造改革の必要性といった変化のなかで，地域医療や地域保健に対する自治体の関わりも必然的に変化している．地域医療は地域全体の健康度の向上を目的とした活動でなければならず，医療や福祉分野のニーズも拡大する傾向にある．その一方で財源や社会資源（医療機関や専門職など）は有限であり，行政施策や地域医療活動の実践にあたっては，根拠（エビデンス）に基づく優先度の検討，プログラムの評価，効率化の努力などが求められて

いる.

　日本語で「健康増進」と訳される「ヘルスプロモーション」の定義は「人々が自らの健康をコントロールし，改善することができるようにするプロセス」（オタワ憲章，WHO，1986）とされ，この概念に基づいた活動がわが国でも普及してきている．地域全体の健康度向上を目指した働きかけは，その主体により自助（自ら主体的に行う），共助（コミュニティなどで協力して行う），公助（公的機関により行う）と整理して考えられる．表10-4（p67）に，健康寿命の延伸を目指した生活習慣病予防のうち，メタボリック症候群予防や喫煙対策による循環器疾患予防を例として示した.

　医師をはじめとした地域医療の専門職の立場で考えると，地域全体の健康度向上を目的とした働きかけの対象は，住民（患者や健康教室の参加者など），専門家（連携する他機関の専門職，研修参加者など），地域の社会資源（他の医療機関や福祉施設，住民組織など）などが考えられる．健康づくりの支援として，住民に対しては医療の提供だけでなく，保健指導や健康教育などによる自己決定や自己管理の能力向上や支援，専門家に対してはリーダーとしての指導や教育を通じた関係者の資質向上，地域の社会資源に対しては研修や連携を通じた関係機関の資質向上，住民組織の活性化などの役割が期待されている．

（渡辺晃紀）

---

column　華岡青洲 ── 医学の発展に貢献した地域医師（2/4）

（p14より）

　華岡青洲は紀伊国西野山村平山（現在の和歌山県紀の川市）に代々続く開業医の息子として生まれた．22歳から25歳まで京都に遊学し，当時の日本の主流であった漢方医学の内科と，まだ新興医学であったオランダ医学の外科の双方を学んだ．その学問に対する意欲と吸収力は常軌を逸するもので，古今東西を問わず手に入るあらゆる医学書を読破，これに精通し，珍しい技術を持つ医者ありと聞けば，どんな遠方であっても訪問し教えを乞うたといわれている．学友や師匠はこの類いまれな学究心を持った医師が田舎で朽ち果ててしまうのを大変惜しみ，青洲を京に引きとめようとしたが，3年の就学期間が終わると故郷に戻り，その後田舎の一開業医として一生を地域医療に捧げた．

　当時のオランダ医学における外科はまだ技術レベルが低く，せいぜい腫れ物の切開をしたり小さな刀傷を縫ったりする程度のものであった．手術技術の発達を阻んでいたのは手術に伴う痛みの存在であった．青洲はこの問題を解決する無痛手術の開発に心血を注いだ．野山を歩き回り薬草を集め，野良犬を使って実験を繰り返し，自ら実験台を志願した妻を使って，曼陀羅華（チョウセンアサガオ），草烏頭（トリカブト）などを主成分とする全身麻酔薬の開発に成功する．現在では，この麻酔薬の効果は，曼陀羅華に多く含まれるアトロピン，スコポラミン，アコニチンなどによる急性中毒症状と考えられている．

（p81につづく）

（松本正俊）

II 地域医療システム論

11 NPO

Point

1. NPO(Non Profit Organization)は営利を目的とせず，社会貢献活動や慈善活動を行う団体の総称である．
2. NPOは，福祉，教育・文化，まちづくり，環境などさまざまな分野で行政との協働が期待されている．
3. 地域医療では，NPO活動はヘルスプロモーションの共助の活動である．

A NPOとは

地域には国・都道府県・市町村などの行政機関，営利活動を行う企業，営利を目的とせず公益に関する事業を行う公益法人（社団法人や財団法人）などのほか，NPO(Non Profit Organization；特定非営利活動団体)と総称される団体が存在する．

NPOは営利を目的とせず，福祉，教育・文化，まちづくり，環境，国際協力など特定の分野，目的で活動する．わが国では，1995年の阪神・淡路大震災のころよりボランティア活動が社会的に認知され，1998年に特定非営利活動の健全な発展を促すことを目的とした特定非営利活動促進法が施行された．それにより法人格が付与された団体（特定非営利活動法人，通称NPO法人，法人であれば契約行為なども個人でなく団体として行うことができ活動しやすくなる）も存在する．2008年6月までに34,941法人が認証されており，そのうち「保健，医療または福祉の増進を図る活動」とするのが20,307法人（58％）である（内閣府国民生活局）．

地域医療に関しては，ヘルスプロモーションの概念で自助，共助，公助のうちの共助の部分を担う活動であると理解できる．ヘルスプロモーションの概念の普及や近年の自治体の厳しい財政状況も反映して，NPOは医療や福祉をはじめ教育，文化，まちづくり，環境などさまざまな分野で行政との協働（複数の主体が，まちづくりなど何らかの目標を共有し，ともに力を合わせて活動すること）が期待されている．

NPOの特徴は，不特定多数の者の利益を実現することを目的として事業を行うとされる公益法人（民法34条）と異なり，活動の分野や働きかける対象が特定されていることであり，またその部分では自主的・主体的な活動が期待できることである．その一方で経済的な基盤が脆弱（収益は上げても構わないが，これを特定の人に分配してはいけない）であることが指摘されている．

B 地域医療におけるNPO活動の例

地域医療におけるNPOの活動の一例として，千葉県や兵庫県での公立病院の医療を守るための住民活動を挙げる．

医師法改正により2004年から新臨床研修医制度（診療を行う医師の臨床研修の必修化，スーパーローテートでの研修プログラムやマッチング

の導入)が始まり，その頃から，大学の医局への入局者数の減少，それによる大学の医局から地方の病院への派遣者数の減少を主な理由として，とくに地方で「医療崩壊」が指摘されるようになった．これは人員の減少により病院の診療機能が休廃止される事態などであり，高次機能病院への軽症者の受診，休日・夜間帯での軽症者の受診，受診者の権利意識の変化なども加わって，残った医師が精神的・肉体的な負担の増加に耐えられず退職してさらに人員が減少するといった悪循環も各地でみられるようになった．

　紹介する住民活動は，いずれも公立病院が地域で唯一の基幹病院として機能しており，「医療崩壊」の影響を大きく受ける地域での活動である．病院の医師の減少や診療機能の縮小に危機感をもった住民らによって，千葉県では2005年12月に，兵庫県では2007年4月に会が発足し活動を開始している(p155)．住民は医療サービスの受益者であり対価としての医療費や税(公立病院なので)の負担をしているわけであるが，「当然サービスを受ける」という考えでなく，「地域の社会資源である医療機関や医師を適切に使い，維持する」という考えに立ち，節度ある受診の呼びかけ(コンビニ受診の戒め，健康づくりは自分が主体であることなど)やそのための知識(緊急性の判断など)の啓発などの活動をしている．

　地域医療が目指すべき地域の健康度の向上は，単に医療などのサービス供給側の活動や努力だけで達成できるものではない．効果的な地域保健活動のためには，住民が主体となる活動も必要であり，NPOという形態での活動は有用であるといえる．

(渡辺晃紀)

column　葛根湯医とは

　葛根湯という言葉をご存知だろうか．落語でどんな病気にも葛根湯を出す医者の噺があるせいか，「葛根湯医＝藪医者」というイメージが流布しているかもしれないが，実は葛根湯医は地域医師の理想像でもあるのだ．

　現在，天然の葛粉は高価であるが，江戸時代には安価で容易に手に入る和漢方薬の代表であった．当時のほとんどの庶民は経済的に恵まれていなかったので，どんな病気に対しても葛根などの安い薬しか使えなかった．そのような庶民を診る市井の医師を「葛根湯医」というのだが，単に薬を手渡すだけでなく，一緒に養生の仕方や悪化を防ぐ予防法の話をするのも大事な仕事であった．元来の治癒力のためか，高貴薬を投与しなくても結構な治癒率だったそうで，庶民も頼りにし，ありがたがったという．患家の幸福を自らの喜びとしている点でまさに仁術であり，現在でも地域医療に挺身する多くの医師が患者さんの喜ぶ姿をやりがいとしている．先端技術が大切なことは否定しないが，社会の成熟とともに国民の健康に近接したより効果的なサービス提供も重要になっており，それらに携わる人々への評価は一層高まりつつある．葛根湯医の精神と心意気に再度学ぶ時代がきているともいえよう．

(坂本敦司)

II ■ 地域医療システム論

12 外来診療

Point

1. 医師は「よき隣人」たるべし.
2. (医療的)マネジメントには当事者感覚, つまり熱意が必要である.
3. 「習いつつ慣れよ」. 勉強は医師になってからこそ重要であり, 知識の更新がないと, 地域住民を不幸にしかねない.
4. 連携は顔の見える関係が基本である.

A 窓口としての外来診療

　地域医療をシステムとして捉える時, その目的は大きく2つに分けて考えられる.

①「地域に生きる人」の日常性を維持する
②「地域に生きる人」の非日常的事態に備える

　地域における診療機関が果たす機能は, 地域住民の置かれている現在の立場や環境に沿って(横断的), また住民の一生の時間軸に沿って(縦断的), 上記2点の目的を果たすために, シームレスに稼働することが望まれる.

　なかでも住民が,「患者」として医療従事者の目の前に現れたときは, 外来, 入院または在宅医療という形で, 医療が提供されることになる. 本項ではそのなかの「外来診療」を俯瞰するが, ひとことでいうと, 外来診療とは窓口と連携のマネジメント, そして実診療がその主たる機能である.

　冒頭の目的に沿って考えると, ①については, 自身の健康をチェックし維持するために施行する健康診断や精密検査, 生活習慣病のコントロール, 手術後のフォローなどが行われる場であり, ②については, 体に起きた異変の原因を突き止め, それが解決されるように, 適切な治療の場を提案し(入院, 在宅医療, 転院など), 可能な場合には外来診療で治療を完結(投薬, 注射, 輸液, 手術)し得る場である. そういうなかで, しばしば家族の介護や子弟の不登校やDV(domestic violence)など, 患者自身の健康以外の問題の相談を引き受け, その解決のために適切な他の職種につなぐことも, 外来という場の大きな機能である.

　そういう際の外来における医師の活動は, 当然のことながら臓器別専門医的な視点でなく, 総合医としての全科的視点で, また身体・心理・社会的な各レベルを意識して, 家族機能や, 職域での状況や, 社会資源の利用状況にも気を配り, 1人の人間としての生き方や死生観を尊重しようと努めて診療することが中心となる. よく知っている人が健康上の問題を抱えて来院したときにどのように振る舞うかというと, その人の生き方やスタンスを尊重し, 生活をなるべく阻害しない形で健康問題を解決しようとするだろう(p185). つまり地域での外来診療における医師の態度は「広義の家族」や「よき隣人」としての態度になる.

　つまり, 地域医療における「外来」は健康上の専門知識や技能を有する医師が「よき隣人」として, 身体の問題を中心にあらゆる形の相談を受ける「総合相談窓口」である, ということができる.

B 連携のマネジメントとしての外来診療

外来診療は「窓口」であるがゆえに，（同一施設内の）他部門，他施設，他機関，他職種との連携や協働が大きな要素を占める．その際，総合医は医療における「連携」の調整役（マネジャー）になる必要がある．そしてそのマネジメントは「かかりつけ医機能」の重要な機能の一部分である．以下にその具体的「連携」もしくは「協働」について述べる．

1. 他科連携，病診連携，診診連携，病病連携，救急隊

医師の持つ専門性，または医師の勤める施設（診療所，地域小病院，総合病院）によって違いはあるが，1人の患者の訴えを総合的に聞き，患者の持つ問題を層別化し，そのなかの医療的問題について，以下のような対処を行うことが大切である．

①自らの医療機関でフォローもしくは治療を行う
②疾病の種類によっては他科の医師に紹介するか，またもっと高次の病院での精密検査や手術などの決定的治療につなげる
③ある場合には他の診療機関でマネジャーとして機能する医師の采配に従い，専門医（スペシャリスト）として機能する

最後の例は，かかりつけ医の依頼に従い，消化器内科を専門とする医師が寝たきりの高齢者に胃瘻を造設するなどの場合である．患者を他医へ紹介する際には，「この患者のこの問題に対してどの病院のどの診療科が適切な相談先であるか？」を隣人として誠実に考え，またその患者が他の医療機関を受診して本人の生き方に沿わない治療を選択することにならないように，紹介先への文書や連絡にはとくに配慮する必要がある．特別な疾患のフォローにあたっては，重層的に連携する例もあり，パーキンソン病などの神経難病において

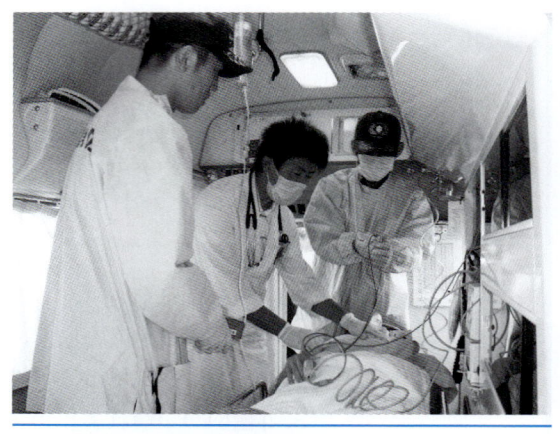

図1　自院から他院への救急搬送
心筋梗塞，脳血管障害など，専門的医療を要する患者は，診断がつき次第，地域小病院から高度医療が可能な病院に搬送する必要がある．救急車で来院した患者をダイレクトに転送することもある．救急隊との連携は地域医療の要である．

は，大学病院の神経内科などを数か月に一度受診して主要な指示を受けつつ，自院に月に一度通院して日常の健康管理を受け持ったりするようなことがありうる．

非日常への備えのなかで非常に重要なのは救急隊との連携である（図1）．救急隊に運び込まれた患者を，正確な判断により自施設で取り扱うか，他院に転送するかは総合医の実力が試されるところであり，当然 ACLS（Advanced Cardiovascular Life Support；二次心肺蘇生法），JPTEC（Japan Prehospital Trauma Evaluation and Care；外傷病院前救護ガイドライン），JATEC（Japan Advanced Trauma Evaluation and Care；外傷初期診療ガイドライン）のスキルが要求される．医師自身の経験が多くない場合もあるので，訓練を積んだ救急救命士は診療現場でも重要なパートナーとなる．自施設の外来患者を専門医療のために後方搬送する場合にも救急隊の力を借りるし，もちろん災害や，地域におけるスポーツ大会の開催時などにおいても，「救急隊との連携」は「非日常への備え」の要である．別の視点でいえば，自身がフォローする慢性疾患患者の救急搬送の経験は，自身の診療やスタンスを見直し，同様な患者

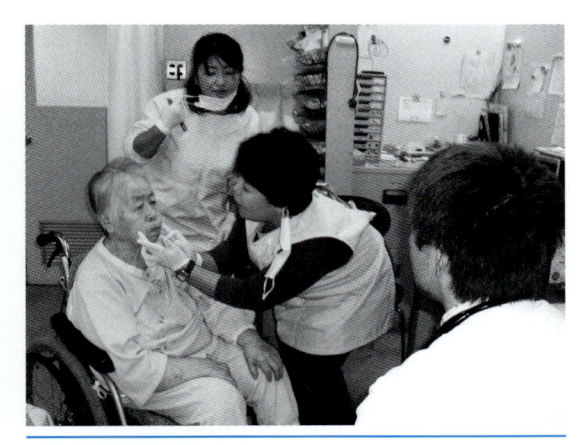

図2　病院や在宅で活動する歯科衛生士との打ち合わせ場面

病院や在宅で訪問による口腔ケアを行う歯科衛生士と，患者の状態について話し合っている場面．口腔ケアによる口腔機能の向上が誤嚥性肺炎や摂食嚥下障害の予防に効果を発揮する．歯科衛生士の訪問には歯科医師の指示が必要であり，医科と歯科の密接な連携が患者のQOLを上げる．

の出現への備えとなる．

2. 歯科医師，歯科衛生士

意外と不十分なのが歯科との連携である．歯周病は生活習慣病であり，医科での投薬が歯科処置に影響を与える場合もあり，歯科の観血的処置は重篤な感染症につながる危険もある．また寝たきりの高齢者においてはとくに誤嚥性肺炎の予防や，摂食嚥下障害に対しても口腔ケアの有用性が確立しており，歯科医師のみならず歯科衛生士も患者をめぐるチームの重要な一員である(図2)．

3. 看護師，薬剤師

医師の日々の診療活動になくてはならないものは，看護と投薬である．看護は医師の行う医療活動とは本来別の，もっと扱う範囲の広い活動であるが，現行の日本の医療のなかでは医師の医療活動を具体的に実施するためには看護師の協力が不可欠である．外来の看護師をよきパートナーとして，入院先の病棟の看護師と，在宅医療においては訪問看護師と，デイサービスやショートステイなどの看護師としばしば連絡をとり，医師の方針が統一できるように努力する．

また薬剤師に関しては，自院に薬剤師がいる場合には調剤のほかに処方の相談をすることもあるし，いない場合には院外の保険薬局に院外処方箋を発行する(医薬分業，p50)．また，在宅医療においては薬の宅配や「訪問薬剤管理指導」を通じて在宅ケアチームの重要な一員として機能する．現在のように，1人の患者が複数の診療科(その多くは異なる医療機関)を受診することが多い状況では(とくにその傾向は都市部で強い)，かかりつけ薬剤師の重要性が高まっている．

4. 管理栄養士，リハビリテーション各職種

糖尿病や慢性腎疾患，肝疾患，また摂食嚥下障害などの管理に際し，医師が病院に勤務している場合には自院の管理栄養士(または栄養士)に栄養指導などを依頼する場合がある．在宅の患者で，とくに要介護状態である場合には，ショートステイ先やデイサービスの栄養士と方針をそろえる必要が生じることもあり，時には介護保険を利用した「訪問栄養食事指導」を依頼することもある．施設資源の少ない地域では，市町村の管理栄養士や保健所の管理栄養士が，この任を担うことも多い．

若年障害者においても，高齢の要介護者においても，病院や施設(デイケア)もしくは在宅で行われるリハビリテーションは非常に重要なサービスである．利用する制度(医療保険か介護保険か，障害者自立支援法によるか)とサービス提供基盤との関係はやや複雑だが，理学療法士(PT)，作業療法士(OT)，言語聴覚士(ST)などの職種も医師の指示を要し，直接の連携が必要となる(p146)．医師サイドに具体的な訓練内容がわかっていない場合もあり，医師の勉強を要する分野である．

5. 介護関連施設や関連部門

これに関しては本書第16章(p98)で詳述されているので，本章では具体的記述は割愛するが，特筆すべきことはケアマネジメントに専門家(介

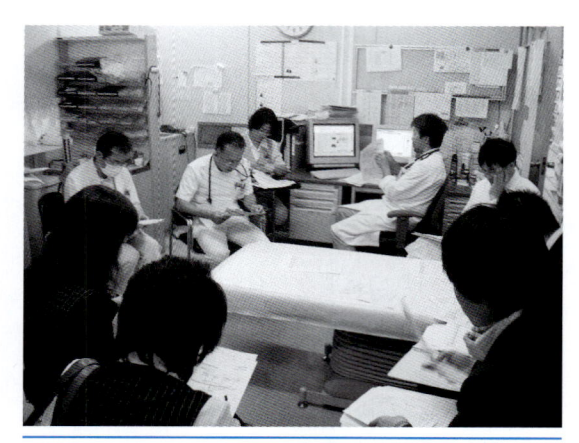

図3 介護保険利用者に対する多職種・多施設カンファランス
病院での介護保険利用者について，病院内多職種と他施設のケアマネジャー，訪問看護師を含めて，月1回で開催しているカンファランスの場面．顔が見えて率直な意見を言い合える関係が，患者本位の連携を生む．

護支援専門員：ケアマネジャー）が配置されることである．医療のマネジャーである総合医とは当然密接な連携が必要とされる（図3）．もちろんこのシステムの最前線基地となる地域包括支援センターの職員（保健師など）とも，介護保険申請前後，また要支援レベルの要介護者において直接の連携が必要となる．

6. 保健師など

介護保険法に基づく要介護者における連携はケアマネジャーを軸に行われ，それらの対象者への福祉的対応は介護保険を補完する形になっているが，若年障害者においては，「障害者自立支援法」が基盤になっており，市町村の福祉担当部署と関連事業者（デイサービス，ショートステイ，ホームヘルプ，療養介護，生活介護，ケアホームなど）が連携の対象となる．

また「格差社会」時代を迎え，改めて生活困窮者世帯への対応が重要視されているが，この場合は市町村の福祉担当者との密接な連携が必要となる．

精神障害者については自立支援法によるサービスが基本ながら，アルコールや薬物依存関連など，もっと幅広い支援や助言が必要となることが多く，保健所の精神保健相談員や都道府県の精神保健センターの力や専門病院の医師とも連携が必要となる．

乳幼児健診に関わる総合医は，さまざまな障害を持つ小児や，または発達障害が疑われる小児に早期に関わる可能性がある．専門病院の医師などにフォローされるケースも含めて，市町村保健師とともに養育全体の相談に乗る場合もあるだろう．また就学前の歯科を含む他科への相談，栄養相談，心理相談にも具体的に関わる場合がある．地域の医師にとっては非常にまれな疾患であるケースもあるが，最も相談に乗りやすい身近な医師として機能することが大切である．やがて子どもが育ち，学校を卒業した後に別の形で支援を必要としていく場合もありうる．こういう支援もしばしば外来通院の形をとって行われる．

学校に通う子どもたちの場合，学校の教員や養護教諭との連携はとくに重要である．子どもと親の双方の立場や思いのなかで，個人の尊厳を尊重していくことや，専門家への照会の難しさを感じる場合もある．

職域保健においては，職場との関係は時に難しいものもあるが，外来診療医としては患者個人を守る形で機能することが多い．患者個人の意思をよく確認した上で，職場の上司や健康管理担当者などと連携する場合がある．産業医の委嘱を受けている場合は，事業者（あるいは安全衛生管理者，労務担当者）に対しては相談役となり，患者（労働者）には適切な助言者となって，中立の立場で双方の信頼を得るように活動することが求められよう．

地域の外来診療現場で小児や高齢者の虐待や，DV（domestic violence）を疑わせるケースに出会うことがある．小児の虐待については，児童虐待防止法により通告義務があるが，それ以外でも，個人情報の保護に配慮しつつ，被害者の人権保護のために普段の診療の枠を越えて，市町村保健師や警察などと連携しなければならなくなる場合も

ある．ちょっとした躊躇が後悔につながることもあり，タイミングを逃さずダイナミックに動くことも時に必要である．さらに不幸な「自殺の検死」などの依頼を受けることもある．やりきれない思いも強いが，地域や家族の問題が不幸な結末を招いた場合もあり，事後の対応が大切になる．

地域においては，すべてのヘルスケアシステムに，市町村の保健師の関わりが深い．保健師は数少ない「依頼されなくても動ける」職種であるからである．地域における仕事は行政との良好な関係がなければ非常にやりにくいものとなることを心に念じ，何かにつけて保健師とはよく連絡をとり合うことが重要である．

（古屋　聡）

---

column　生活習慣病

医学の領域で使われる言葉に違和感を抱くことがある．その理由を考えてみると現在の医学，医療の持つ問題点に気がつく．たとえば，成人病または老年病のことを日本では「生活習慣病」というが，考えようによってはまるで自分の選び取った生活習慣のために病気が起こっていると責められているニュアンスがないだろうか．

疾病の罹患に際し，自己責任を過剰に問うような言葉は，文脈にもよるが，地域医療に携わる医師は慎重に使うべきだろう．

公衆衛生学はじめ医学は，疾病の原因は1つか2つに特定するのでなく，複合的な要因の関与によることを教えており，その寄与の度合いをいろいろな指標で表現してきた．単純化と法則化は科学の1つの方向性ではあるが，複雑なものを複雑なままとらえることに挑戦してきたのもまた科学である．

また，医師は，困っている人，病んでいる人，弱い立場の人を差別しないで受け入れ，保護し，治療することを誇りとしている職業である．大酒飲みが電柱にぶつかった頭部裂傷でも，やせがまんの霜焼けでも周囲を顧みないわがままな自殺企図でも，等しく治療するのが医師の倫理というものだ．「生活習慣」が原因である病気があることはわかる．しかし，「生活習慣病」のレッテルを貼るとき，医師のなかに「一生懸命やりますけど，あなたが自分で生活習慣を何とかしてくれないと，治るものも治りません」と，一歩引いた姿勢が見えてしまうのである．医師に叱られたと感じる人もいるかもしれない．

生活習慣は，地域の文化や社会経済によって規定されている．それはおいそれとは変えられず，変えるとすると一緒によいものまで失ってしまうかもしれない．生活習慣病と命名することによって，個人だけでなく，家族や地域や職場のあり方まで考えるきっかけになれば，それはそれで意義あることである．

地域医療の現場に立って考えると，ありふれた言葉1つとっても多様な視点から考えることができる．

（三瀬順一）

II 地域医療システム論

13 入院診療

Point
1. 病院は医療提供体制のなかで，入院機能を中心にした役割を担っている．
2. 病院は今後一層，他の地域の医療機関等との連携を深めるための工夫が求められている．
3. 病院はチーム医療や地域連携を促進するためのマネジメント手法を採用している．

A 病院が入院機能を発揮する地域連携

1. 地域の病院に求められる入院機能とは

住民に身近な医療サービスには「一次医療」および「二次医療」がある．一次医療は診療所が中心となり，比較的軽度な病気や慢性的な病気の治療，必要に応じて病院紹介などを行うものである．二次医療は病院が中心となり，比較的専門性の高い外来医療や一般的な入院医療などを提供するものである（第8章 p46参照）．

この二次医療の完結を目標とする区域を「二次医療圏」と呼んでいる．地理的条件，人口分布，交通事情，通勤圏等に基づく日常生活圏と重なる概念であり，保健・医療分野において「地域」と呼ぶ場合には，二次医療圏を指すことが多い．

二次医療で対応できない疾患などについては，特定機能病院などにおいて大規模なチーム医療や特殊な医療機器・設備などにより提供される「三次医療」にゆだねられるのが医療提供体制の基本である．

2. 地域における医療連携

地域医療においては，住民に身近な医療を診療所が担い，必要に応じて診療所からの紹介によって病院が入院医療などを提供し，検査・診断・治療を終えたら，診療所に引き続きフォローアップをお願いするというのが標準的な姿であり，「病診連携」の典型である．

一方，病院が提供する入院医療は一様ではなく，患者の病態などに応じて，急性期・亜急性期・回復期・慢性期・終末期の入院医療を提供する必要がある．急性期医療を提供する病院であれば，亜急性期の病院と連携する必要があり，医療の機能分化が進むなかで，疾患のステージに応じた「病病連携」が重要な意味を持つ．もちろん，自院にない診療機能を他の病院へ求める連携も活発である．

3. 保健・福祉サービスとの連携

病院で必要な医療を終え，退院となった患者，とくに高齢者の場合は，引き続き通院・訪問診療などによる医療サービスを提供しつつ，訪問介護，通所リハビリテーション，短期入所生活介護などの居宅サービスや，老人保健施設や特別養護

老人ホームなどの施設サービスを必要とするケースが多い．医療保険と介護保険によるサービスを同時に提供するためには，各種サービス間の調整と連携が必須となる．しかも，地方では過疎化，高齢化により限界集落（65歳以上の人口が50％以上）や集落崩壊の危機にさらされる地域が増加しつつある．交通手段が十分に確保されておらず，自家用車の運転もままならない独居の高齢者や高齢者世帯に対しては，日頃から地域に密着している市町村の保健師や介護・福祉関係者と連携を密にし，高齢者の急変時，緊急入院に円滑に対応できる体制を整えておくべきである．

4. 行政との連携

a. 市町村との連携

「基礎自治体」として住民の福祉の増進をはかることを基本とする市町村にとって，地域医療の確保・充実は最重要課題の1つである．住民に密着した行政サービスを提供するためには，病院関係者の協力が欠かせない．

地域の救急医療体制については，在宅当番医への国庫補助が2004年度から，病院群輪番制など病院に対する国庫補助が2005年度から一般財源化されたため，病院が担う病院群輪番制など二次救急医療についても市町村の事業として実施されている．

市町村が策定する地域福祉計画，介護保険事業計画，保健計画など各種計画においても，直接，間接に病院の関与が求められており，協力が必要不可欠である．

このように，市町村が提供する地方行政サービスと病院の役割は不可分の関係にある．電気，水道，ガス，通信といったライフラインと同様，災害などによって二次救急や入院の機能などが損なわれた場合，地域に与える影響が甚大であるからである．

b. 都道府県との連携

国が示す方針に基づき，都道府県は「医療計画」を策定している．1985年12月の第一次医療法改正で制度化された医療計画は，二次医療圏ごとに基準病床数を定め，病院の乱立を防ぎ，地域の病床数の総量を管理することが目的であった．

2006年6月の第五次医療法改正では，医療計画の内容が大幅に見直され，都道府県は従来の病床規制に加えて，圏域ごとに4疾病（がん，脳卒中，急性心筋梗塞，糖尿病）・5事業（救急医療，災害時における医療，へき地の医療，周産期医療，小児医療）に関する個別の医療機関名や医療連携体制を明らかにすることが求められている．この改正に基づき，都道府県が見直した医療計画が2008年4月，全国一斉にスタートした．病院は，診療所などとともに，医療計画上で地域に対する公の役割を明記され，適切な分化と連携により，切れ目のない医療を受けられるよう医療連携体制を構築することが目標とされた．住民に対して，まさに医療の「タウンページ」のような機能を都道府県が公開したことになる．

医療計画はここ20年間，主として病床に対する「数量の規制」であったが，今回の見直しで医療機能・連携面など「質の管理」に大きく舵を切った．個々の病院は，地域からどのような入院機能などが求められ，どのような役割を果たすべきなのか，行政や地域の医療機関などと密接に連携しながら，役割と機能の明確化を急ぐ必要がある．

B 病院が地域連携を推進する際に必要な技能や知識

1. 病院における地域連携室の機能と意義

地域連携室とは，自院が地域の医療機関，保健・福祉施設などと連携する際の窓口であり，地域医療連携室あるいは病診連携室とも呼ばれている．

医学・医療の進歩に伴い，医療技術はますます高度化・専門化してきており，1人の医師，1か所の医療機関ですべての医療サービスを提供する

ことが財源，効率性の面からも困難になっている．苦手な患者や疾患まで抱え込むといった，かつての施設完結型ではなく，各医療機関が地域で果たすべき役割・機能と責任を明確にし，一致協力して，地域全体で必要なサービスを提供していく地域完結型が現在の医療の姿である．病院が地域の社会資本としての責務を全うするために，地域連携室が設置されているのである．地域の医療機関からファクスなどで患者の紹介を受けたら，その場で速やかに受診予約を行い，紹介元へ受診日時や留意事項などを返信する．当日，紹介患者が来院したら，優先的に受診できるようにするなど患者へのメリットを明らかにする．同時に紹介元へ患者が来院した旨を報告する．入院となった場合は紹介元へその旨を連絡し，退院時にも連絡を入れ，紹介元へ逆紹介する．これが一般的な連携室の日常である．

医療機関は利用者保護の観点から長年，医療法で厳しく広告が規制されてきたため，顧客である患者や地域住民，他の医療機関等との情報の発信や受信が苦手な面があった．しかし，地域連携室の活動自体はまさに病院の広報活動の一環であり，医療機関などを訪問したり，アンケートを実施したりするなど自院に対する評価を聴き，その後の活動にも反映させている．その意味で，地域連携室のスタッフには，医療の専門知識だけでなく，CS（customer satisfaction；顧客満足）などのサービス理論，マーケティング，広報の知識，渉外交渉力などが求められている．

2. 病院における医療福祉相談室の機能と意義

患者や家族が抱える経済的・心理的・社会的問題は，個人の生活と傷病の状況などによって異なり，社会復帰や医療費の窓口負担，在宅療養となる際の介護の問題，転院・転所先の見通しなど多岐にわたる．問題に直面した患者への相談・援助は医療機関が備えるべき重要な機能である．

医療福祉相談室のスタッフとして中心的な役割を担うのが医療ソーシャルワーカー（MSW）である．社会福祉の専門的な知識と技術に基づき，これらの諸問題を予測し，患者や家族からの相談に応じ，解決，調整に必要な援助を行う．患者や家族の個人的な事情に深く関わる業務であるので，患者の立場や権利を尊重するという基本姿勢が重要であり，プライバシーに配慮した対応が求められる．

「連携」や「協働」が現在の医療のキーワードとはいえ，患者には急性期，亜急性期，回復期と病態が変わるごとに転院しなければならない大変な手間や負担が生じる．病気になったら，以前のように，「治るまで同じ病院に入院して治療を受ける」ということが当たり前ではなくなり，このことが潜在的に不満や不安を募らせている．患者や家族が期待する連携は，医療提供サイドの思惑と必ずしも一致していない．医療機関同士の連携が順調であっても，患者や家族の意向をおろそかにしたり，納得が得られていなかったりするのではまったく意味がない．

医療・介護の両保険制度ともに複雑化し，しかもサービスを利用するにはさまざまな制限がある．制度設計通りのレールに乗り，受診できる利用者には対応できるが，そうでないケースはこぼれ落ちていくというのでは，患者を中心にした本来の連携とはいえない．平均在院日数が短縮され，退院調整が先鋭化している病院においてこそ，患者の1人ひとりに懇切丁寧に対応する相談・援助機能が発揮されなければならない．

3. カンファレンスが生み出すチーム医療

カンファレンスとは，医師，看護師，薬剤師，臨床検査技師，理学療法士，管理栄養士などが組織の枠組みを超えたチームで，1人の患者に対して最適な治療方法等を協議，検討するというものである．

従来，医師を頂点としてその傘下に各職能が位置付けられ，医師の指示により医療業務が形成されていたが，各職能の主体性が発揮されていなかったり，診療科間の衝突があったりして，より

よい医療の実現を遠ざける結果となっていた．現在では，カンファレンスでメンバーが対等に向き合い，各人の能力を遺憾なく発揮したチーム医療が実現しつつある．もちろん，チーム医療の中心にいるのは患者本人である．近年では，カンファレンスの成果に基づき，職能横断的にスキルミックスした栄養サポートチーム（NST）や褥瘡対策チームが病棟で活躍している．

このカンファレンスを院内にとどめず，地域に開かれたものにすることにより，標準医療や医療の最適化が地域における課題や共通認識となるのである．地域連携クリティカルパスなどを通じて，チーム医療が地域へ広がり，施設間連携の垣根が次第に低くなることが期待される．

4. 全職員を対象とした病院の教育・研修

全職員を対象とした院内の教育・研修は，組織全体の人材育成，医療の質の向上という観点で実施されるべきものである．関係法令や診療報酬の施設基準に基づくもの，医療者として備えておくべき知識やサービスの心得，保健衛生面に関する啓発など研修内容は多岐にわたる．全体研修の主なものとして「個人情報の保護」「患者の権利とパートナーシップ」「職業倫理・臨床における倫理・治験に関する倫理」「医療安全管理」「院内感染防止対策」「接遇教育」「禁煙教育」「メンタルヘルスケア」などがある．もちろん，個々の専門分野の教育・研修は，職務遂行能力向上のためにも当然行われるべきである．

C 地域医療支援の実態と発展の可能性

1. 地域医療支援病院

医療機能の体系化の一環として，紹介患者に対する医療提供，医療機器の共同利用の実施などを通じて，診療所・歯科診療所を支援する病院である．一次医療と二次医療の役割分担を極めて明確にした制度で，その点からも都道府県からの承認を得るには紹介率が80％を上回っているなどの要件が求められており，二次医療圏に1か所を目標に整備が進められている．2007年3月末の時点では，全国に358の二次医療圏があり，そのうち110の圏域に153の地域医療支援病院が整備されている（第8章p49参照）．

2. へき地医療拠点病院

無医地区および無医地区に準ずる地区を対象として，巡回診療や医師（代診医）などの派遣，へき地従事者に対する研修などの診療支援活動を行う病院をいう．これらの活動は，各都道府県が設置した「へき地医療支援機構」の総合的な企画・調整，指導のもとに行われている（第5章p33参照）．

3. 地域医療支援の実態

紹介率の高さが承認の基準となる地域医療支援病院が地域の診療所と紹介・逆紹介を積極的に行っているのは事実である．しかし，地域の実情によって支援内容は異なるはずである．紹介率という尺度そのものが真に地域医療支援の状況を測定しているといえるのか，他の評価方法を考慮しなくてよいのかなど，国の審議会などで見直しに向けて検討が進められている．

一方，へき地医療拠点病院は，活動のための人的・財政的な余裕がほとんどなく，現場の努力によって何とか成果を生み出しているというのが実情だろう．2002年度にへき地医療の新たな取り組みがスタートしたが，この取り組みに内実が備わるためには，へき地診療所，へき地医療拠点病院など，へき地医療支援機構の関係が人的・財政的支援に裏付けられたものになる必要がある．

これ以外にも二次医療，三次医療に大きな役割を果たす救命救急センター，精神科救急病院，災害拠点病院，がん診療連携拠点病院，感染症指定病院などが医療機能の体系化の一環で整備されているが，これらの病院自体が新医療計画における4疾病・5事業の取り組み（p77参照）にも深く関

わっている．体系が複雑化し過ぎることなく，地域住民にとってわかりやすい仕組みとなることが期待される．

D 病院における医療マネジメントと地域医療

1. バランスト・スコアカード

それぞれの病院が機能・役割を明確にすることは，地域にとってその病院が真に必要な機関として存続するために，最も重要な事項である．

機能と役割を明確にするには，まず自院の強み（Strengths）や弱み（Weaknesses），上手に活用すれば競争優位を獲得できる機会（Opportunities），あるいは逆に，競争優位が阻害される脅威（Threats）などを勘案（SWOT分析＝戦略計画ツールの1つ）しながら，自分たちの病院が存在する理由はなにか，共有すべき価値観はなにか，どうなりたいのか，という「ミッション」「信条」「ビジョン」を明らかにすることが求められる．さらに，それを成就するためには，具体的に何をどのように行うかを計画し，その成果をどう評価するかを決める必要がある．

これらの病院の方針に関わる問題を，強力にマネジメントするツールとして，BSC（Balanced Score Card；バランスト・スコアカード）が用いられる．これは，1992年にハーバードビジネススクールのKaplanらが，業績評価ツールとして発表したものである．戦略を4つの視点（財務の視点，顧客の視点，業務プロセスの視点，学習と成長の視点）で分類し，それぞれの戦略を達成するための重要指標を設定・評価するフレームワークを提供する．多職種で構成される病院の全職員が，同じ方向を向いて行動し，病院改革をする可視化ツールとして利用されることが望まれる．

しかし，BSCは，作成したままでは「絵に描いた餅」である．重要指標についてデータを測定し，定期的にPDCA（Plan-Do-Check-Action：計画-実行-評価-改善）のサイクルを回す必要がある．地域における自院の役割と機能を果たすことができているかをチェックし，そうでなければ，改善策を考え，職員の日常業務に結びつける努力が必要である．

2. クリティカルパス

診療の現場では，疾患や処置別に診療計画表（クリティカルパス）が利用される．クリティカルパスは，1950年代に米国で発展した工程管理技法から派生した概念であり，医療分野ではクリニカルパスともいう．一連の作業を進めるにあたって，そのなかで絶対に外せない重要な工程をつないだ流れといえる．

職員・患者別のクリティカルパスを作成し，プロセスを標準化することは，多大な利益をもたらす．患者と職員間のコミュニケーションを円滑にすることで，患者の満足度を向上し，チーム医療も促進させ，知識資産の獲得や蓄積をもたらす．その上，無駄なコストの削減にも役立つ．また，プロセスの標準化はリスクマネジメントの効用も持っている．適用されたクリティカルパスからの逸脱（バリアンス）は，患者・家族の要因，医療提供者側の要因，介護・福祉の社会的要因などに分けて分析することで，医療の質改善に役立てることができる．

クリティカルパスは，従来，入院に関わる患者を対象としたが，最近では退院してからも切れ目なく医療・介護・福祉サービスが確実に提供されることを目指して，地域連携クリティカルパスが作成されるようになった．地域で協働して患者をケアする仕組みづくりには，事業者間の密接なコミュニケーションが必要であり，まさに地域力が試される．

3. DPC

病院マネジメントを診療報酬制度の側面でみると，DPC（Diagnosis Procedure Combination；診断群分類）を用いた入院医療費の定額支払い制度

に対する理解が必要である．従来の出来高払い制度が治療にどれだけの費用がかかったかで報酬が決まるのとは対照的に，DPCでは患者がどの病気であったか（診断群分類）によって1日単位の診療報酬が決定され，回復が長引けば病院への支払いが相対的に減るため，最適な医療を行う能力が医療者に求められる．また，患者の病態や診療行為ごとの医療費情報が標準化されるため，経営的・技術的側面から，高い精度を持って医療の質を評価・比較することが可能となる．その結果，施設間の比較（ベンチマーキング）が容易となり，臨床および経営の両面で質の改善が期待されている．

この制度は2003年度より開始され，急性期病院を中心に次第に導入する病院が増え，2008年度には，一般病床（約91万床）に占めるDPC対象病床の割合は3割強（約29万床）に達し，さらに増える傾向にある．この制度を導入したDPC対象病院では，必然的に，在院日数を短縮する財務的圧力が加わるため，早期退院を目指した地域の医療機関，介護・福祉との連携が重要な課題となっている．

E 市中病院で働くことの社会的意義と位置づけ

1つの地域で提供される医療の質と量は，その地域における地域医療のネットワークを構成する人々の総力の和であり，そのなかにあって市中病院はネットワークを強靭にする核の1つである．地域医療のネットワークは，多くの人々や職種により支えられている．勤務医も，そのネットワークを構成する一員であることを自覚して，独善的にならずに，他の構成員を尊重しながら，その地域で望まれる医療を支え，育む意志を強く持つ必要がある．その自覚こそ，地域医療を発展させる源泉である．

（中田祐広，米澤文雄）

---

column 華岡青洲──医学の発展に貢献した地域医師（3/4）

（p68より）

この麻酔薬に加えて，自ら考案し鍛冶職人に作らせた手術器具，高純度の焼酎による消毒，独自の結紮法などを用い，1804年，世界初の全身麻酔によって乳がん手術を行った．その後，156例の乳がん症例を含め，舌がん，指の切断，口蓋裂，痔核など多くの手術を手がけている．これにより「眠っている間に足を切り取ってしまう，不思議な術を使う医者」と評判になり，全国から彼のもとに患者が集まり，彼の村は辺鄙な山村でありながら賑やかな宿場町のようになったと記録されている．また，のべ千人に及ぶ門人を抱え，彼らの教育のために医学校もつくっている．当時江戸にいた杉田玄白も，この30歳下の田舎の開業医に教えを乞う手紙を書くほどであった．

当時の紀州藩主徳川治宝はこの評判を聞きつけ，青洲を侍医として和歌山城へ迎えようと三顧の礼を尽くしたといわれるが，「我仕官を望まず，山中に隠居して随意に治療いたし術を研きたく思うが故」と青洲はこれを固辞している．青洲がいかに地域医療にこだわっていたかが窺える．結局，紀州公は青洲に帯刀を許し，「勝手勤奥醫師」として必要な時だけ登城すればよいとした．また，青洲の地域への貢献は医療だけにはとどまらず，早魃に苦しんでいる住民達のために，私財を投げ打って灌漑用のため池を造っている．この池は現在も農業用水に利用されている．

（p142につづく）

（松本正俊）

II 地域医療システム論

14 在宅医療

Point
1. 在宅医療は患者と家族の QOL の向上を目指す．
2. 在宅医療では訪問診療と往診を行い，患者の医学的管理を行う．
3. 在宅医療の開始時には「カイコ　ホケコ」の調整が必要である．
4. 在宅医療は多くの人々とのネットワークで行うことが大切である．

A 在宅医療とは

1. 在宅医療の概念

　在宅医療には医師をはじめとする医療関係職種が行うという概念がある一方で，保健，医療，介護，福祉，行政などのネットワークで行うという広い概念もある．本章では総合医がネットワークを駆使して行う在宅医療を中心に述べる．

　在宅医療は患家，つまり患者の家に訪問するというのがこれまでの前提であった．しかし最近は，認知症高齢者グループホームなど，医療機関でも自宅でもない居宅系施設で暮らす患者に対する「在宅医療」も行われるようになってきた．居宅系施設での在宅医療にはさまざまな課題があるが，時代の要請に応じて柔軟に在宅医療を行う体制が求められる．

2. 訪問診療と往診の違い

　医師の訪問には訪問診療と往診があり，診療報酬も異なる．訪問診療は計画的・定期的に行うものである．これに対して，往診は患家からの要請により臨時で訪問する．在宅医療は，訪問診療を行う患者に対して 24 時間体制の往診を行うことが基本である．

> 訪問診療…ex. 定期的に毎週金曜日の午後，訪問する．
> 往　　診…ex. 熱が出た，呼吸が苦しそうなので診てほしい．

3. 在宅医療の対象患者

　在宅医療の対象は，医療機関への通院が困難な患者である（表 14-1）．患者の多くは高齢者であるが，神経難病や脳血管疾患，末期がんでは若年者も少なくない．小児在宅医療の対象者には人工呼吸器をつけた状態や末期がんなどの子どももいる．神経難病や小児の患者は少数派であるため，医療の供給側に経験者が少ないが，在宅医療はチームケアであるため，経験のあるスタッフと一緒にチームを組むことで守備範囲を広げていくことができる．

4. 在宅医療の目指すもの

　家には不思議な力がある．退院しただけで食欲が増したり，痛みが減る人がいる．病院では患者だった人が家に帰ると，その家の父や母として振る舞うようになる．暮らしの中心には患者と家族がいる．家族の声，窓から見える風景，お気に入りのペット．そこにはいつもの暮らしがある．在

表14-1　在宅医療の対象疾患

脳血管疾患：脳出血・脳梗塞後遺症など
神 経 難 病：筋萎縮性側索硬化症，脊髄小脳変性症など
脊 髄 損 傷：外傷性，慢性関節リウマチ，がん骨転移など
認　知　症：アルツハイマー病，血管性認知症など
末　期　が　ん：各臓器のがん
小児在宅医療：人工呼吸器をつけた状態，小児がんなど
そ　の　他：老衰，大腿骨骨折後，精神疾患など

宅医療は，患者と家族の望む生き方を医療面から支え，生活の質(quality of life；QOL)の向上を目指す．

しかし患家には医師や訪問看護師は常駐しない．在宅で行える検査や治療には限界がある．緊急時の対応や治療を優先するのであれば，入院医療にはかなわない．

入院医療では，専門家によってより高度で確実な治療を目指すということができるが，在宅医療では，望む生活を医療面から支え，患者と家族が満足することを目指していく．在宅医療と入院医療は質が異なるのである．患者・家族と関係職種は，在宅医療の目指すものと限界を理解している必要がある．

B 診療所で行う在宅医療の実際

1. 初回面談

在宅医療の依頼があると，患者・家族と初回面談を行う．面談では患者の病状，今後の方針，患者・家族の希望などを把握し，家族の気持ちも聴く．しかし，患者・家族からの打診の場合，医療情報の把握が難しく，準備も整っていないことが多い．このような場合には，病院の退院支援・地域連携部門の医療ソーシャルワーカー(MSW)や看護師に調整を依頼する．介護支援専門員(ケアマネジャー)に依頼することも多い．時には必要な準備が進んでいないこともあるが，在宅ケアの開始までにできる限り調整を行うように努める．

2. 調整のポイントは「カイコ　ホケコ」

当院の考える「在宅ケア開始時の調整のポイント」を紹介する．その心は語呂合わせで「カイコホケコ」である．これらの調整がなされていると，在宅への移行は比較的円滑に進むことが多い．

カ…介護保険の申請
イ…医師(在宅医)の確保
コ…告知状態(がんや難病の場合)の把握
ホ…訪問看護の確保
ケ…ケアマネジャーの確保
コ…後方病院の確保

介護保険は認定結果が出るまでに，通常は約1か月かかるので，申請は入院中に済ませておく方がよい．医師と同時に訪問看護や介護支援専門員(ケアマネジャー)を確保する．何かあったときの入院先(後方病院)が確保されていると，患者と家族は安心できる．

とくに末期がんや神経難病で問題となるのが告知の状態である．告知では，医療機関でどのように告知したかということを把握することは重要だが，実際に患者や家族がどう理解しているのかを把握することはそれ以上に重要である．場合によっては，患者と家族に対する説明の内容や程度が異なることもあるため，注意を要する．

3. いざ，訪問診療へ

a. 訪問に持参するもの
1) 往診かばん

当院では工具箱(ホームセンターで入手)を使用している．

＜内容例＞

聴診器，血圧計，パルスオキシメーター，体温計，ペンライト，舌圧子，採血セット，手袋，はさみ，ピンセット，メス，メジャー，褥瘡処置用のドレッシング剤，導尿セット，点滴セット，注射薬，印鑑など

2) カルテと処方箋

当院では電子カルテを使用している．ノートパソコンにその日に訪問する患者のカルテを移して持参する．在宅医療に必要な薬剤は処方箋を発行するが，そのためには医療保険の記号・番号などの情報を把握しておく必要がある．定期処方を印刷した処方箋を持参し，患家で訂正した場合は訂正印を押して渡す．

3) その他

病状によって，気管カニューレ，胃瘻カテーテル，尿道留置カテーテル，小外科セットなどを持参する．腹水穿刺などの際は，小型の超音波診断装置があると有用である．

b．初めての訪問

事前に情報を得ていても，実際に患家を見ないとわからないことは多い．初回訪問では，食事と排泄はどこでするのか，褥瘡はないか，ベッドはどこにあるのか，家屋構造と福祉用具はどうか，患者と家族の関係はどうか，などを見ていく．

その場で患者に「最期はどこで暮らしたいですか」と聞くようにしている．言葉を選びながら，食が細くなり弱ってきたとき，病院に入院を希望するのか，ここ（自宅）で最期まで暮らすのかを聞く．多くの患者は「家がいい」という．なかには指でここと示す人もいる．これには患者の意思表示を家族に知っておいてもらう意味がある．

c．安定期

在宅ケアチームが動き出し，病状が落ち着くと「安定期」を迎える．患者が自分らしい暮らしを楽しむ時期でもある．しかし，安定期も長引けば家族に疲れが見えてくる．医師や訪問看護師は，患者とは別に家族の話にも耳を傾け，必要があればケアマネジャーと相談しながら通所や短期入所などのサービス導入をすすめる．末期がんの場合などでは，病状の進行によっては，安定期を経ずに看取りになることもある．

d．看取りのとき

最近は，家で看取りを経験した人は少ない．家族は不安になり，「どうして入院させないのか」という周囲のひとことで心が揺れる．このようなときは，患者の希望をもう一度確認する．家でも大丈夫であること，あわてないこと，何かあればまず医師や訪問看護師に連絡をするように伝える．

眠っている時間が長くなること，最期まで耳は聴こえること，下顎呼吸は苦しそうに見えるが意識はないことなど，旅立ちまでの体の変化をわかりやすく説明することも大切である．

看取りの主役は患者と家族である．医師は，患者と家族の気持ちを察してふるまう．家族に対しては介護の労をねぎらうことも忘れないようにしたい．

C 在宅医療に必要な知識と技術

1．緩和ケア

緩和ケアは，患者の苦痛を取り除き，その人らしい生活を送れるようにするためのケアである．現在，緩和ケアの考え方は末期がんに限らず，神経難病，認知症など多くの疾患の患者にも用いられる．医師は，全人的痛み（身体的，心理的，社会的，スピリチュアル）の概念と疼痛緩和については必ず学んでおく．

痛みとは「不快な感覚」および「不快な情動を伴う体験」である．患者・家族には，痛みは我慢しなくてもよいことを伝える．全人的痛みのすべてを医療で対応できるわけではないが，医師はこれらの痛みを理解し，まず身体的痛みをやわらげる手段を迅速に行う．在宅での疼痛緩和は，可能な限り侵襲の少ない方法（内服薬，貼付薬，坐薬）で行うが，必要に応じて持続皮下注射など，他のルートも考慮する．

2．福祉用具

寝たきり患者の多くは「寝かせきり」状態にあ

る．座位によって低血圧の危険が増すなどの理由がない限り，ベッドの端に座り，足を下ろす「端座位」を試みる．端座位には，適切なベッドの高さ，足の位置，体幹の機能などの条件がいる．端座位ができたら，車いすやポータブルトイレへ座ったまま乗り移る「座位移乗」を試みる．座位移乗が困難な患者は電動リフトと吊り具で移乗を行う．必要に応じて褥瘡対策用具も手配する．

　座って食事と排泄ができると，患者は見違えるように元気になる．福祉用具は患者のQOL向上に有用である．医師は臥位，座位，移乗などに必要な福祉用具の使い方を学ぶ必要がある．

3. 医療保険と介護保険

　在宅医療に関する保険の基礎知識はぜひ持っていたい．2008年度の時点では，医療保険は0～3割，介護保険は1割が自己負担である．医師は，患者の自己負担の額を把握すると同時に，保険を大切に使うような配慮も行う．

　医療保険では，在宅時医学総合管理料（処方箋を発行する場合に月1回算定・在宅療養支援診療所は4,200点，通常の診療所は2,200点）と在宅患者訪問診療料（患家：830点，居宅系施設：200点）が基本となる．末期がん患者の場合，在宅末期医療総合診療料を算定する場合があるが，この場合は訪問看護を含む診療報酬となる．神経難病などの特定疾患，障害者医療など，種々の医療費の公費負担制度によって患者の自己負担が軽減される制度についても知っておく．

　介護保険は，65歳以上で要支援（1～2）・要介護（1～5）と認定された患者が対象となる．脳血管疾患などの加齢によって発症すると認定されている特定の疾病や末期がんなどの場合は40歳以上であれば利用できる．財政が厳しくなり，車いすやエアマットなどの福祉用具は要介護2以上でなければ，原則としてレンタルできなくなった．末期がんであっても日常生活が自立していれば，要介護1以下となることもある．末期がん患者の場合には，急速に進行して寝たきりの状態になることを医師の意見書にあらかじめ記載しておくとよい．

D 在宅ケアチームの組み方

1. 在宅ケアのネットワーク

　在宅ケアのネットワーク図を示す（図14-1, p86）．ここでいう「在宅ケア」とは，在宅医療を含み，市民やボランティアも関わる幅広い概念を指す．医師は，訪問看護師やケアマネジャー，その他のスタッフと連携し，必要な情報提供や支援を行う．重症な患者には多くのスタッフが関わるため，それぞれの仕事と役割について医師は理解している必要がある．

2. 在宅療養支援診療所（診療所）

　在宅療養支援診療所は，患者宅に対する24時間窓口として，必要に応じて他の病院，診療所，訪問看護ステーション，薬局などとの連携をはかりつつ，24時間体制で往診や訪問看護を行う診療所で，2006年度に制度化され，診療報酬上も高く評価されている．在宅療養支援診療所が創設された意図は，在宅療養が必要な人が，できる限り住み慣れた家庭や地域で生活を送れるよう対応することと，身近な人に囲まれて在宅での最期を迎えるターミナルケアに対応することにある．

　在宅療養支援診療所の届出に必要な要件を表14-2に示す．要件のうち，当該診療所で直接行わなければならないのが24時間連絡を受ける医師または看護師を配置することであり，それ以外はすべて他の機関との連携によって整備することで要件を満たすことができる．つまり近隣に連携機関が確保できるのであれば1人医師の診療所であっても届出をすることは可能である．しかし，連携医を確保できないなどの事情から在宅療養支援診療所の届けを出さずに在宅医療を行っているところも少なくない．診療報酬は異なるが，一般の診療所であっても在宅医療を行うことができる

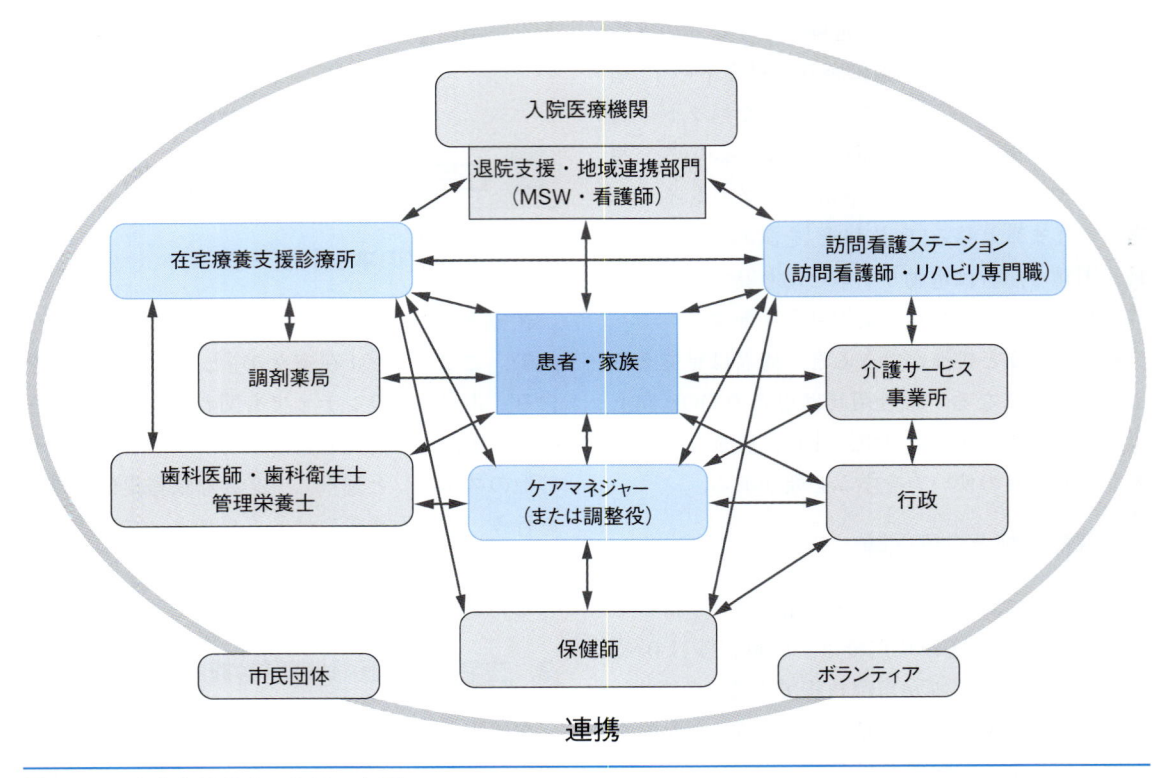

図14-1　在宅ケアのネットワーク図

表14-2　在宅療養支援診療所の認定要件

1) **保険**医療機関たる**診療所**であること
2) 当該診療所において，**24時間連絡を受ける医師または看護職員を配置**し，その連絡先を文書で患家に提供していること
3) 当該診療所において，または他の保険医療機関の保険医との連携により，当該診療所を中心として，患家の求めに応じて，**24時間往診が可能な体制を確保**し，往診担当医の氏名，担当日等を文書で患家に提供していること
4) 当該診療所において，または他の保険医療機関，訪問看護ステーション等の看護職員との連携により，患家の求めに応じて，当該診療所の医師の指示に基づき，**24時間訪問看護の提供が可能な体制を確保**し，訪問看護の担当看護職員の氏名，担当日等を文書で患家に提供していること
5) 当該診療所において，または他の保険医療機関との連携により他の保険医療機関内において，**在宅療養患者の緊急入院を受け入れる体制を確保**していること
6) 医療サービスと介護サービスとの連携を担当する**介護支援専門員（ケアマネジャー）等と連携**していること
7) 当該診療所における在宅**看取り**数を報告すること　等

（太字は筆者）

のはいうまでもない．

3. 訪問看護ステーション（訪問看護）

24時間体制の訪問看護ステーションは在宅療養支援診療所のパートナーである．訪問看護は患家での滞在時間が訪問診療に比べて長く，医療的なケアも行い，患者や家族の話にも耳を傾ける．通常，訪問看護師と医師は一緒に患家を訪問しないため，両者が常に連絡をとり合うようにしていると，患者・家族は安心できる．

訪問看護ステーションや医療機関からは理学療法士（Physical Therapist：PT），作業療法士（Occupational Therapist：OT），言語聴覚士（Speech Therapist：ST）が訪問することができる．リハビリテーションや福祉用具の相談ができる専門職の存在は心強い．

4. ケアマネジャー（または調整役）

介護保険で要介護状態の患者（利用者ともいう）には，サービスの調整を行うケアマネジャーが関わる．ケアマネジャーは患家を毎月訪問し，介護サービス事業者とのやりとりやケアプランの作成を行う．医師はケアマネジャーと連携し，介護サービス事業者に必要な情報提供を行う．

しかし，時にはケアマネジャーの関わらない場合がある．要支援状態の患者は地域包括支援センターが担当し，介護保険の対象年齢でない若年者には制度上の調整役がいない．このような場合は保健師や障害者関係のコーディネーターなどに調整役を依頼することもある．調整役が確保できない場合は，医師が調整を行うこともある．

5. その他の職種

a. 摂食・栄養

食べることはすべての基本である．義歯の調整がなされているか，口腔ケアは適切かどうか，嚥下の訓練や栄養については，歯科医師，歯科衛生士，管理栄養士，STなどが関わる．医師は，患者が円滑に受診や訪問を受けられるように必要な情報提供を行う．それぞれの地域で摂食や嚥下に関わる専門職の情報を得ておくとよい．

b. 訪問薬剤管理指導

薬剤師が患家を訪問して服薬指導を行うことを訪問薬剤管理指導という．薬剤師は，薬剤の使用状況をチェックし，残薬はないか，副作用はないか，剤形に問題はないかなど，細かな調整を行う．とくに，内服薬が多い患者や麻薬の管理が必要な患者，中心静脈栄養を受けている患者などにとっては心強い存在である．院外処方箋を発行すると，これに基づいて薬剤師が薬剤を持参するので，調剤薬局まで家族が出向く必要がなくなるという利点もある．在宅医療に関心のある薬剤師が，末期がんや中心静脈栄養，胃瘻などの重症患者に訪問を行う取り組みが各地で始まっている．

c. 保健師

ケアマネジャーによる調整が普及してきたため，患家に行政の保健師が訪問することは少なくなった．しかし，難病や人工呼吸器をつけた障害児（者）などの重症患者の場合には，介護保険の対象かどうかにかかわらず，調整を行う保健師の役割は大きい．在宅ケアのスタッフだけでは対応が難しい精神障害，アルコール依存，虐待など，特別な配慮が必要な家庭の場合にも，保健師に相談するとよい．すぐに解決できない問題も多いが，カンファレンスで情報の共有を行うと関わるスタッフが連携しやすくなる．

E ネットワークを広げる7つのコツ

1. 笑顔と挨拶

フレンドリーが基本．険しい顔では誰も相談できないので，笑顔で話しやすい雰囲気をつくる．関わるすべてのスタッフとは対等である．ケアマネジャー，ホームヘルパーなど，会う人には進んで挨拶をする．

2. 平易な言葉

医療専門職が使っている言葉を，その場のすべての人がわかることが大切である．患者や家族の目の前で訪問看護師と医師が話すときには専門用語や略語は使わず，平易な日本語で話す．複数の職種が参加するカンファレンスでも同様である．

3. マメになる

「マメになる」とは，その人のために時間と労力を使うことである．ここぞ，というときには，患者や家族の話を，時間をかけて聴く．伝えるべき内容はきちんと関係者に伝える．書類はしっかり書く．お世話になった人には感謝の気持ちを伝える．

4. 学ぶ姿勢

在宅に限らず医療の世界は日進月歩である．褥瘡のケアが「ラップ療法」によって一変したように，昨日までのやり方がすべて，今日も正しいとは限らない．常に謙虚さを忘れず，教えを乞い，学ぶ姿勢を持ち続ける．

5. 逃げない

生活保護，重複障害，虐待など複数の困りごとが集中する家庭がある．何度も家族から電話がかかるなど対応が困難な事例もある．そんなときこそ逃げずに関わる姿勢が大切である．医師が腰を据えて関わると，関係するスタッフも落ち着く．

6. 仲間を増やす

在宅関係の勉強会に参加して質問をする，名刺交換をする，メーリングリストを使って情報交換を行う．これらはすべて仲間を増やすことにつながる．ネットワークの基本は，人と人を結ぶことである．「ネットワーカー」といわれる人は皆この能力に長けている．

7. 顔の見える連携

最後にものをいうのがこれである．困ったときに，「この分野ならこの人」と顔が浮かぶ人がいると心強い．在宅医療のネットワークは組織同士ではなく，人と人とのつながりなのである．顔の見える連携には時間と労力が必要であるが，そこは腹をくくる．

F 在宅医療の課題と対策

1. 書類が多い

訪問看護に対して訪問看護指示書，ケアマネジャーや家族に対して居宅療養管理指導，連携医療機関には情報提供書，そして介護保険申請時には主治医意見書など，書類は多い．当院では電子カルテを活用して書類作成の効率化を行っているが，なるべく病歴などの情報を事前に専門職から得るようにしている．

2. 医療的ケアを必要とする重症患者が使えるサービスが少ない

胃瘻，気管切開，人工呼吸器などの「医療的ケア」を必要とする在宅患者が増えてきている．しかし，このような患者は通所介護，短期入所などの介護サービス事業者から利用を断られることが多い．重症な患者ほどサービスの利用ができず，家族の負担が大きくなる現状がある．人工呼吸器をつけた患者の訪問入浴に，医師や訪問看護師が同行して指導するなどの取り組みをすると，地域の受け皿を増やしていくことにつながる．

3. 24時間体制をどう構築するのか

1人の医師で完全な24時間体制を行うことは困難である．医師の立場や所属する組織の大きさで状況は異なるが，24時間体制の往診と訪問看護を構築することは，患者・家族の安心につながる．組織のなかに他に医師や訪問看護師がいなければ，自前で新たに確保するか，ネットワークを駆使してお互いに理解し合える連携医や訪問看護ステーションを外に求めるしかない．

G 在宅医療のこれから

在宅医療は，制度がないころから取り組んできた先人たちの取り組みが土台となっている．経験・知識・技術が蓄積された現在，在宅医療の教育に熱心な大学や，在宅医療を学べる臨床研修病院も増えてきている．在宅医療の現場に深く関わる医師が主体となって作られた書籍として，『在宅医療テキスト』(2006)がある．

わが国の在宅医療に関する主な学会・団体としては，「NPO法人　在宅ケアを支える診療所・市民全国ネットワーク」「NPO法人　日本ホスピス・在宅ケア研究会」「日本在宅医学会」「日本プ

ライマリ・ケア連合学会」などがある（50音順）．

　春夏秋冬，家庭のなかに入っていく在宅医療は，人の暮らしに寄り添い，家族の絆を感じる仕事である．患者や家族はさまざまな問題を抱えている．その問題を多くの人たちと一緒になって考え，行動する．苦労もあるが，そこがまた力の湧く源にもなる．在宅医療は実に奥が深い．

■ 参考文献
1）ひばりクリニックホームページ：在宅におけるさまざまな準備　http://hibari-clinic.com/zaitakuiryo/confirmation.html
2）「おかえりなさい」プロジェクト：あなたの家にかえろう，改訂版，pp23-25，「おかえりなさい」プロジェクト事務局，2006
3）窪田静：生活を広げる環境整備"福祉用具"の使い方，コミュニティケア 114，2008
4）在宅医療テキスト編集委員会：在宅医療テキスト，財団法人 在宅医療助成 勇美記念財団，2006
5）髙橋昭彦：私が立ち上げた在宅医療，NPO法人 在宅ケアを支える診療所・市民全国ネットワーク（編）：在宅医療実践マニュアル　第2版，地域ケアをつくる仲間たちへ，pp156-166，医歯薬出版，2006

（髙橋 昭彦）

---

column　ときどき耳にする変な病名，薬品名～コブラ返り？　ザイヤク？～

患者：先生，夜中にふくらはぎがギュギューってなって，死ぬほど痛かった．これってコブラ返りですよね？
医師：えっ，コブラ返り？　それって，プロレスの技ですか？
患者：それはコブラツイストでしょ．

　腓（こぶら）返りを「コブラ返り」と勘違いしている人が多い．しかし，コブラ返りの方が痛そうで，実感がわくような気もする．ちなみに，当地域でコブラ返りと間違っている人の割合は48％である（根拠はない）．なお，ふくらはぎのことを「こぶら」と呼んでいる地方の人にとっては「こぶら返り」は，必ずしも間違いではない．

患者：先生，腰が痛いのでザイヤクをください．
医師：えっ，罪悪（ザイアク）？　何か悪いことをしたのですか？
患者：あんなに草むしりをしなきゃよかった．バチが当たりました．
医師：そんなに自分を責めなくていいですよ．

　坐薬（ざやく）のことを，どう間違って覚えたのか「ザイヤク」と発音する人がいる．この間違い率は17％である（これまた根拠はない）．発音の間違いならまだしも，読んで字のごとく，坐薬を坐（すわ）ったまま口から飲んでしまった患者もいた．

（中村伸一）

II 地域医療システム論

15 保健活動と健康増進

Point
1. 保健活動との協働により目指すものを理解する
2. 市町村や保健所が行う保健活動の内容について理解する
3. 保健活動との協働の意義について理解する

A 保健活動との協働により目指すもの

　質の高い地域医療を展開するためには，保健活動との協働は不可欠であるが，保健活動との協働を効果的に進めるためには，その協働を通して何を目指すのかを理解することが重要である．

1．地域住民の QOL の向上

　医療の重要な目的の1つが，患者の QOL（Quality of Life）の向上であることについては，多くの解説を要しないであろう．しかし，この QOL の中身は人それぞれで異なるために，ひとことで「QOL の向上」といっても，そのアプローチは単純なものではない．患者の性・年齢，職業，家族構成，社会的な地位，生育歴，文化的な背景や宗教によっても大きく異なる．そして，健康状態によっても大きく異なる．

　疼痛をはじめとする自覚症状や日常生活上の支障を伴う疾患においては，自覚症状の改善や障害の軽減が QOL の向上に直結する．このため，治療によって自覚症状や障害を確実に軽減できる場合には，患者は治療に協力的であり，保健活動との協働を必要としないことも多い．

　しかし，治療によって自覚症状や障害を確実に除去できない場合も少なくない．療養が長期にわたり，患者や家族の不安も増大し，日常生活上の支障に対する相談や福祉サービスの提供が必要になることも多い．このような場合には保健師による家庭訪問など保健活動との協働が必要になる．

　また，高血圧症をはじめとする生活習慣病の大部分は，進行するまで（あるいは合併症が出るまで）自覚症状がほとんどないために，通院や服薬といった治療が自分の QOL の向上に直結しているという実感が得られず，治療への継続的協力が得られないことがしばしばある．糖尿病のように疾病のコントロールのために必要な生活習慣の改善が患者の QOL を少なからず損なう場合には，さらに協力が得られにくくなる．高血圧のコントロールは脳血管疾患や虚血性心疾患などのリスクを軽減するために，糖尿病のコントロールは網膜症や腎症などの合併症の出現を抑えるために行うものであり，生活習慣の改善が合併症を予防し，将来の QOL の向上につながることを説明しても，理解と協力が得られるとは限らない．不確かな将来の QOL よりは，現在の QOL の方を優先するのが人の常だからである．このような場合には，医療によるアプローチだけでは患者の QOL の向上は困難であり，保健活動との協働が必要になってくるのである．

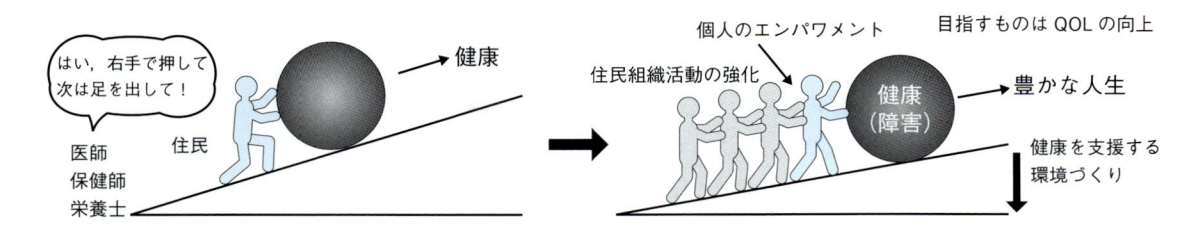

図 15-1　ヘルスプロモーションの理念

2. そもそもQOLとは

　QOLの定義は学者によって少しずつ定義が異なっている．保健医療領域のQOLの定義ではH.C. Smithらが「人生を価値あるものにさせる一連の満足である」とし，N.K. Wengerは「日常的な生活を達成する能力，生産的である能力，さまざまな社会的役割，知的な役割を果たす能力，そして，以上のようなことを実施することから得られる満足」としている．世界保健機関(WHO)はどの文化においても当てはまるQOLの概念として，その根幹をなす6つの領域(①身体の面，②心理の面，③自立の程度，④社会的つながり，⑤環境面，⑥個人の信条や心の持ち方)を挙げている．これらの構成要因に対する満足度がQOLといえよう．

　QOLを数値化して客観的に評価することを目的に，SF36をはじめとする質問票が提案されており，個人レベルの治療方法の評価や集団レベルでの健康政策の評価などに用いられている．しかし，QOLが本人の「満足度」である以上，主観的なものであり，調査票にある項目に対する満足度だけで評価することは困難である．また，上述の6つの領域の重み付けも人によって大きく異なる．それぞれの領域のスコアの合計点がその人のQOLを反映するとは限らないのである．患者自身が自分の人生を豊かなものだと感じているか，自分の人生を豊かなものにするには，何が大切なのかを尋ねることも重要であろう．

　糖尿病のような疾病のコントロールにおいては，その患者にとってのQOLが何なのかを本人に確認するとともに，その支援に関わる関係者で共有することが重要である．

3. QOLの向上のために

　では，QOLの向上のためにどのような支援が必要なのであろうか．図15-1は1986年にカナダのオタワで開催されたWHOの国際会議で採択された「オタワ憲章」において新たな健康づくりの戦略として提唱されたヘルスプロモーションの理念をイラスト化したものであるが，患者や地域住民のQOLの向上のために必要な支援を説明するのに有用であろう．

　これまでの健康づくりでは，「健康」を目指して，患者や住民に知識や技術を提供してきたが，坂道の勾配がきつければ(健康的な生活習慣の実践を妨げる要因が多ければ)，健康を実現することは容易ではなかった．ヘルスプロモーションの理念では，健康をQOL向上のための「資源」と位置づけ，自分の健康状態(慢性疾患や障害を含む)と上手に付き合いながら，豊かな人生を送ることができるように患者や住民を支援しようというのである．そのためには，個人のエンパワメントと住民組織活動の強化，健康を支援する環境づくりが必要である．

a. 個人のエンパワメント

　エンパワメントはひとことでいえば，「内なる力の回復」であり，本来，その人が持っている力を回復させようというものである．健康を願い，

健康になろうとする力は，すべての人に本来備わっているはずなのに，さまざまな体験のなかで，自信を失い，自分には自分の健康問題を適切に処理する力がないと思い込んでしまっていることも多い．この状態を「パワーレス状態」と呼ぶ．慢性疾患のコントロールができずに，パワーレス状態に陥っている患者は少なくない．パワーレス状態に陥る原因となっている体験に，医師や看護職などの専門職が関わっていることもよくある．一生懸命，生活習慣の改善に努めたのにもかかわらず，血糖値やヘモグロビン A_{1c} の値が改善しない糖尿病患者に対する，医師や看護職の「ちゃんと，食事制限守ったの!?」という言葉が，自己効力感や首尾一貫感覚を損ない，自分には食事療法が実践できないと，無力感を味わわせていることも少なくないからである．エンパワメントの視点で，改めて患者の指導を見直してみることも必要であろう．

b. 住民組織活動の強化

健康的な生活習慣を1人で継続するのは容易ではない．健康づくりのために運動をしようと，ウォーキングを始めたものの三日坊主に終わることも多い．地域に「歩こう会」などがあり，時間とコースを決めて歩いている仲間がいれば，1人で行うよりその継続は容易であろう．

一念発起して，禁煙を始めたのに，職場の同僚に足を引っ張られて挫折したという人も少なくない．職場において禁煙者を温かく見守り，応援してくれる雰囲気があれば，禁煙の成功率はもっと高くなろう．最近，インターネットで「禁煙マラソン」というサイトが開設され，メールで禁煙の継続を支援するネットワークが成果を上げていることからも，情緒的な支援の有効性が証明されている．

糖尿病患者にとって食事療法を難しくしている要因に，「付き合い」で会食する機会が多く，自分が糖尿病であることを隠して，周りに合わせて食べ過ぎてしまうことが挙げられる．付き合いのある周囲の人たちが糖尿病であることに理解を示し，協力をしてくれる雰囲気があれば，自分が糖尿病であることを伝えて，協力をお願いすることもできようが，現実には難しいことが多い．

このような例は枚挙に暇がない．健康的な生活習慣を続けるためには，家庭や職場，地域における周囲の理解や協力が重要なのである．こうした周囲の理解や協力が得られるようになるには，職場や地域において，健康づくりについて学習する場や一緒に健康づくりに取り組む組織が必要である．こうした住民組織活動の例として，「糖尿病友の会」を組織し，支援を行っている医療機関もあるが，食生活改善推進員や健康づくり推進員など，多くの住民組織が行政の保健師や栄養士によって育成・支援されている．生活習慣の改善に周囲の理解や支援が必要な患者をこうした住民組織活動と結び付けることも保健活動との協働の効用の1つである．

c. 健康を支援する環境づくり

健康を支援する環境づくり(supportive environment for health)はヘルスプロモーションの重要な柱であり，図15-1で示したイラストでは，坂道の勾配を緩やかにすることに相当する．この勾配を構成する要因として，①個人における健康の優先性，②慣習や社会規範，③環境条件が挙げられる．

1) 個人における健康の優先性

経済的にゆとりがないことが，受療行動を抑制し，食生活，飲酒や喫煙といった生活習慣をゆがんだものにすることは，多くの医師が医療の現場で目の当たりにしていることであろう．経済的な格差は広がる一方の今日，「経済格差」が「健康格差」につながってきている．2005年の男の市区町村別平均寿命で，横浜市の青葉区は81.7歳だが，同じ横浜市の中区では76.3歳と，5.4歳もの格差がある．低所得者ほど，ジャンクフードなどバランスに問題のある食生活であることが多く，喫煙率や問題飲酒の頻度も多いことが，健康格差につ

ながる要因として指摘されている．生活習慣の改善には本人の「やる気」を引き出すことが重要であるが，こうした経済格差が背景にあることを考えるとき，「やる気」の問題だけでは済まされないのである．

このように生計を立てることが健康より優先されて健康が損なわれることが多いが，それだけでなく，職場や家庭での役割が健康よりも優先されるために，健康を損なうことも少なくない．職場において，責任のある地位にある者は体調が悪くても休みをとることもできない．育児中の母親，寝たきりの高齢者を介護している者なども，自分の健康よりも子どもや要介護者のことを優先してしまう．このように健康が必ずしも優先されないという環境に置かれていることが，「坂道の勾配」をきつくしているのである．

2) 慣習や社会規範

お酒やごちそうなど，もてなしの慣習が健康的な食生活を阻害しがちであることは，多くの人が感じていることであろう．もてなしはその英訳 hospitality が示すように，本来は相手を元気にする，健康にするものである．「飽食の時代」と呼ばれるようになった現代，昔と同じようなもてなしをしていては，健康を害することになるのである．この時代にあったもてなしのありようをそろそろ考える時代に来ているといえよう．

また，地域や職場によっては，健康づくりのための運動や休養に対して，冷ややかな目が注がれ，運動や休養がとりづらいという声も聞く．健康のための生活習慣や行動が肯定されるような地域社会の規範が醸成されることが必要である．

3) 環境条件

行動範囲が限られる高齢者にとっては生鮮食料品の入手しやすさが食生活に大きな影響を及ぼしている．近くにあったスーパーや八百屋が閉店したために生鮮食料品が入手できなくなった，という話もよく耳にするようになった．

一方，外食の多い若い世代にとっては，外食産業の健康への配慮の有無により食生活が大きく左右される．巨大ハンバーガーや超大盛り牛丼に代表される外食メニューが話題になっている．1食あたり1メガカロリー（1,000 kcal）を超えるメニューが増えているのである．「メタボリックシンドローム」が流行語大賞を獲得するなど，内臓肥満に対する関心が高まってきているにもかかわらず，外食産業は逆行している感がある．

身近に運動施設があったり，安心してウォーキングできる歩道があったりという運動環境や，喫煙対策における分煙環境の重要性については，解説は不要であろう．

これらの要因を改善するためには，保健・医療の協働だけでなく，地域の幅広い連携が必要である．ヘルスプロモーションの理念に基づいて策定された「健康日本21」（21世紀における国民健康づくり運動）では，保健医療専門家，行政機関だけでなく，マスメディア，企業，非営利団体，職場，学校，地域，家庭，保険者の役割を明記している．

B 地域保健の担い手とその活動

保健活動との協働のためには，地域における保健活動の担い手とその活動内容について理解することが必要である．地域における保健活動の担い手として，市町村の保健担当部署（多くは市町村保健センター内にある）と保健所が挙げられる．以下に，その活動を概説する．

1. 市町村保健センター

市町村保健センターでは，身近な保健サービスの拠点として，地域住民の生涯にわたる保健活動が行われている．以下，ライフステージ順に紹介する．なお，自治体によっては，保健センターではなく，役所の窓口や委託先の医療機関などで行われている業務もある．

a. 妊娠期への支援

前回の妊娠・出産の経過からハイリスクと考え

られるケースや妊娠・出産に対して不安の強いケース，産科医療機関に委託して行われる妊婦健診の結果から必要と思われるケースへの訪問指導なども行われている．

集団で妊娠期の過ごし方を学ぶとともに，妊婦同士の交流の機会を提供することを目的とした母親学級や夫も含めた両親学級などを保健センターで開催している市町村も多い．また，妊婦の喫煙率が高くなっているなか，禁煙へのサポートに取り組む市町村も増えてきている．

b. 乳幼児期への支援

産後うつ病の頻度が13.4%と少なくないことや乳児期における虐待死亡が多いことから，生後4か月までの全数訪問を目指して取り組む自治体が増えてきている．新生児期には保健師や助産師による訪問で，虐待のリスクなどをアセスメントし，必要な親子へ早期から関わるとともに，生後2～4か月には児童民生委員や母子保健推進員などによる訪問で，親子を地域のネットワークとつなぎ，孤立を防ぐことが望まれる．

生後4か月，7か月，10か月など発達の節目となるタイミングで，乳児健診が行われている（多くの自治体で乳児期に2回程度の健診機会を設けている）．さらに，1歳6か月児，3歳児を対象に健診（歯科健診を含む）が行われている．こうした健康診査に合わせて，離乳食指導や歯科保健指導など，月齢・年齢に応じた集団指導が行われている．

乳幼児健診を発達の遅れや疾病などの早期発見，保健指導の機会とするだけでなく，虐待に対するスクリーニングを行ったり，保育士を健診のスタッフに加えたりして，母親への「子育て支援」の機会にしている市町村も増えている．

c. 学童・思春期への支援

食育など，小児期からの生活習慣病対策に取り組む市町村も増えてきている．また，望まない妊娠や性感染症の予防を目指して，性教育に取り組んでいる市町村もあるが，まだ一部に限られているのが実情である．いずれの取り組みも学校保健との連携が不可欠であるが，その連携において学校医の果たす役割は大きい．学校医が児童生徒の健康問題の解決に向けて，教職員やPTAと一緒に取り組む際に，学校保健委員会を活用するなど，市町村の保健担当課や保健所との連携を念頭において進めることがポイントである．

d. 青年期（20～39歳）への支援

従来の老人保健法が主として40歳以上を対象にしていたことから，地域保健におけるこの世代への働きかけは十分できていないのが実情であったが，市町村健康増進計画策定に伴い，さまざまな取り組みが検討されている．本来，40歳以上である健康診査の対象を40歳未満にまで広げて，20～30歳代への健診機会を提供している自治体もある．また，この世代の多くが就労していることから，職域保健との連携が重要である．

e. 40歳以上への支援

40歳以上に対しては，高齢者医療確保法および健康増進法に基づき，以下の6事業が行われている．

- 健康手帳の交付：健康診査や健康教育，健康相談，訪問指導の記録を行い，継続的な健康管理を行う
- 健康教育：集団や個別での健康教育と保健指導
- 健康相談：生活習慣病など住民の心身の健康に関する相談・指導
- 健康診査：メタボリックシンドロームの早期発見を主たる目的とした特定健康診査と保健指導，節目の年齢に行われる歯周疾患検診，骨粗鬆症検診，各種がん検診
- 機能訓練：疾病，外傷その他の理由で身体または精神機能の障害や低下に対する訓練を必要とする者に，保健センターなどで理学療法や作業療法，レクリエーションや交流会などを行う
- 訪問指導：健診で「要指導」や「要医療」と判定さ

れた者などへの生活習慣の指導や受療指導

　以上，ライフステージごとに市町村が取り組む保健事業について述べたが，以下に領域別の取り組みを紹介する．

f．精神保健

　精神障害者の日頃の見守りや訪問指導なども保健センターで実施している．通院医療費公費負担の申請手続き，精神保健福祉手帳の交付申請，精神障害者居宅生活支援事業（ホームヘルプサービス，ショートステイ，グループホーム），社会復帰施設の利用に関する調整は，保健担当課ではなく，福祉事務所や福祉担当課が行っている自治体が多い．

g．感染症対策

　予防接種法に基づき，ポリオ，三種混合（ジフテリア，百日咳，破傷風），BCG，麻疹，風疹，日本脳炎の定期予防接種が市町村により実施されている．1994年の予防接種法の改正により，予防接種が義務から努力規定（受けるように努めなければならない）になったことや，集団接種から個別接種への移行に伴い，接種率の低下が問題となっている．とくに，麻疹の予防接種率の低下やSVF（Secondary Vaccine Failure；時間の経過に伴い，最初に獲得した免疫が減衰すること）のために高校生や大学生に麻疹が流行するなど，新たな問題となっており，2期（小学校就学前の1年間）もしくは3期（中学校1年），4期（高校3年生に相当する年齢）に確実に接種をすることが重要である（3期，4期は2012年度までの時限措置）．

2．保健所

　保健と医療との協働においては，身近な保健サービスの拠点である市町村保健センターとの連携が頻度的には多いが，より専門的な支援が必要な場合や広域的な調整が必要な場合には保健所との連携が重要である．

　政令指定都市や中核市，保健所政令市では，保健所が上述した市町村保健センターの機能を併せ持っている場合もあるので，シームレスな連携も期待できるが，保健所と保健センターの両方を設置している自治体では，それぞれの役割分担が自治体によって異なり，わかりにくい部分があることも現状である．

　指定都市や中核市，保健所政令市以外では，都道府県が保健所を設置しており（県型保健所と呼ぶ），市町村の保健事業との役割分担は概ね表15-1に示すようになっている．県型保健所が市町村保健センターの活動を補完する形で，専門的な支援を行うとともに，市町村の保健事業の企画や評価を支援していることが理解されよう．

　また，精神障害者の危機介入（措置入院）や感染症が発生した場合の対応（入院勧告や積極的疫学調査）など，保健所固有の業務も少なくない．

　このほか，食中毒が疑われる場合や，大気汚染や水質汚濁に起因すると考えられる健康被害を疑う場合に通報するのも保健所である．

C　地域医療と保健活動の協働の意義

　米国国立科学アカデミーでは，プライマリ・ケアの機能として，①近接性（access to care；患者が身近に利用できる），②継続性（continuity of care；ケアの継続性），③包括性（comprehensive care；住民に生じる健康問題の大部分について，予防からリハビリテーションまでカバーできる），④文脈性（contextual care；患者の価値観や生きがいとの脈絡を踏まえた医療である）という4つを挙げている．しかし，医療機関のみで，②継続性や③包括性，④文脈性の機能を完結させることは容易ではない．地域保健との協働により，これらの機能を補完することが可能である．

1．ケアの「継続性」の補完

　ケアの「継続性」を担保するには，病診連携や関

表 15-1　県型保健所と市町村保健センターの役割

対象	市町村保健センター	県型保健所
妊産婦（周産期）	母親学級，両親学級 妊産婦・新生児訪問指導 母乳教室・母乳相談	未熟児養育医療 未熟児訪問指導
乳幼児	乳児健診 1歳6か月児健診 2歳児歯科健診・相談 3歳児健診 育児教室・育児相談 離乳食指導 訪問指導 グレーゾーン児への支援 育児サークルの養成・支援	健康診査の精度管理の支援 療育相談および発達相談 地域療育推進連絡会議 虐待親のグループミーティング 児童虐待対策連絡会議 訪問指導（専門的な支援が必要な児） 小児慢性特定疾患児への支援 先天性代謝疾患マススクリーニング
学童・思春期	性教育・HIV教育 生活習慣病予防教室 食育の推進	性教育・HIV教育への支援 薬物乱用防止 食育の推進への支援・調整
成人・高齢者	健康手帳の交付 健康教育，健康相談 特定健診・保健指導 がん検診 訪問指導 機能訓練事業 健康増進計画の策定・推進 介護予防事業	健康教育等の企画や評価への支援 特定健診・保健指導の評価への支援 各種検診の精度管理の支援 糖尿病患者連絡システムなどの構築 地域リハビリの推進・調整 健康増進計画の策定・推進への支援 介護予防事業の評価への支援
精神障害者	精神保健相談，訪問指導 居宅生活支援事業 デイケアの実施 通院公費負担申請 精神保健福祉手帳の交付 家族会への支援	精神保健相談，訪問指導 危機介入，措置入院などの手続き 市町村のデイケアなどへの支援 精神科救急体制の整備 社会復帰対策連絡会議 家族会への支援 精神保健ボランティアの養成

係機関とのネットワークづくりが重要である．こうした連携の必要性を感じながらも，医療機関，とくに民間の医療機関が主導で，こうしたネットワークを構築することは容易ではない．関係機関への呼びかけは行政機関からの方がスムーズにいくものもある．ケアの「継続性」を担保するために必要なネットワークを構築できるような場づくりも保健活動との協働の大きな意義である．

2. ケアの「包括性」の補完

住民に生じる健康問題の大部分について，予防からリハビリテーションまでカバーするという「包括性」を実現するには，地域における健康課題を把握することが必要である．しかも，その健康課題が顕在化する前に把握することが望まれる．臨床の場において特定の疾患や病態が地域で多い（増加している）のではないかと気になることも少なくないが，本当に当該の疾患や病態が増えているのかどうかを臨床の場では正確に評価することは難しい．こうした疫学的な情報は保健所で把握されている．特定の感染症の増加については感染症サーベイランス情報で，特定の死因の増加については人口動態統計で，生活習慣病の増加については，健診データや医療費の分析で，確認をする

ことが可能である．こうした地域の情報が得られることも保健活動との協働の効用である．

3. ケアの「文脈性」の補完

患者の価値観や生きがいとの脈絡を踏まえたケアを実践するために，患者の生活史にどれだけ迫れるかが鍵を握る．入院患者については，ある程度可能であろうが，診療時間が限られる外来ベースでは困難な作業であろう．保健師は家庭訪問により，患者の話をじっくり傾聴し，患者の価値観や生きがいについて把握していることが多い．慢性疾患や障害のある患者へのケアのあり方については，保健師に相談することにより示唆に富む意見を得ることができよう．

4. 地域医療の評価

保健活動との協働は，上述したようにプライマリ・ケアの機能を補完する意義があるだけでなく，地域医療の評価にも有用である．医療機関における予防からリハビリに至る包括的な取り組みが，どのような成果を挙げているのかを検証したり，成果が出ていない場合に，どこに原因があるのかを分析したりすることができる．地域にはこうした協議の場として，「地域保健協議会」や「医療計画推進協議会」などが設置され，その下部組織として，母子保健部会や成人保健部会なども置かれている．このような協議の場を積極的に活用することが重要である．

■ 参考文献

1) 日本保健医療行動科学会：保健医療行動科学事典．メヂカルフレンド社，1999
2) WHO：WHOヘルスプロモーション用語集（佐甲隆，中沢廣訳）
3) http://www.sf-36.jp/
4) 島内憲夫訳：ヘルスプロモーション―WHO：オタワ憲章―．垣内出版，1990
5) 藤内修二：ヘルスプロモーションと個別健康教育．保健師雑誌 57(3)：170-176，2001
6) 森田ゆり：エンパワメントの原点．保健婦雑誌 56(13)：1128-1134，2000
7) http://kinen-marathon.jp/
8) 藤内修二：健康を支援する環境に関する研究．日本公衆衛生雑誌 40(10) 第55回日本公衆衛生学会総会抄録集Ⅱ：258，1996
9) 西三郎，鏡森定信監訳：21世紀の健康づくり10の提言―社会環境と健康問題．日本医療企画，2002
10) 健康日本21企画検討会：21世紀における国民健康づくり運動（健康日本21）について　報告書．2000
11) 飯島克巳編：この一冊で在宅患者の主治医になれる．南山堂，2002

（藤内修二）

Ⅱ 地域医療システム論

16 福祉活動

Point
1. 社会福祉とは，人々が幸せに安定した生活を営めるようにする社会的な制度・方法のことである．
2. 地域医療では，患者と家族の社会生活を視野に入れた福祉活動が必須である．
3. 多職種による良好な連携は，例えば入院期間の短縮につながるなど，社会的要請である医療の効率化に応えることになる．
4. 社会福祉援助の実践の場面において，医師は重要な社会資源である．

A 社会福祉の視点

　社会的・経済的弱者に対する援助活動について，宗教的動機によって行われる救済をキリスト教では慈善，仏教では慈悲という．また，国家の統治手段としての政治的・社会政策的な救済を慈恵という．持てる者が持たざる者へ施し与えるという一方的な救済が慈善，慈悲であり，慈恵である．福祉の「福」の意味は幸せ，幸運，豊かさであり，「祉」には，幸い，神の恵みという意味がある．一般的に福祉は，幸福や幸せな日常生活の条件（暮らし向き）のことで幸せに生きることを意味する．社会福祉とは，人々が幸せに安定した生活を営めるようにする社会的な手段，方法であり，社会的な取り組みとしての制度や施策を総称したものである．わが国で社会福祉が一般的な用語となったのは，1947年に施行された日本国憲法25条（生存権，国の生存権保障義務）において「国はすべての生活部面について，社会福祉，社会保障及び公衆衛生の向上及び増進に努めなければならない」と表記されてからである．それ以前には厚生という用語がほぼ同じ意味で用いられていたが，厚生が用いられた時代には，国家による恩恵的な救済の考え方が存在していた．その理念において厚生と社会福祉は異なるものである．

　社会福祉の基盤となる社会権や生存権を構成する人権思想は，1776年の「アメリカ独立宣言」に始まっており，そこでは「自明の真理として，すべての人が平等に造られ，創造主によって，一定の譲り渡すことのできない天賦の権利を与えられ，そのなかに生命，自由および幸福の追求が含まれていることを信ずる」と述べられている．その影響を受けたフランス市民革命における「フランス人権宣言」（1789年）で人権保障が規定された．日本国憲法97条（基本的人権の本質）には「この憲法が日本国民に保障する基本的人権は，人類の多年にわたる自由獲得の努力の成果であって，これらの権利は，過去幾多の試練に堪へ，現在および将来の国民に対し，侵すことのできない永久の権利として信託されたものである」と明記されている．

　1948年に国際連合において自由と平等を柱とする「世界人権宣言」が採択された．その後，障害者，児童，婦人，高齢者などの人権宣言によっ

て，社会福祉，社会保障の充実をはかることを世界的な課題として求めた．例えば，「障害者権利宣言」は，「完全参加と平等」をテーマとして1981年に実施された国際障害者年によって，「障害者はそのハンディキャップおよび障害の原因，性質および重さにかかわらず，同年齢の市民と同等の基本的思想を有する」とするノーマライゼーション（normalization）の理念を世界中に広めた．

ノーマライゼーションの理念は，障害者や高齢者が日常的に地域社会でともに生活を営み，地域住民や社会的活動から排除されないようにする統合化（integration）の運動となった．さらに，この統合化の考え方は「住民参加と住民主体」を目標とする地域福祉の理念と相まって，すべての社会的弱者を社会の一員としてともに支え合うソーシャルインクルージョン（social inclusion）に発展している．2000年に当時の厚生省が発表した「社会的な援護を要する人々に対する社会福祉のあり方に関する検討会報告書」には，ソーシャルインクルージョンの理念を進めることが提言されている．

日本国憲法は，生存権と国の生存権保障義務を定めた25条のほかに，13条で幸福追求の権利，14条では法の下の平等を定めている．これらの事項は，生存権の保障に取り組む社会福祉の基本である．

B 医療に必要な視点

人にとって健康に生きることが幸福な生活の基盤をなすことは明らかである．人は生命が確保されなければ生きてはいられないし，生命が確保されても暮らしが確保されなければ，人が生きるに値する生存とはいいがたい．したがって，生命と暮らしの確保は，人が生きるための両輪の輪であるから，生命の確保をはかって生活の基盤を確かなものにする医療は，その意義において福祉の基本となっている．

従来の医療の範囲は診断と治療が主であったが，現在は環境改善，健康増進，予防対策などかつての保健領域を包括し，早期発見，早期治療の二次予防対策を含めて，社会復帰・社会生活の維持，介護まで拡大してきている．しかしその一方で，機能分化などにより医療機関の役割機能は分けられているため，地域住民の生活に密着した医療活動を実践する地域医療では，患者と家族の社会生活を視野に入れた福祉活動が必須であり重要なものとなる．

例えば，患者と家族が医師に病状や入院の必要性を告げられた際に，一般的に抱える社会生活上の問題として，①医療費や生活費に困窮，②病気や治療に対する不安，③療養中の家事，育児，学校，仕事などの対応，④病状や療養生活に伴って生じる家族関係の葛藤，⑤医師や医療スタッフおよび患者同士との人間関係，⑤がん，障害，難病など傷病の受容が困難，⑥患者の死亡による家族の悲嘆，などがある．医療ソーシャルワーカーは，患者と家族が抱えるこれらの心理的・社会的問題の解決，調整援助を行う．社会生活上の困難を抱えた患者や家族を発見した医師は，なるべく早い時期に医療ソーシャルワーカーにケースを依頼することが重要である．また，介護を要する程度，障害区分や障害の程度，稼働能力や日常生活動作の程度など，患者のさまざまな生活上の状態について医師は意見を求められる．これは，患者が社会生活を持ちながら傷病を抱えているからであり，傷病や障害の状態が日常生活に種々の困難を発生させて，その軽減や解消をはかるために利用する社会保障・社会福祉制度などの申請に医師の意見が必要不可欠な資料となるからである．患者は家族の一員であり，同時に地域住民であり，学校や職場の構成員であるから，地域医療では患者の家族，地域社会，職場などにおける状態や関係性などの社会関係も視野に入れた診療のあり方が求められている．例えば，療養生活環境の変化が病状に影響することはよく見受けられるが，患者の生きる意欲を支えているものが何であるかを認識しておく必要がある．

以下に，7年間の療養生活の後，50歳で死亡し

た筋萎縮性側索硬化症の患者からの手紙を引用する．家族が不在となる昼間を，1人で，身動きできない状態のまま過ごす毎日であっても，「家にいたい」という患者の自己決定を尊重して，その希望を叶えようと，医療と福祉サービスが不足する状況下で尽力したチームに参加して，ノーマライゼーションの意義を実感した事例である．

> 『わたしは，じぶんでできるのは，まばたきとひだりあしのおやゆびを，すこし，うごかすことだけです．ても，あしも，じぶんのいしでは，うごかすことができません．でも，げんきです．これも，わたしをかいごしてくださる，みなさまのおかげだと，こころから，かんしゃしています．（中略）こんなからだで，みなさんに，めいわくをかけながらでも，わたしは，うちに，いたいのです．あさ，しんぶんをよみ，いろいろな，たべもののにおいをたのしみ，かぞくと，かいわやけんかをし，てれびをみて，きせつをはだでかんじることができる，ふつうのひとには，なんでもない，あたりまえのへいぼんな，せいかつをすることが，わたしのしあわせです．』（後略，下線は筆者）

傷病の背景にある社会生活の状態を視野に入れて，相互の関連性についても検討することが求められる医療には，社会福祉の視点が包括されている．

C 諸機関，多職種における協働と連携

患者や家族は医師には告げなかった生活上の困難について医療ソーシャルワーカー（p145）に相談する場合がある．患者には看護職には打ち明けても医師には話しにくい家庭の事情があったりする．栄養指導を受けたが改善しない患者に医療ソーシャルワーカーが面接したところ，独居で自炊経験が皆無だったことが判明した．医師や看護職に「死にたい」とはいえない患者も，生活相談を担当する医療ソーシャルワーカーには話しやすい場合もある．

患者や家族の心情に配慮した療養生活を援助する役割機能が求められる医療の実践には，病院内で関係職種によるチームを構成して援助する．ある県医師会による連携に関する調査では医師と医師との連携が最も不良という結果が報告されている．これは，他職種との関係保持について，日常的には「指示する」という一方的な関係に依存しがちなため，医師が他職種と対等な信頼関係の上に成立する「連携」に馴染みにくいことを示唆している．専門職には各々の職種による視点と価値があるので，合理的で効率的な連携は，円滑な医療活動に大きく寄与する．医師が早期に援助を開始するためには，日常的に他職種との関係を保持して適切な情報提供と率直な意見交換が行える「場」の準備が必要となる．このためには，各専門職が明確な自己の役割認識と他職種に対する尊重の意識に基づいて，良好な関係性の保持に尽力しなければならない．多職種による良好な連携は，結果的に入院期間の短縮につながることが多いため，社会的要請である医療の効率化に応えることにもなる．

表16-1は急性期病棟に入院した患者が退院して在宅復帰するまでの関係職種と他機関との業務を示したものである．今日の急性期病棟では，入院直後に退院計画を立てるのが通常であるから，表16-2に示した「ソーシャルハイリスク患者群」については，医療ソーシャルワーカーに早期に依頼する必要がある．医療分野における福祉職である医療ソーシャルワーカーは，協働，連携における院内外の機関や専門職との関係調整，連絡調整の機能を持ち，窓口の役割を果たして，地域での社会資源として活用するネットワークを拡大し整備する．

家族関係の崩壊と家族機能の著しい低下は，児童虐待や高齢者虐待の例などのように，弱者の生命を脅かす存在が本来最も信頼すべき家族である，という現象を出現させている．近年，急増している児童虐待の事例では，ただちに，児童相談所などの関係機関と協働することになるが，痛ましい患児の状態が医療チームに情緒的反応を起こさせる場合がある．虐待した人物（両親，とくに母親が多い）を罰したり，怒ったりするのではな

表 16-1 入院〜在宅 院内外の職種連携

		入院		在宅
患者・家族		・受療，自己決定 ・試験外泊	・かかりつけ医への報告 ・福祉サービス申請手続	・在宅療養生活
急性期病棟	医師	・病状説明 ・患者家族との協議 ・治療方針決定	・医療ソーシャルワーカーを紹介 ・かかりつけ医への報告 ・退院指示	
	医療ソーシャルワーカー	・心理，社会的援助 ・福祉制度の説明 ・機関，職種との関係調整	・在宅条件整備 ・かかりつけ医，ケアマネジャーへの情報提供	・相談
	看護職	・セルフケアの指導 ・医療ソーシャルワーカーへの情報提供	・セルフケア技術評価 ・関係機関への情報提供	
	PT・OT・ST 栄養士 臨床工学士	・リハビリテーション ・栄養指導，摂取の検討 ・人工呼吸器などの説明	・在宅環境の確認	
かかりつけ医		・専門医紹介	・担当者会議参加	・訪問診療
在宅介護	ケアマネジャー	・介護保険の導入契約 ・ケアプラン作成	・介護サービスの導入 ・担当者会議の主催	
	訪問看護 訪問介護 訪問リハビリ 福祉用具	・担当者会議参加		・訪問看護 ・訪問介護 ・訪問リハビリ ・福祉用具設置
	施設	・担当者会議参加		・ショートステイ

く，医療チームの役割機能を冷静に果たすことが肝要であるが，このためにも，視点と価値を異にする多職種や他機関との協働と連携が必要となる．また，高齢者の虐待事例も増加傾向にあり，地域の相談機関である「地域包括支援センター」などと協働する事例もある．

健康保険財政の逼迫や医療法の改正に伴う医療機関の機能分化により，「病病連携」「病診連携」などの医療機関相互の連携や「地域連携」が求められている．急性期を担当する機関では，治療終了が退院となるため，退院とは，「発病前の状態に戻って社会復帰する」とのイメージを抱いている患者と家族を戸惑わせるが，その心情に配慮する手段もなく，次の機関に転出(院)する事例が多い．転出先は患者の状態，居住地，家族の都合，経済状態などによって決定されるが，介護問題を

表 16-2 ソーシャルハイリスク患者群

(1) 家族構成の状態
　①高齢世帯
　②単身者
　③介護者が高齢者または病人・障害者
(2) 家族機能の状態
　①家族関係が不良
　②家族関係が複雑または不明瞭
　③家族機能が低い
(3) 経済状態
　①無保険(不法滞在の外国人など)
　②国民健康保険料金の長期滞納者
　③低収入または失業中
(4) 心理的状態
　①患者または家族が終末期である
　②植物状態の患者を抱えた家族である
　③ADL低下による介護不安を抱えた家族である

抱える患者は，障害者，高齢者施設の入所待機者となって，長期（複数年）の自宅待機となる事例もある．一方，難病など医療依存度が高く介護の必要性が高い疾患は，治療方法がなく治癒が望めないため，療養生活における入院期間が長期化しやすい．このため，診療報酬上からも入院期間の短縮を目指している急性期病院への入院は難しい．また，介護施設への入所は，医師や看護師が常駐しないため，医療の確保が困難である．一方，長期入院が可能な療養型病床への入院は，費用の自己負担が大きく，在宅は家族の介護負担が大きいために，仕事や学校など，家族の社会生活を確保することが難しくなり，安定した療養生活の場を確保することは容易ではない．

よって，これらの課題を抱えた患者を担当した医師は，他職種や他機関と連携して，情報の共有による共通認識に基づいた支援体制の構築を進めなければならない．

保健・医療・福祉分野における専門職は，その対象となる「住民」「患者」「利用者」に対する支援を共通の目的として各々の専門性（倫理・知識・技術）に基づいた視点と価値に基づいて活動する．つまり，医師の前に現れる患者は住民でも利用者でもある．各分野と多職種が協働し連携して，相互に支え合うことで，援助は拡大し重層化して，対象となる患者と家族に安心をもたらすことができるのである．

多くの機関と職種が連携し協働するには，各々の領域を尊重しつつ「誰のために，何のために，なぜ行うのか」という目的と責任を明確にしなければならない．「協働と連携」において医師の役割は常に重大である．

D 社会資源

少子高齢社会を迎えて，社会福祉制度，社会保障制度，医療保険，医療制度などの諸制度が改正された．なかでも，量とアクセスでは優れていた医療を保障する国民皆保険制度は，保険料の減収と老人医療費の増大による保険財政の著しい逼迫によって制度改革が急がれていた．10年間にわたる論議の結果，2008年に75歳以上（65～75歳未満で一定の障害のある人を含む）のすべての高齢者（生活保護受給者は除く）を対象とし，都道府県の広域連合を保険者とした「後期高齢者医療制度」が発足した．しかし，「後期高齢者」という制度の名称，年齢によって区分するという制度設計や扶養家族の扱い，保険料徴収方法（老齢年金からの特別徴収）などを巡って国民の反発を買った．また，保険者となる地方自治体への説明の遅れから，制度施行日までに受診に必須の保険証が届かないという行政の混乱があった．このため，保険料の軽減と特別徴収について改善策が講じられ，制度を巡る論議の高まりを受けて，低所得者に対する保険料の軽減措置，保険料徴収方法の変更（特別徴収から普通徴収に），後期高齢者医療制度の廃止が示された．厚生労働省は2010年12月，「新たな高齢者医療制度」への移行時期を2013年から2014年に延期した．

社会福祉についても，社会福祉事業法等改正法案大綱骨子では「昭和26年の社会福祉事業法制定以来大きな改正の行われていない社会福祉事業，社会福祉法人，措置制度など社会福祉の共通基盤制度について，今後増大・多様化が見込まれる国民の福祉需要に対応するため，見直しを行うものである」として，2000年から「社会福祉基礎構造改革」が実施された．2000年には，介護の社会化をはかるため「介護保険制度」が誕生した．介護保険制度の最大の特徴は福祉サービスの利用方法が，措置（行政処分による措置制度）から利用者自身が選択する契約（利用者制度）に変更されたことである．

2006年には，介護に関するサービス（介護給付），訓練に関するサービス，市町村などが自主的に行うサービス（地域生活支援事業）とともに育成・更生医療などの公費負担医療制度を再編した「自立支援医療」からなる「障害者自立支援法」が制定された．介護サービスに関する「介護保険制度」と「障害者福祉制度」との関係について，厚生労働

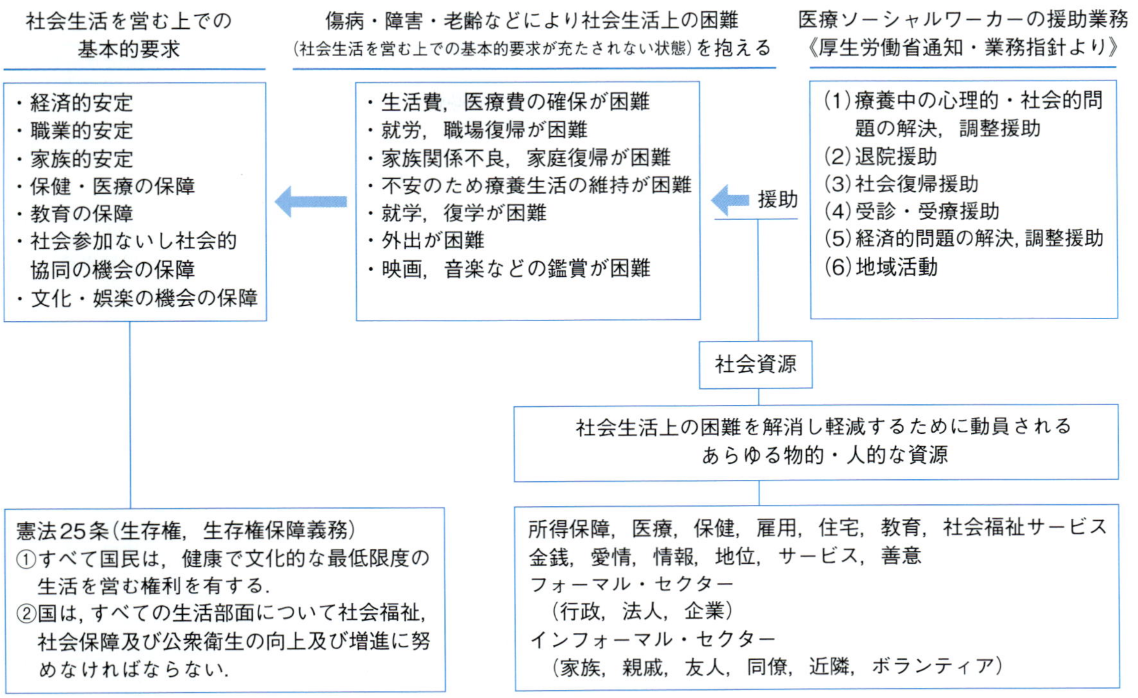

図16-1 ソーシャルワークと社会資源

社会生活を営む上での基本的要求
- 経済的安定
- 職業的安定
- 家族的安定
- 保健・医療の保障
- 教育の保障
- 社会参加ないし社会的協同の機会の保障
- 文化・娯楽の機会の保障

傷病・障害・老齢などにより社会生活上の困難（社会生活を営む上での基本的要求が充たされない状態）を抱える
- 生活費,医療費の確保が困難
- 就労,職場復帰が困難
- 家族関係不良,家庭復帰が困難
- 不安のため療養生活の維持が困難
- 就学,復学が困難
- 外出が困難
- 映画,音楽などの鑑賞が困難

医療ソーシャルワーカーの援助業務《厚生労働省通知・業務指針より》
(1) 療養中の心理的・社会的問題の解決,調整援助
(2) 退院援助
(3) 社会復帰援助
(4) 受診・受療援助
(5) 経済的問題の解決,調整援助
(6) 地域活動

←援助

憲法25条(生存権,生存権保障義務)
① すべて国民は,健康で文化的な最低限度の生活を営む権利を有する.
② 国は,すべての生活部面について社会福祉,社会保障及び公衆衛生の向上及び増進に努めなければならない.

社会資源
社会生活上の困難を解消し軽減するために動員されるあらゆる物的・人的な資源

所得保障,医療,保健,雇用,住宅,教育,社会福祉サービス
金銭,愛情,情報,地位,サービス,善意
フォーマル・セクター
　（行政,法人,企業）
インフォーマル・セクター
　（家族,親戚,友人,同僚,近隣,ボランティア）

参考文献：社会福祉実践基本用語辞典（日本社会福祉実践理論学会／編,川島書店）
　　　　　保健医療ソーシャルワーク理論編（保健医療ソーシャルワーク研究会,中央法規）

省は「両制度に共通するサービスについては,一般の介護保険制度を優先し,介護保険にないサービスについては,障害者福祉制度を適用する」（財団法人長寿社会開発センター「介護保険制度の被保険者・受給者範囲について」）として,65歳以上の高齢障害者については,こうした組み合わせの仕組みが適用されている.これらの福祉制度には,低所得世帯に対する軽減措置が設けられたが,保険料の滞納に対するペナルティがある.

図16-1は,社会福祉援助実践（ソーシャルワーク）の場面において活用する社会資源の概念を示したものである.社会資源とは,一般的には,公的な制度や施設,組織などを指すが,社会生活の困難を援助する際には,公的な社会資源は,条件や待機期間などの課題があって,すぐには利用しにくい場合もある.よって,家族,友人,近隣のボランティア,募金活動による金銭や寄付,愛情や親切などの人的,物的,精神的なインフォーマルな社会資源を,臨機応変に組み合わせて活用することも援助となる.一方,社会資源の存在が不明な場合は,行政機関の相談窓口が必要な社会資源の糸口となることもあるので活用を試みるとよい.何よりも,医師も重要な社会資源であることを認識しておくべきである.

表16-3（p104,105）に,医療現場において活用される社会保障制度を簡単に記した.患者の社会生活に対応した医療活動を行う際に必要な知識として確認しよう.制度について調べることは,社会保障の実態を学ぶ機会となる.

（石井朝子）

表 16-3 社会保障制度

	制度	対象	目的	法律	給付サービス
社会保険	・医療保険	傷病 出産	・病気, 傷害, 出産による対象者の健康状態を維持, 回復, 改善を図る	・国民健康保険法 ・健康保険法(政府管掌健康保険, 組合管掌健康保険) ・各種共済組合法 ・船員保険法	・医療 ・金銭
	・後期高齢者医療	傷病 健康	・75歳以上, 65歳以上75歳未満の一定の障害のある高齢者を対象として医療を保障	・高齢者の医療の確保に関する法律	・医療 ・保健事業
	・介護保険	高齢者	・介護を要する高齢者に対して介護サービスなどを提供	・介護保険法	・福祉
	・年金保険	高齢者 障害(児)者 遺族	・高齢者, 障害者など, 稼働できない人々の所得を保障, また保護対象者の死亡により生じる経済的困難に対する所得保障	・国民年金法 ・厚生年金保険法 ・各種共済組合法 ・独立行政法人農業者年金基金法	・金銭
	・雇用保険	失業	・失業した対象者に職業紹介, 就職までの一定期間所得を保障	・雇用保険法 ・職業安定法	・金銭 ・情報提供
	・労災保険	労働災害	・業務上の災害, 病気, 障害, 死亡に対する保障	・労働者災害補償保険法	・医療 ・金銭
社会福祉	・育成医療 ・保育所サービス ・児童健全育成 ・児童養護施設等 ・児童手当 ・児童扶養手当	児童	・18歳以下の子どものいる家族を支援する ・子どもの心身の発達と育成を支援する	・児童福祉法 ・児童手当法 ・児童扶養手当法	・医療 ・福祉 ・金銭
	・自立支援医療(更生医療・精神障害通院公費負担・育成医療) ・在宅サービス・施設サービス ・訓練等給付・補装具・地域生活支援事業	障害(児)者	・障害(児)者の地域での生活と就労を進め, 自立を支援する	・障害者自立支援法 ・身体障害者福祉法 ・知的障害者福祉法 ・精神保健及び精神障害者に関する法律 ・児童福祉法 ・介護保険法	・医療 ・福祉 ・金銭
	・在宅サービス ・施設サービス(老人福祉施設など) ・生きがい, 生活支援施策	高齢者	・高齢者が尊敬され, 生きがいを持って暮らせるように支援する	・老人福祉法 ・介護保険法	・福祉
	・児童虐待防止 ・高齢者虐待防止 ・家庭内暴力(DV)と防止	児童 高齢者 配偶者	・対象者に対する虐待を防止する	・児童虐待の防止等に関する法律 ・高齢者の虐待防止, 高齢者の養護者に対する支援等に関する法律 ・配偶者からの暴力防止及び被害者の保護に関する法律	・福祉
公的扶助	・生活扶助 ・教育扶助 ・住宅扶助 ・医療扶助 ・介護扶助 ・出産扶助 ・生業扶助 ・葬祭扶助 ・生活福祉資金 ・母子寡婦福祉資金	生活困窮	対象者に対して最低限の所得を保障し, 自立を支援する	・生活保護法 ・社会福祉法 ・母子及び寡婦福祉法	・医療 ・福祉 ・金銭

表 16-3　つづき

制度	対象	目的	法律	給付サービス
・感染症患者の医療（ただし，社会防衛的な側面もある）	一類感染症 二類感染症（結核・SARSを含む）	・新感染症の感染予防	・感染症の予防および感染症の患者に対する医療に関する法律	・医療
・肝炎ウイルスの根治治療を目的とするインターフェロン治療	B型およびC型肝炎ウイルス患者	・血液製剤による肝炎感染患者の支援	（肝炎治療特別促進事業）	・医療
・小児慢性 ・特定疾患など	難病	・小児の難病に対する支援 ・成人の難病に対する支援 ・血友病患者に対する支援 ・血液凝固因子製剤に起因するHIV患者の支援	（小児慢性特定疾患治療研究事業） （特定疾患治療研究事業） （先天性血液凝固因子障害等治療研究事業）	・医療
・学校保健法に定める疾病の治療 ・学校の管理下にある児童・生徒等の負傷，疾病 ・障害児施設医療 ・児童福祉施設措置医療 ・結核児童養育医療	児童 生徒	・児童生徒の援護	・学校保健法 ・日本スポーツ振興センター法 ・児童福祉法	・医療
・養育医療	低体重出生児	・低体重出生児を抱える親への支援	・母子保健法	・医療
・ひとり親家庭医療	低所得のひとり親	・低所得の母子，父子家庭の援助	（都道府県の補助金交付要綱）	・医療
・乳幼児医療 ・重度障害児・者医療	乳幼児 障害児・者	・乳幼児を抱える親への支援 ・重度障害児・者への援護	（都道府県の補助金交付要綱）	・医療
・原爆認定疾病医療	原爆被爆者	・認定を受けた被爆者に対する援護	・原子爆弾被爆者に対する援護に関する法律	・医療
・戦傷病者に対する療養給付	戦傷病者	・旧軍人軍属などに対する援護	・戦傷病者特別援護法	・医療
・麻薬中毒措置入院	麻薬中毒者	・麻薬中毒者の医療支援	・麻薬及び向精神薬取締法	・医療
・石綿健康被害救済事業	石綿健康被害者	・石綿（アスベスト）による健康被害者に対する救済	・石綿による健康被害の救済に関する法律	・医療
・大気汚染，砒素中毒による認定疾病に対する補償給付	公害健康被害者	・公害による健康被害を補償し被害者を保護	・公害健康被害の補償等に関する法律	・医療 ・金銭
・予防接種による健康被害救済制度 ・医薬品副作用健康被害救済制度（任意で予防接種を受けた場合）	予防接種健康被害者	・認定された予防接種の副反応による健康被害に対する補償	・予防接種法	・医療 ・金銭
・医薬品副作用健康被害救済制度	医薬品健康被害者	・認定された医薬品の副作用による健康被害に対する補償	・独立行政法人医薬品医療機器総合機構法	・医療 ・金銭
・生物由来製品感染等被害救済制度	生物由来製品感染症等健康被害者	・生物由来製品による健康被害に対する補償	・独立行政法人医薬品医療機器総合機構法	・医療 ・金銭
・中国残留邦人医療支援	中国残留邦人	・日本に永住帰国した中国残留邦人の支援	・中国残留邦人等の円滑な帰国の促進及び永住帰国後の自立支援に関する法律	・医療

（公費負担医療）

注：2010年4月に新設された「子ども手当」は2011年9月に廃止される．時限立法（子ども手当法）なので恒久法（児童手当法）が自動的に復活する．

II 地域医療システム論

17 都道府県の事例（島根県）

Point
1. 島根県の人口10万人あたりの医師数は全国平均を上回っているが，県内での医師の地域偏在，診療科偏在が課題である．
2. 島根県は，比較的早くから地域で働く医師を支援する事業を進めてきた．

A 背景

島根県は中国地方のなかで日本海側に位置しており，東は鳥取県，西は山口県，南は広島県に接している．東西に細長く，海岸沿いの狭小な平地を除いてはほとんどが山間地であるとともに，隠岐諸島という離島を持つ．面積は，約6,707.6 km^{2}で47都道府県中16位，人口は2007年には約73.1万人で，同46位である．

島根県の医師数は2006年において，人口10万対263人で，47都道府県中9位であり，全国平均218人を上回っている．島根県内7つの二次医療圏別にみてみると（図17-1），県庁所在地であり病院を多く抱える松江圏と大学附属病院，県立中央病院がある出雲圏では全国平均を上回り，益田圏でほぼ全国レベル，その他の4圏域では，全国平均を下回っており，県内での地域偏在が顕著である．

また，2002年ごろからは，地域の中核的病院の産婦人科，精神科などの診療科で大学からの医師派遣が受けられなくなり，診療を継続するために緊急避難的に県立病院などから医師を派遣したり，やむなく診療科を閉鎖ないし縮小せざるを得ない状況も起こってきた．さらに，2004年に医師の臨床研修が必修化され，国立大学の独立法人化がなされたことなどにより，麻酔科，小児科，内科，外科などにおいても，大学からの医師派遣が困難になり，医師の診療科偏在も顕在化し，島根県において，離島や中山間地の医療の維持・存続が脅かされる状況になってきた．

県内の医師不足に対しては，島根県は1992年に「島根県へき地勤務医師確保協議会」（現在は「島根県地域医療支援会議」に改変）を設置し，地域医療機関からの医師派遣要望をもとに，自治医科大学卒業医師等の派遣調整などを開始した．その後も，表17-1に示すとおり，地域医療機関を支援することを目的とした制度等を創設してきた．

2006年には，県の組織として医師確保対策室を新たに設置し，現役の医師の招聘を目指すとともに，将来の地域医療を担う医師を育てるために，島根大学の新たな地域医療教育に協力・連携する仕組みづくりを開始した．現在，医師確保対策室においては，地域医療を支える医師を「招聘する」「育成する」「支援する」を3本柱として，医師確保，地域医療支援に取り組んでいる．本項では，地域医療を支える医師を「支援する」事業について紹介する．

17　都道府県の事例（島根県）　　107

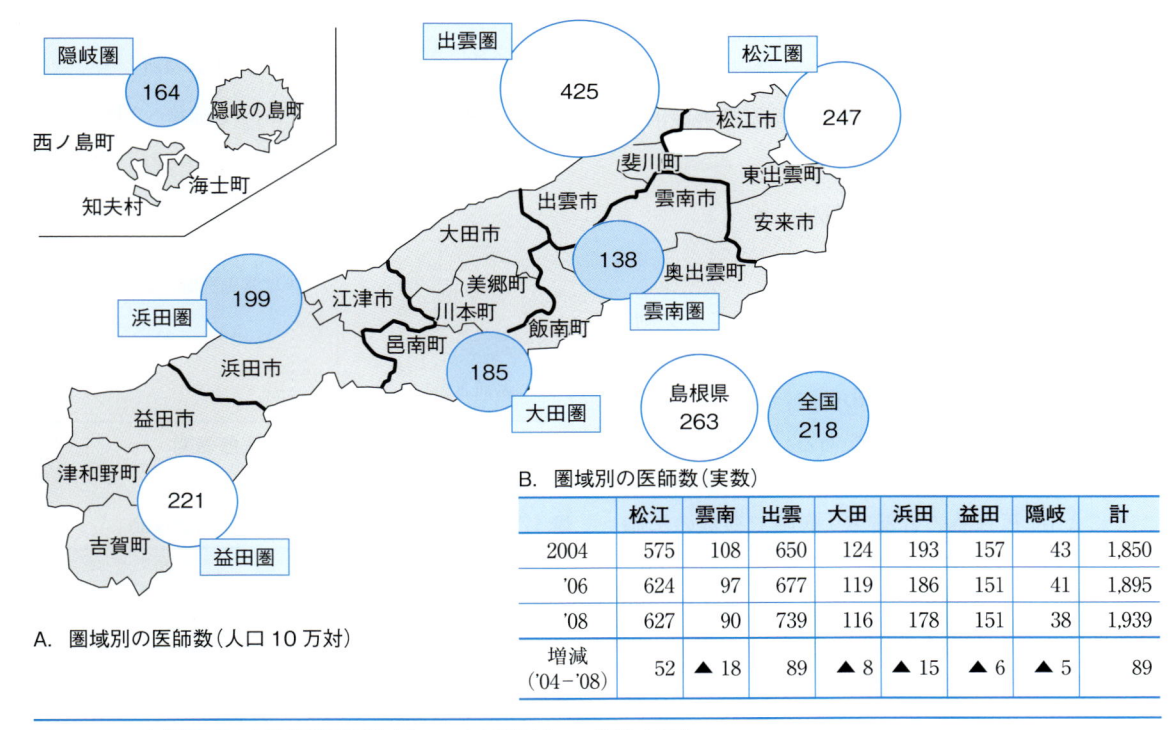

図17-1　島根県内の圏域別医師数（人口10万対がA，実数がB）
2006年12月31日現在（2006年医師・歯科医師・薬剤師調査）

A．圏域別の医師数（人口10万対）

隠岐圏 164
出雲圏 425
松江圏 247
浜田圏 199
雲南圏 138
大田圏 185
益田圏 221
島根県 263
全国 218

B．圏域別の医師数（実数）

	松江	雲南	出雲	大田	浜田	益田	隠岐	計
2004	575	108	650	124	193	157	43	1,850
'06	624	97	677	119	186	151	41	1,895
'08	627	90	739	116	178	151	38	1,939
増減（'04-'08）	52	▲18	89	▲8	▲15	▲6	▲5	89

表17-1　島根県における地域医療支援制度の設置年（または開始年）

年	制度
1992	島根県へき地勤務医師確保協議会
1995	地域医療支援ブロック制度
1998	本土側医療機関医師同乗による離島救急患者緊急搬送制度
2000	隠岐島遠隔医療支援システム
2000	島根県へき地代診医派遣制度
2004	しまね地域医療の会
2006	Web型電子カルテの運用
2007	女性医師就業支援事業

B これまでの取り組みと成果

1. 島根県地域医療支援会議

島根県では，へき地勤務医師の不足や高齢化に対応するため，1992年に「島根県へき地勤務医師確保協議会」を設置し，へき地診療所等の実情把握や安定した医師確保の協力・支援を行ってきた．

その後，県内の中山間地，離島などのへき地医療対策および地域の医療機能の確保をより総合的・体系的に推進するため，2002年に，「島根県へき地等医療支援会議」を発足させ，2004年に名称を「島根県地域医療支援会議」（以下「支援会議」）と改めた．

2007年からは医療法に設置が義務付けられたため，現在では医療法30条の12の1項に基づく組織として設置している．

支援会議の構成員は，公的医療機関，診療に関する学識経験者の団体，大学その他の医療従事者の養成に関係する機関，地域の医療関係団体，関係市町村，地域住民を代表する団体の機関の長などの23人の委員からなっている．

支援会議は，毎年度3回程度開催し，「へき地保健医療計画」の策定および進行管理，地域医療

支援事業の総合的企画調整，義務年限内の自治医科大学卒業医師をはじめとする地域勤務医師の派遣調整などを審議し，県のへき地医療対策に関する施策の方針を決定している．

2. 地域医療支援ブロック制度

a. 地域医療支援ブロック制度とは

　地域医療支援ブロック制度（以下，ブロック制）は，1995年より始まった．これは一定の地域で中核となる病院と診療所との間で，医師が曜日ごとに交代で勤務する仕組みである．診療所の医師にとっては，ある特定の曜日には病院で勤務することにより「孤独感の軽減」や「病院で複数の医師による医療に参画できる」などのメリットがあり，また地域住民にも「複数の診療科の専門医から診察を受けることができる」というメリットがある．
　島根県においては，隠岐島後ブロック，隠岐島前ブロック，飯南ブロックおよび浜田ブロックにおいて運用されているが，それぞれのブロックにおいて，地域の特性に応じた特色のあるブロック制が形成されている．

b. 隠岐島後ブロック（都万診療所）の例

　島根県のブロック制の例として，隠岐島後ブロックを紹介する（隠岐島前ブロックについてはp112を参照）．
　隠岐諸島は，島根半島の北東約40〜80kmの日本海上に位置し，180余りの島からなる群島であり，そのうち4つの島に人が住んでいる．そのなかで最も大きな島は島後と呼ばれ，残り3つの島をあわせて島前と呼ばれている．島後は，島前の北東約18kmに位置し，自治体としてはこの1つの島で隠岐の島町をなす．人口は，隠岐全体で22,679人（2007年），そのうち島後は16,266人である．
　隠岐島後の医療機関としては，島内唯一の病院である隠岐広域連合立隠岐病院（150床，以下隠岐病院）と6つの公立診療所，5つの民間診療所があり，そのうち民間診療所を除いた医療機関で

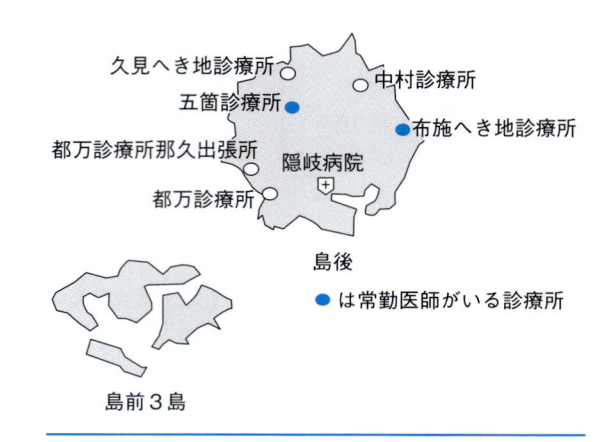

図17-2　隠岐島後ブロックの医療機関

表17-2　隠岐の島町都万診療所の医療体制

曜日	午前	午後
月	休診	五箇診療所の医師
火	休診	隠岐病院の医師（神経内科）
水	五箇診療所の医師	休診
木	休診	隠岐病院の医師（外科）
金	布施診療所の医師	隠岐病院の医師（内科）

＊すべての医師が自らの専門診療科にかかわらず一次診療を行う

隠岐島後ブロックを構成している（図17-2）．ブロック内の診療所と隠岐病院は，車で30分以内の距離にある．
　ちなみに広域連合は，地方自治法に規定する一部事務組合の1つで，既存の市町村の区域はそのままで，目的に合わせて市町村が互いに協力し，総合的かつ計画的に広域行政事務を処理する仕組みである．隠岐広域連合は，1999年9月に島根県と隠岐4町村（当時は7町村）を構成団体として設立され，隠岐病院および隠岐島前病院（以下，島前病院）の設置・管理・運営のほか，いくつかの事務事業を行っている．
　2003年には，医師複数体制の公立診療所もあり，これらの公立診療所に5名の常勤医師がいたが，医師の高齢化や全県的な地域勤務医師の不足の影響を受け，2008年には公立診療所の常勤医師は2名になっている．常勤医師が不在となった

表 17-3 島根県へき地代診医の派遣実績

年度	のべ日数	内訳				
		研修・出張	休暇	入院	産休・育休	その他
2000	41	23	13	5	0	0
2001	115	25	16	0	74	0
2002	95	9	68	3	0	15
2003	87	39	13	0	0	35
2004	146	8	10	22	14	92
2005	338	67	17	0	0	254
2006	544	1	13	0	153	377
2007	72	0	24	0	0	48

都万診療所には，隠岐病院や別の公立診療所の常勤医師による協力体制をとることで，休診の時間はあっても診療体制は維持できている(表 17-2)．

隠岐島後ブロックの診療所では夜間・休日などの診療は行わないが，診療所の医師は隠岐病院での休日の日直勤務を行っている．

3. へき地代診医派遣制度

2000 年度に，へき地診療所などの勤務条件を改善し，地域住民の医療の確保をはかるために，へき地代診医派遣制度を創設した．当初は公立診療所を対象としていたが，その診療所と連携して地域医療を支える公立病院も対象に加えた．実績としては 2003 年度までは年間 100 日前後であったが，2005 年度と 2006 年度は，隠岐病院の産婦人科医師の不在や，医師の産休・育休取得による派遣により急増した(表 17-3)．

本制度は，医師の産休・育休などの休暇取得や研修・学会参加などによる医師不在に対して，2 つの県立病院(中央病院，こころの医療センター)から医師を派遣するものであり，地域医療機関の医師の身体面・精神面における重要なサポート制度として利用されている．

4. ヘリコプターを活用した本土側医師同乗による離島救急患者の緊急搬送

離島である隠岐から本土の医療機関へ救急患者を緊急搬送する際には，かつては離島側医療機関の医師が海上保安庁のヘリコプターや自衛隊の C1 ジェット機に同乗していた．

同乗した医師は患者搬送の後は，公共交通機関を利用して帰島するしかなく(海上保安庁や自衛隊の援助はあくまでも患者搬送のためであり，医師の帰島の支援は行わない)，季節や時間帯によっては島への帰着は翌日の午後になった．このため，医師数の少ない離島においては，緊急搬送の際の医師の不在時間が長く，診療に影響があった．

島根県ではこの課題を解決するため，1996 年に隠岐島を対象に，「本土側医療機関医師同乗による離島救急患者緊急搬送」を開始した．これは，県の防災ヘリコプターを使用し，県立中央病院の医師が同乗し，救急患者を迎えに行く仕組みである．防災ヘリコプターは，出雲空港に駐機してあり，患者搬送時に医療機器などを搭載する．県の防災ヘリコプターが利用できない時には，鳥取県の防災ヘリコプター，海上保安庁のヘリコプターまたは船，自衛隊の C1 ジェットに出動を要請している．この制度により離島での緊急搬送時の医

師不足が解消された．また，1999年には県立中央病院が新築移転するのに伴い，屋上ヘリポートが整備され，搬送時間も短縮した．緊急搬送の要請があってから本土側医療機関に患者が到着するまでに要する時間は約1時間半から2時間である．ちなみに隠岐と県立中央病院の間はヘリコプターで約30分である．

近年の救急搬送実績は，2005年度は95回，2006年度は92回，2007年度は64回であった．

東西に長くかつ医療資源が県東部に偏在する島根県において，地域医療の実態に合わせた効果的なヘリコプターの活用について，期待が高まっている．県としては，防災ヘリコプターなどを活用した受け入れ病院側の医師同乗による救急搬送について，離島以外で医師の不足する地域にも拡大できるよう，関係機関と協議を始めたところである．

防災ヘリコプターを活用して救急患者を搬送する制度は，いわゆるドクターヘリとは異なるものである．いわゆるドクターヘリは「救急医療用ヘリコプターを用いた救急医療の確保に関する特別措置法」に基づき救命救急センターに配備され，搭乗した医師が機内に装備した医療機器などにより，迅速に救命医療を行うことができる救急医療専用のヘリコプターである．

5. ITを利用した地域医療支援

a. 隠岐島遠隔医療支援システム

隠岐島遠隔医療支援システムは，隠岐広域連合（p108参照）が中心となり隠岐病院・島前病院・県立中央病院・松江赤十字病院の間をISDN回線で結んだ画像診断システムであり，2000年4月から運用している．

このシステムは，隠岐病院や島前病院で撮影したCTやMRI画像を本土にある県立中央病院へ毎日送信し，放射線科専門医が当日中に読影し，読影レポートを島の病院へ返送する仕組みである．緊急を要するものについては，コンサルテーションも可能である．その読影件数は年間4,200〜4,400件である．

2007年3月には新システムへ移行し，回線もADSL回線に更新された．これにより，画像送信時間が大幅に短縮され，読影レポートの返送が迅速に行われるようになった．また，このシステムを医療ネットしまね（インターネットを利用した病病・病診連携を推進するための地域医療情報ネットワークシステム）に接続したことから，隠岐病院・島前病院のほか隠岐地区内のWeb型電子カルテを導入している9診療所からも画像参照やレポート参照が可能となった．

このシステムは，離島における医療の質の向上を目指したものであるが，結果的には不要な緊急搬送を減らす上でも役立っている．

b. Web型電子カルテシステム

Web型電子カルテシステムは，診療所勤務医師の支援や地域連携強化を行うことにより，地域で質の高い医療を提供し，患者サービスの向上をはかることを目的として2005年に実証実験を行い，2006年に本運用を開始した．

県立中央病院にサーバを置き，診療所に電子カルテシステムを導入することにより，診療所用電子カルテの普及をはかった．現在，隠岐病院・島前病院と隠岐地区内の9診療所と出雲地区の7診療所で稼働している．このシステムにより，診療所から病院へ紹介した患者の病状経過等の情報共有がはかられ，地域連携が促進されている．

6. 女性医師の就業支援事業

女性医師の増加に伴い，子育てと仕事が両立でき，女性医師が継続して就業できる環境を整備することにより，女性医師の確保と定着をはかるため，2007年から「女性医師就業支援事業」を実施した．

この事業では，出産，子育てなどにより離職・休職している女性医師が県内の医療機関に復帰（再就業）する際の研修や，女性医師の詳細なニーズを調査することを目的とした女性医師意見交換

会を行っている．意見交換会では，産休・育休中の代替医師や院内保育所の必要性，女性医師支援策についての啓発の推進などの意見が出された．

7. しまね地域医療の会

2004年に島根県の自治医科大学卒業医師や「赤ひげバンク」を通じて島根県内の医療機関に着任された医師を中心に，「しまね地域医療の会」を組織し，現在，72名の医師が会員となっている．

赤ひげバンクは2002年に県が設置したもので，島根の地域医療に興味関心のある医師，歯科医師，薬剤師，看護師，医学生，看護学生などを登録する制度である．登録者には定期的に機関紙「島根の地域医療」の送付や，イベント案内を行うほか，現在ではバンク会員と県内医療機関とのマッチング業務をするために，無料職業紹介所としても登録している．

しまね地域医療の会は，島根県民が地域で安心して適切な医療が受けられるよう，島根県の地域医療の向上発展に貢献することを目的としており，その実現のため，会員相互の情報・意見交換の場として年2回開催している．

C 今後の課題と展望について

島根県においては，1992年に「島根県へき地勤務医師確保協議会」を設置したのを契機として，さまざまな角度から地域医療支援体制の整備を行ってきた．一定の成果は上げてきたものの，医師不足が主な原因となり，地域医療の確保は一層困難な状況となってきている．今後も島根県としては市町村や医療機関に対する支援に全力を挙げて取り組むが，県，市町村，医療機関における努力には限界がある．国が法的整備も含めて，抜本的な対策を打ち出す必要があると考え，島根県はさまざまな場面で，国に対して要望を行ってきた．

こうした働きかけも功を奏し，国においては，2005年8月には「医師確保総合対策」，2006年8月には「新医師確保総合対策」，2007年5月には「緊急医師確保対策」が取りまとめられた．

さらに，2008年6月に打ち出された「安心と希望の医療確保ビジョン」には，医師養成数の増加と医師の勤務環境の改善などが盛り込まれた．今後は，こうした施策が具体的に実施されるよう国への働きかけを継続していく予定である．

〔木村清志〕

■ 参考文献

1) 医師・歯科医師・薬剤師調査，厚生労働省大臣官房統計情報局
2) 地域医療白書 第2号 これからの地域医療の流れ，学校法人自治医科大学，2007
3) 島根県保健医療計画，島根県，2008

II ■ 地域医療システム論

18 市町村の事例 Part1 （島根県隠岐郡西ノ島町ほか）

Point
1. 医師として地域での役割を考える．
2. 周辺の診療所，後方病院との機能分担・連携が重要である．
3. 救急，行政，保健福祉分野との協働が重要である．
4. 自分が楽しめる環境づくりが必要である．

A はじめに

1. 概要

隠岐諸島は，島根半島の北東約40～80 kmの日本海上に位置し，180余りの島からなる群島であり，4つの島に人が住んでいる．そのなかで最も大きな島は島後と呼ばれ，残り3つの島をあわせて島前と呼ばれている（第17章 p108，図17-2参照）．

島前の3つの島はそれぞれ独立した地方自治体で，西ノ島（面積56.0 km^2，人口3,284人）は西ノ島町，中ノ島（面積33.45 km^2，人口2,491人）は海士町，知夫里島（面積13.7 km^2，人口638人）は知夫村で，それぞれに町村立の診療所を持っている（いずれも人口は2007年）．

隠岐広域連合立隠岐島前病院（以下，島前病院）は西ノ島町にあり，島前地区唯一の入院施設を有する44床（一般病棟20床，医療保険療養型8床，介護保険療養型16床）の中核病院として，島前3町村の対象人口約6,400人（高齢化率39％）の医療を担っている（隠岐広域連合については第17章 p108を参照）．

島前病院では，内科系総合医4名，内科小児科系総合医1名，外科系総合医1名の計6名の常勤医師で診療を行っている．診療科は，常設の内科，小児科，外科に加えて，週に1回の耳鼻咽喉科，眼科，精神科のほか，月に2回の産婦人科，整形外科で，非常勤医師による診療を行っている．また，前述の常勤医師6名で，西ノ島町にある常設の西ノ島町国民健康保険浦郷診療所（以下，浦郷診療所）と出張診療所である西ノ島町へき地三度診療所（以下，三度診療所），知夫村にある常設の知夫村国民健康保険知夫診療所（以下，知夫診療所）の診療を行っている．

海士町には海士町国民健康保険海士診療所（以下，海士診療所）があり，2名の常勤医師により診療が行われている．

2. アクセス

本土との交通は，空路では，島後にある隠岐空港と，大阪（伊丹）空港，出雲空港との間で毎日各1便ずつ結ばれている．島前には空港がなく旅客船の連絡のみであり，西ノ島と島根県本土の間は直通便でフェリーが130分程度，春から初冬の期間に運行される高速船が60分程度で結んでいる．島前と島後の間は，フェリーが60分，高速船が30分で結んでいる．島前の3つの島の間は，内航船と呼ばれる旅客船とフェリーで結ばれており，15分程度で各島間を移動することができる．

緊急時の患者搬送は，主に島根県の防災ヘリコプターで島根県立中央病院の医師同乗により患者搬送を行う．

3. 離島のタイプ

日本は6,852の島嶼により構成されている．このうち本州，北海道，四国，九州および沖縄本島を除く6,847島が離島で，315島が有人離島である（2007年）．

離島医療を語る場合，離島の特長によって分けて考える必要がある．まず基本的には橋の架かったものはここでは離島に含めず，人口規模と本土からのアクセスにより4つに分けて考える．

第1は5万人以上の人口で，400床クラスの総合的な機能を有する病院のある佐渡島や奄美大島などの離島で，このタイプの島では，ある程度の医療が完結できる．

第2は，瀬戸内海や湾の中にあるような内海の離島である（たとえば小豆島など）．このタイプの島は，本土まで比較的短時間でアクセスでき，台風の直撃などの特別なことがなければ，交通が途絶えることがない．

第3は，外洋にあるフェリーで2～3時間程度の長崎の離島や伊豆諸島などで，このタイプの離島では，時に交通が遮断され，ある程度医療を完結することを要求される．隠岐はこのタイプに分類される．

第4は，フェリーで数時間の外洋タイプの離島で，隣の島まで100 km以上あるが1,000人単位の人口の沖縄，小笠原などの絶海の孤島である．このタイプの離島は医療を提供する上で，さまざまな問題を抱えている．

B 地域医療支援ブロック制度

1. 地域医療支援ブロック制度の始まり

島前内の各診療所，島前病院とも離島ゆえに医師確保が非常に困難である．人口が1,000人にも満たず，高齢化率が高い知夫里島においては，村の診療所で医師1人が365日24時間勤務すると，診療上の重い責任感，生活上の孤独感など大きなストレスを抱える．1985年に常勤医師が不在となった知夫村に，当時西ノ島町の診療所（島前病院の前身である島前診療所と現在は廃院となった美田診療所）に派遣された2名の自治医科大学の卒業医師が出張診療するようになったことを契機に，新たな体制で診療が開始された．1990年には，常勤医師が知夫村に居を構え，曜日によって島前病院の医師と交代して診療する仕組みが確立した．現在では，その体制を浦郷診療所にも適用し，常勤医師6名の勤務体制を一元的に管理，運用することにより，離島勤務のデメリットを軽減するよう努力している．

このように，一定の地域で中核となる病院と診療所との間で，医師が曜日ごとに交替で勤務する仕組みを，島根県では「地域医療支援ブロック制度（以下，ブロック制）」と呼び，以後他の地域でも運用されている．

沖縄や小笠原などの一部の絶海の孤島では，1人医師による24時間勤務を行っているところもある．当地では隣島が近くにあり，他の診療所，病院間の行き来が可能なため，現在の体制（表18-1）をとることが可能である．

2. 知夫診療所

知夫村に居を構える知夫診療所長は，火曜と金曜には知夫診療所で診療し，残りの月曜，水曜，木曜の3日間は島前病院に勤務する．島前病院勤務の日は，朝8時30分に内航船で出勤する．船での移動時間は約15分である．島前病院では2日間は外来診療を行い，1日は腹部エコー検査，上部消化管内視鏡検査，下部消化管内視鏡検査，CT検査などを行う日としている（CTは，放射線技師とともに医師も撮影している）．知夫診療所では知夫診療所長不在の日は島前病院から，別の内科小児科系総合医，外科系総合医がそれぞれ勤務する．16時に勤務を交代しそれぞれの病院，

表 18-1　隠岐島前ブロックの勤務表

		月	火	水	木	金
島前病院	内科系外来1	知夫診療所長	B医師	A医師	B医師	C医師
	内科系外来2	A医師	C医師	C医師	知夫診療所長	A医師
	外科外来	D医師	D医師	休診	D医師	D医師
	検査	B医師, C医師	A医師	知夫診療所長	浦郷診療所長	―
浦郷診療所	午前	休診	浦郷診療所長	浦郷診療所長	休診	浦郷診療所長
	午後	休診	A医師	浦郷診療所長	休診	C医師
知夫診療所		浦郷診療所長	知夫診療所長	D医師	休診	知夫診療所長

診療所へ戻る．

　患者は，島にいながら，外科，小児科，あるいは他の内科の医師に診てもらうことができる．医師も患者もお互いを選ぶことの難しい小規模離島では，選択肢が増えることは好ましいことといえよう．

　離島での医師の勤務は365日24時間オンコールという状態である．そのために，自然豊かな離島に住んでいても，ゆっくりと海を楽しんだり，船に乗ったり，といった余暇と仕事とを両立するのは難しい．責任感が強い医師ほど，ストレスを強く感じてしまう．地域を楽しむためには，こうしたブロック制度により，責任を分担し孤独感をやわらげ，ストレスをできるだけ排除する必要がある．また，まったく穴をあけることなく本土から代診医を確保することは困難なために，知夫村の医師不在時には島前病院から診療応援に行くこともある．

3. 浦郷診療所

　現在，浦郷診療所長として内科小児科系総合医が任に当たっている．月曜は知夫診療所で勤務し，小児科医として乳幼児健診業務などもこなす．火曜の午後からは島前病院に勤務し，西ノ島町の小児の予防注射，健診業務を行う．浦郷診療所と島前病院は同じ西ノ島内にあり，それまでは迂回する必要があった湾をバイパスする橋が2005年に新しくできたこともあり，現在は車で約7分の距離である．浦郷診療所出勤前や昼休み，夕方に島前病院に入院患者の診察に立ち寄ることも可能である．以前は浦郷診療所では医師，看護師ともに夜間，土日に待機制をとっていたが，現在は廃止されている．その代わりに医師は島前病院の当直体制に入り，全体として1人あたりの当直負担を減らすことができた．また西ノ島町立の浦郷診療所の看護師も，派遣という形態で，島前病院で勤務している．これにより町と広域連合という設立母体の違う医療機関の間で看護師が行き来するようになり，お互いの社会的役割や仕事の内容が相互理解され，連携が非常にうまくいくようになっている．

4. ブロック制を支えるWeb型電子カルテ

　浦郷診療所，三度診療所，知夫診療所には2005年から，島前病院には2008年から電子カルテが導入された．VPN対応ルータを介してインターネット回線を通じてどこからでもアクセスできるWeb型の電子カルテを採用した．遠隔操作で電子カルテのメンテナンスができるため，規模的，地理的，経営的にシステムエンジニアを雇うことが困難という難問を解決できた．加えて，医師が診療所にいなくても島前病院内の端末から診療所のカルテを開くことができる．緊急時にはたとえ紹介状がなくても通常の投薬内容，診療状況がわかる．また，紹介状機能を併せ持つため，紹介状を紙面に印刷して患者に持たせる必要もない．診

療所で紹介状を書けば，病院の医師は患者が来るよりも早く，リアルタイムで紹介状の内容を確認することができる．逆紹介も同様の運用がなされている．

また，各診療所から紹介になり撮影されたCT画像については，島根県立中央病院へ読影依頼した時点で，各診療所の電子カルテ端末から撮影画像を見ることができ，読影結果も閲覧可能となる．通常は診療所から紹介した後の患者の転帰はわかりづらい状況のなかで，紹介した後のCT画像，レポートを診療所から見ることができるのは非常に有益である．今後は診療所と島前病院の電子カルテをリンクさせ，診療所から紹介になった患者の入院カルテが診療所から見ることができるようにしていきたいと考えている．

5. 島前内の診療所から島前病院への患者紹介

島前内の診療所の患者はCTによる精密検査や，侵襲的な処置，入院が必要な場合には島前病院へ紹介になる．浦郷診療所，知夫診療所の2診療所は平時から医師が行き来しており，同僚に紹介するという感覚のために遠慮や気兼ねはない．

現在，海士診療所には，Uターン・Iターンの2名の医師が15年近く勤務しており，島前病院との間で医師同士のブロック制度のような勤務上の交流はないが，合同の勉強会や患者の紹介などを介して連携は次第に強くなっている．また，島前病院の医師の勤務期間が以前より長くなっていることも連携の強化につながっている．以前は，短期間（最短1週間交代）の勤務もあったが，現在は2～3年程度は継続して勤務しているため，海士診療所と島前病院の医療の内容が互いに伝わりやすくなっている．そういう意味でも医師がある程度の長い期間その地域に定着し，勤務することは有益であると思われる．

離島での医師の仕事は，単に病気の治療というだけでなく医療全体に関わる必要がある．救急のプライマリ・ケア，一般外来，往診などを含めた一般診療，保健活動，福祉などの仕事があり，陸続きの山間地に比べて1人の医師のカバーできる人口が少ないため，人口がそれほど多くない島であっても必要な医師の数は増えることになる．筆者の印象では離島では住民1,000人に1名の医師で適度な仕事量と考える．人口2,500人の海士町を2人の医師でカバーする大変さを，患者紹介元と先という関係を超えて島前病院側のスタッフも理解するようになってきている．相互理解の上に，より良好な病院連携関係を築くことができている．地域のなかで診療所がすべき仕事，島前病院がすべき仕事，あるいは本土の医療機関に行ってもらうべき仕事をきちんと峻別し，役割分担することが重要である．さらなる良好な連携を目指して，今後，医師あるいは看護師などの勤務の交流などが検討課題である．

6. ブロック制の利点と欠点

ブロック制の利点としては，まず何より医師が1人しかいない離島での孤独感やストレスの軽減が一番に挙げられる．診療所スタッフといくらよい関係であっても，立場を同じくする医師との交流は非常に重要である．例えば島前病院の医局で昼食をとりながら，「最近，流行性耳下腺炎が，はやってきたよね」とか，「こういう症状のときどうしてる？」などと会話できるだけで，孤独感はかなり解消される．多忙な日常業務の中でカンファレンスや症例検討などの時間を作るのは難しいが，あえて時間をとらなくても，気軽に相談できる環境づくりができている．また，情報を共有することにより医師の一体感が生まれ，この小さな地域の患者に，限られた状況下で，よりよい医療を提供しようとする気持ちになっていく．また生活面でも，海を中心とした文化や遊びを共有したり，先輩の離島医からアドバイスをもらえたり，地域での暮らしを楽しみやすい環境にある．

島前病院には上部，下部，十二指腸の内視鏡，デジタルエコー，ヘリカルCT，手術室などがある．通常は外来診療に終始する診療所勤務の医師が，病院勤務日には内視鏡，エコー，CTなどの

検査を行う．平時，診療所で診ている患者を自分の検査日に予約し，自分で検査を行うことができる．CTの読影結果や病理診断の結果は，後日，診療所の外来で患者に説明できる．また胃瘻造設や内視鏡処置を島前病院勤務の医師と一緒に行えるほか，入院についても，主治医もしくは副主治医という形で治療に参加することができる．医師が診療所勤務に忙殺され，高度な手技を要する検査や入院治療から離れる不安などの解消にも役立っている．

診療所で主に関わる医師が入院時，あるいは検査時にも同じ患者を診ることで，医療の継続性が保て，確定診断や治療を行うことができるだけでなく，患者にも安心感，満足感を得られると好評である．また，元の生活環境を知っている診療所医師が入院治療に関わることによって，退院時に退院後の生活へ向けて福祉関係者との細やかな調整が可能となっている．例えば，一般病棟での治療が終了しても，「ポータブルトイレ移乗が自立しなければ，家人の都合のために元の生活に戻れない」などというような情報を，適切に届けることができる．島前病院は療養型病床も併設しているため，リハビリテーションを行い，患者家族，医療関係者が安心して患者を自宅へ帰すことができる．これにより平時の診察，入院加療，リハビリテーション，退院，在宅生活へと継続性を持った医療提供が可能となっている．

一般に規模の小さい地域では，例えば0.7人分の診療所の仕事と1.2人分の病院の仕事があっても，通常はそれぞれに1名の医師配置であり，これは非常にバランスを欠く．あるいは，1.9人分の仕事を1人で頑張り，結局は長続きせずに退職するようなことがあれば，次の医師確保がより困難な状況となる．地域全体のなかで医師配置を考えることで，1人の適正量からはずれた端数の仕事量をならして考えることができるのも，ブロック制の利点の1つである．

また昨今のへき地での医師不足のあおりをうけ，当地でも十分な医師確保が困難な状況である．例えば1名の医師が退職した場合でも，どこか1か所の医療機関がそのあおりを受けるのではなく，地域ブロック全体で受け止める．すなわち医療ニーズに沿って，この診療所は1日休診，あの診療所は半日休診，病院は検査日を1日減らすなど，地域の医師全員でその欠員を埋め，1か所あたりの損失を少なくすることができる．

ブロック制の欠点としては，1名の医師を1つの診療所に貼り付けるのに比べると，移動などに時間がとられ，経費もそれだけ余分にかかることである．しかし，医師の勤務環境を整えるという意味においては，それに余りある利点があると考えている．また入院患者，外来患者を複数の医師が診るためには，医師同士の連携，治療方針などの統一などが必要とされる．

C 救急医療

1. ヘリコプターによる救急搬送

島前からの救急のヘリコプター搬送は年間30例弱あり（2002〜2007年の6年間で145例），搬送先の診療科としては循環器科，脳神経外科，腹部外科などで7割を占める．2001年に島前病院にヘリカルCTが導入されて以後，島前の各診療所から島前病院へ搬送し，そこで搬送すべき患者のみ本土の高次医療機関へ紹介するようになり，島前全体としては1年間に約10件程度ヘリコプター搬送が減った．とくに脳血管疾患に関しては，意識障害，半身麻痺等の症状で来院した時点で，以前はヘリコプターを要請していたが，脳出血ないし脳梗塞の診断をつけることができるようになり，症例を限定して搬送している．また前述のように，島前病院では1名いる放射線技師のほか，常勤医師全員がCT撮影をすることができるので，救急車が来院後，速やかにCT検査を行い，診断と治療を開始できる．ヘリコプターを依頼して，ヘリコプターが来島し，患者を収容，紹介先の病院へ収容されるまでに約1時間半から2

時間必要である．島前病院でCTでの診断が可能になったということは治療が2時間早く開始できることであり，急性期の疾患の治療にとっては非常に有益なことである．

2. 本土側の医師が同乗するシステム

1996年に島根県の防災ヘリコプターに本土側の医師が同乗して，島へ移動するシステムが始まった．それ以前は，数少ない島の医師がヘリコプターに同乗し，本土へ搬送していた．ヘリコプターで同乗した島の医師を送り返してくれるシステムがなかったために，離島後の当日の予定やフェリーで帰って来るまでの翌日の午前中の診療予定がキャンセルになり，予約していた外来や検査の患者への連絡や，残った医師への負担などが非常に大きな問題となっていた．島根県が中心となり，島根県立中央病院の医師が同乗し，来島するというシステムが開始され，島の医師は患者搬送時に島のヘリポートまで搬送すればよくなったため，救急搬送におけるストレスは激減したといってよい．

3. ヘリコプター搬送の適用

絶対的な適用は決められず，基本的には搬送元が必要と考えた症例はヘリコプター搬送の適用とすべきと考えている．自分の専門，専門外にかかわらず，患者を診察し，判断を強いられる．時には小規模ゆえにスタッフが十分でなかったり，医療機器が不備であったり，家族が本土への搬送の希望が強かったりと，相対的な適用について挙げれば多くある．とにかく離島での救急の現場では搬送元が必要と考えた時点で，速やかに搬送すべきである．ただし，救急医療の研修，トレーニング，救急搬送症例についての検討などは十分に行っていく必要がある．

4. ヘリコプター搬送の今後

現在は主に島根県の防災ヘリコプターに島根県立中央病院の医師が同乗して迎えに来るという運用をしているが，運用規定や搭載できる医療機器に限りがある．モニター（血圧計，パルスオキシメーター，心電図）は装備され，AEDを持ち込めるようにはなったが，基本的には騒音，振動，スペースの問題で，医療行為は行いづらい．例えば，緊急の産科の症例は船での搬送の方が安全と思われることもある．もしヘリコプターの中で分娩が始まれば，ほとんど何もできず，児を娩出してしまうと，医師1名で母，児の両方をケアするのは不可能である．

今後の医療専用ヘリコプターの導入に期待を寄せている．現在の本土側への一方向の患者搬送だけではなく，医療スタッフの島への派遣，急性期後の落ち着いた患者の島への搬送などに威力を発揮できると期待される．

5. 船舶による救急搬送

天候不良などでヘリコプターが運用できないことが年に数回ある．ヘリコプターは基本的には有視界飛行なので，波は穏やかでも，霧などによる視界不良で飛べない場合があり，その時は，西ノ島にある浦郷警察署の船舶（20トン，巡航速度30ノット）を利用し，島後へ運ぶ．島後には空港があるため自衛隊のC1ジェット機が利用できる．波が高い場合は，海上保安庁の巡視船などを依頼する．そういう時でも船は出るが，患者，付き添いの家族，医師も尋常ならぬ船酔いに悩まされる．救急患者の病気の種類や緊急度によって，本当に搬送すべきかどうかよく考える必要がある．

D 遠隔医療

隠岐島遠隔医療支援システムは，隠岐広域連合が中心となり，隠岐病院，島前病院，島根県立中央病院，松江赤十字病院の4病院間をISDNの専用回線で結んだシステムであり，2000年4月から運用されている．このシステムは，当初は放射線画像の読影システム，TV会議，デジタルカメラでの撮影画像送信などで構成されていた．症例

のコンサルトとしての TV 会議システムは各病院に端末が 1 台という現状ではコンサルテーションのたびに，端末のある場所への移動が必要となるため，非常に不便で時間がかかる．画像が送信されれば，あとは後方病院の医師の顔が見えなくても電話で事が足りる．このような理由で，日常の運用で TV 会議，デジタルカメラでの撮影画像送信についてはほとんど使用がなかった．

そのため 2007 年 3 月のシステム更新時に ISDN 回線から ADSL 回線へと変更し，放射線画像の読影システムのみが残ることとなった．読影システムについては，島前病院で年間約 1,000 件行うヘリカル CT 全件，X 線 CR 画像の一部で利用している．TV 会議については後方病院の症例検討会やカンファレンスなどへ当院から参加するような運用であればニーズはあるかもしれない．

一方，島根大学医学部附属病院（以下，島大）が中心となり 2005 年から双方向遠隔通信システム「ミュー太」が運用されている．このシステムは，島大と浦郷診療所，公立邑智病院がそれぞれ ADSL で，島大と大田市立病院，益田赤十字病院がそれぞれ光ケーブルで結ばれており，整形外科の合同カンファレンスや皮膚科の遠隔診療などが行われている．浦郷診療所においては，2007 年 7 月にミュー太を運用開始し，回線速度の問題から現在は 2 週に 1 回皮膚科教室と定期的に TV 会議を持っている．今後回線速度が確保できれば，島前病院へ移動したいと考えている．

E 救急，行政，保健，福祉分野との協働

1. 救急隊との救命救急トレーニング

島前病院のような小さな離島の病院で働く看護師は，以前は都会の救急病院で働いていた者もいれば，老人ホームで働いていた者もおり，臨床，とくに救急医療の看護レベルについて非常にばらつきがある．看護師，救急隊，医師で協力して ICLS（Immediate Cardiac Life Support；医療者向け蘇生トレーニングコース）などを開催してきた．これにより自分たちの技術を高めることに加えて，救急隊と医療者側が顔の見える関係を作ることができた．救急車が現場に向かい，病院へ搬送してくるまでにお互いにどういう連絡が必要かを整理し，受け入れ体制をしっかり作ることができるようになった．また ICLS に加えて，実際に病院内の救急外来での救急患者の受入れや，CT 室で患者の病状が急変した場合の救急対応訓練を共同で行うことにより，実務の業務改善につなげることができた．

2. 福祉分野との連携

搬送元の論理でヘリコプター搬送を受け入れてもらう以上は，高次医療機関に対しては，「急性期の治療が終われば，いつでも島の病院へ送り返して下さい」と話している．また，島前病院内で医療的に完結できた場合でも，高齢のためすぐに下肢虚弱や寝たきりになってしまうことや，独居の場合などで，元の生活に戻るのに支障がある場合が少なくない．リハビリテーションの需要なども高かったため，2001 年に療養型病床 24 床を併設し，リハビリテーションが十分に行えるような環境づくりができた．さらに，スムーズに元の生活に戻れるよう月に 2 回，在宅福祉に関係する町内のスタッフに病院内へ集まってもらい会議を開いている．病院から退院間際になった患者や，在宅で苦慮している例などについて，関係者全員で協議している．これは，「サービス調整会議」として 1998 年に設置したものであり，その後に在宅介護支援センターができ，介護保険が始まった．時代の流れが追い風となり，非常にスムーズに運営されている．

このサービス調整会議は，医師が参加しやすいように，島前病院内で開催している．医療のまったく必要のない福祉サービスは非常に少ないので，医師がきちんと判断し，支持することによって他の福祉関係のスタッフは安心して働くことが

できる．また福祉に興味のない医師も参加しているうちに，医療は生活のごく一部であり，生活のなかに患者の幸せがあることに気付くようになる．また在宅福祉スタッフが頻回に病院へ訪れるため，彼らの病院や医師に対する垣根が低くなり，良好な連携がとれるようになった．

西ノ島町には50床の特別養護老人ホームと，50床の養護老人ホームが各1か所あり，そこへの入所判定には，福祉スタッフのみならず，病院側から医師と看護師が参加する．社会的，精神的，経済的な問題に加えて，医療的な問題も含めて総合的に判断し，本当に困っている人が入所できるような運用を行っている．

3. 保健活動，行政との連携

規模が小さく，医師，福祉スタッフが顔の見える関係でいられるので，医療福祉の現場の生の声を受けて，保健師と一緒に予防活動に取り組むことができる．現在は月に1回程度，各地区の公民館での健康教室におもむく．「2007年の西ノ島町のがんの患者は何人で」とか，「大腿骨頸部骨折は何人で」という具体的な話をすることができ，実感を持って啓発活動を行うことができる．

また，西ノ島町の健康づくりの会でも，住民代表とともに参加し，町の取り組みとしての予防の分野についても医療的な立場から活動に参加している．

F 離島の総合医

島前にはここまで紹介した医療機関のほかに民間病院，開業医はなく，医師の数，医療機器なども限られているなかで，救急医療が必要な患者はすべて自分たちの医療機関に運ばれて来る．それぞれ医師には専門性，得意分野があるが，どんな患者が来たとしても，まず診る，できることはやる，できないことは適切なところへ紹介する，といった姿勢で診療している．

守備範囲が広く，診療能力が高いことに越したことはないが，それは必ずしも重要なことではない．自分がどこまでできるか，という線引きがきちんとでき，適切なところへ相談，あるいは紹介できることの方が重要である．そのためにも医療の側の論理で分かれている臓器別専門医という発想ではなく，患者のニーズに応えるために，よくある病気に対応できるような総合医としてのトレーニングが必須である．また，地域にいると細分化された専門分野の研鑽は難しいが，横方向への診療の幅を広げることは可能である．昨日はできなかった肩関節の脱臼の整復が本日はできるようになったり，止められなかった鼻血の処置ができるようになるのは総合医としての自信，やりがいにつながっていく．そのためにも島前病院では内科，小児科，外科系の常勤総合医に加えて，耳鼻咽喉科，眼科，精神科，産婦人科，整形外科の非常勤医師による診療を確保している．地域にいながら，非常勤の医師たちに指導を受けながら，診療能力を高められるようにしている．

G 地域医療のABCDE

それぞれの地域で医療機関の役割を，医師をはじめとする職員がきちんと認識し，必要とされることをきちんと実施する．患者の生活を見据えた上で医療を提供する．さらには，他の医療機関との連携，役割分担をし，その地域にある救急，行政，保健，福祉と一体となり，医療のプロフェッショナルとして，地域づくりの一端を担うのは総合医として最大の喜びである．

当地ではブロック制，ITによる診療支援，他の医療機関，他職種との連携，機能分担，協働を推進することによって，地域で医師が孤立せず，地域にいる医師みんなで仕事をしながら地域を楽しむことができるようになった．結果として，以前は半年交代であった医師の勤務が，本人の希望により2年から3年に延長されるようになった．1年目は，ほぼお客様として赴任し仕事をするが，2年目，3年目になると地域に溶け込み，医

療機関や地域を愛するようになり，住民サイドに立った医療が提供できるようになる．当地のような地域で，よい病院づくりをする第一歩は，医師が長期間勤務したくなる環境づくりである．医師が長く勤務する病院になれば，これにより他の医療スタッフとも，より良好な関係づくりができるようになる．

　医師の確保が非常に困難な地域であるために，逆に町村や広域連合といった設立母体の違いを超えて，地域のなかで限られた医師を効率よく，また公平に配置することが可能となった．ブロック制により医師が継続して勤務できる環境をつくり，また地域全体を見据えて医療を提供することができるようになっている．

　最後に島前病院で実習をした学生と交わした言葉を紹介してこの項を終わりたい．当地で2週間の実習が終わった学生が，「地域医療で何が大事だと思うか」という質問に対して，「アンテナ(Antenna)ですかね」と答えた．私はそれに加えて，「バランス(Balance)やコミュニケーション(Communication)も大事だよ，また，毎日の仕事，デイリーワーク(Daily work)がきちんとしていないとだめだよ」と話した．それ以来，「地域医療のABCD」としてさまざまな実習におけるオリエンテーションで紹介している．最近来た学生がレポートに「ABCDの次のEはエンジョイ(Enjoy)じゃないですか」と書いてくれた．研修医はもとより，医学生や看護学生などたくさんの人が島を訪れて，地域医療に触れ，地元スタッフも彼らから若者パワーをもらっている．

（白石吉彦）

---

column　地域医療のリーダシップとは

　一般企業ではメンバーを励まし支援しつつ(エンパワーメント，コーチング)，チーム全体の問題解決能力や創出力を高めて結果を出す「サーバント型リーダシップ」が話題となっている．これは，個々のメンバーは戦力であると同時に知恵やノウハウなどの情報源であって，それらをうまく引き出し共有化した方が全体のパフォーマンスが上がるという考えによる．一方，最近のある教育調査によると，わが国の学生は，表現力はあるものの，一方的な自己主張となりがちで，他者から情報を引き出し，解釈して自分のものにする能力が欧米に比して低いとされている．地域医療を目指す皆さんには特にこの点を意識して実習に臨んでほしい．医療分野では，制度的に医師に権能が集中しているためか，強い指導力がイメージされやすいが，地域医療の現場ではさまざまな社会的セクターの人々の力を得ながらオーケストラの指揮者のようにそれらをリードし協働することが求められるからである．

（坂本敦司）

II ■ 地域医療システム論

19 市町村の事例 Part2（岩手県東磐井郡藤沢町）

Point
1. 高齢化した過疎地にとって医療は生存に直結する切実な課題である．
2. 医療過疎地であっても時代が要求する医療水準を満たす努力が必要である．
3. 医療過疎地では保健医療福祉の一体的なあるいは連携した運営が必須である．
4. 診察室だけでなく，開かれた住民との交流が医療を支え豊かにする．
5. 医療過疎地で病院をつくり，育てた例を紹介する．

A 藤沢町と藤沢町民病院の紹介

1. 藤沢町の概況

　藤沢町は岩手県南部の北上山脈にある．2008年4月の人口は9,700名で，全人口に占める高齢者の割合は33％と高い．高齢者人口は3,226名で，要介護認定を受けている人が514名である．高齢者単身世帯が263もある．高低差の激しい地形でしかも公共交通機関に恵まれない地域である．町内には2つの歯科医院を除いて民間の医療機関はない．

2. 藤沢町民病院ができるまで

　岩手県は民間の医療機関に乏しいため，病院においては公立の占める比率は高い．岩手県内の総病床数19,757床の44％が国公立病院である．交通の便がよい東北新幹線沿いの地域を除いて，民間病院は経営が成り立たずほとんどみられない．1951年に藤沢町に県立病院が作られ，県内の県立病院の数は30となった．しかし，早くも1968年には医師確保の困難と経営難のため隣の県立千厩（まや）病院に統合する形で廃院となり，藤沢町は病院のない町となった．藤沢町内で医療を行っていた民間診療所も後継者が得られないまま廃院が相次いだ．

　これに対応すべく町は1982年には広島県御調（みつぎ）町（現：尾道市）をモデルに地域包括ケアを目指し，国保診療所と町立特別養護老人ホームを隣接して設置した．しかし，診療所医師の確保は困難であり続け，また，招聘した医師から福祉分野への協力が得られず，とうとう1989年には住民の70％以上が町外で最期を迎えるまでになっていた．当時の佐藤守町長は「病気になっても安心して住める町こそが，ふるさとだ」として町立病院設立を決意した．当時県立病院で呼吸器内科を中心に診療していた筆者は，予防と連携しない医療，治療後の福祉や介護と連携しない医療に疑問を持ち始めていた．そこに藤沢町から，「保健医療福祉一体のまちづくりを進めたいので，その中核部門として新設される予定の町民病院長に着任してほしい」と要請があった．自分の実力については不安もあったが，やり甲斐のある仕事と考えて引き受けた．これまで経験のない地域と密着した医療の

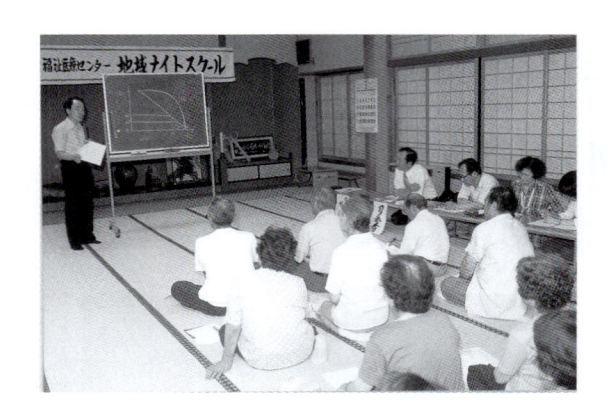

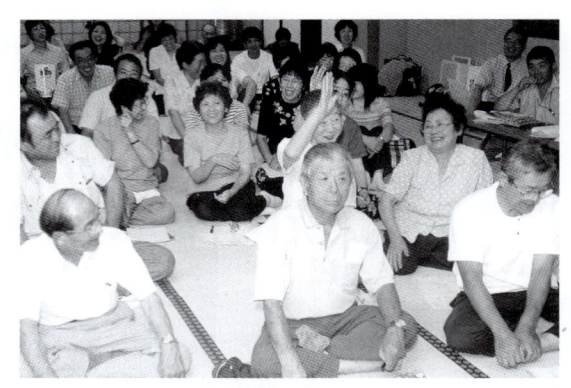

・病院の利用者，患者としてだけでなく，病院をつくり，育てる住民の立場で病院を考える機会となる

図 19-1　地域ナイトスクール

運営について，着任前に1つだけ予習をした．それは，かつて地域医療のメッカと謳われ，現在危機に直面している国保病院を調べることだった．

その結果，第1に医療に恵まれない地域であっても時代が要求する医療水準を維持しなければ，患者に相手にされない．第2に行政や議会，首長との対立は，相互不信が積み重なり深刻な結果となる．とくにマスコミが介入することでエスカレートすることが明らかになった．「医療の質向上」と「さまざまなレベルでの地域との交流と相互理解」，この2点だけは肝に銘じて病院運営に当たることにした．

3. 藤沢町民病院の概要

藤沢町民病院は54床の町内唯一の病院で，内科医4名，外科医1名の計5名の常勤医師で診療を行っている．診療科は常設の内科，外科に加えて，整形外科，内科で非常勤医師による診療を行っている．そのほか，月2回，標榜はしていないが大学病院から精神科医師の派遣を受けている．

現在は町民病院，老人保健施設ふじさわ，訪問看護ステーション，特別養護老人ホーム光栄荘，デイサービスセンター，グループホームやまばと，居宅介護支援事業所の7事業を藤沢町民病院事業としてまとめ，地方公営企業法全部適応を行い，一般行政から半ば独立した公営企業として運営されている．全部適応というのは管理者を首長とは別に置き，予算と人事について決定権を持って運営する形態を指している．

4. 町民病院の特徴

a. 住民との交流，住民の参加
1) 地域ナイトスクール

1993年に病院が開院し，1年もすると住民から多くの苦情が寄せられるようになった．そのほとんどが無診察投薬（医師の診察なしに薬だけ処方することで，本来は医師法違反）に関することであった．医師不足を背景に近隣の医療機関が無診察投薬を認めていたのに対して，当院が認めていないことに対する不満が持ち上がったのである．診察室の中や窓口では解決が困難なテーマであった．そこで藤沢町内10か所で病院スタッフが夜出向いて，住民とともに医療について語り合うナイトスクールを企画した（図 19-1）．

無診察投薬は保険医療機関として違反行為であり，保険医療機関取り消しのリスクがあること，投薬だけでは病院経営は成り立たないこと，安全性に欠ける医療であることなどを説明した．住民の理解は早く得られその後は無診察投薬に関する苦情は消失した．また，逆に住民から毎年多額の寄付が寄せられるようになった．閉ざされた診察室ではなく，開かれた地域で住民と語り合うこと

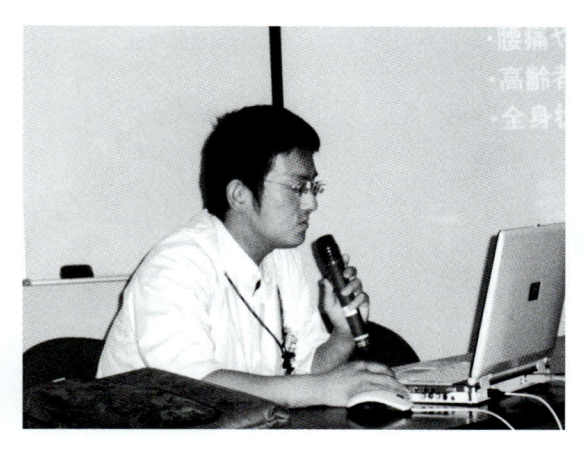

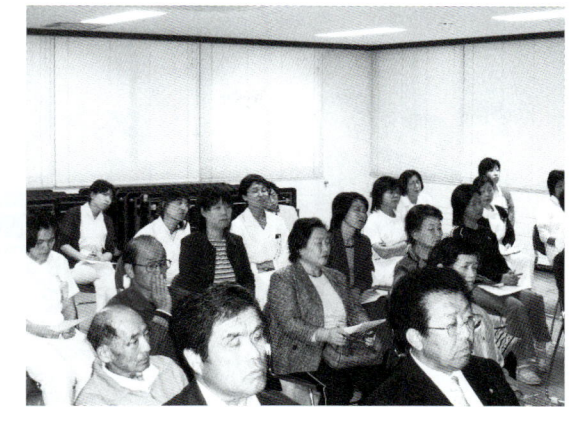

・住民が病院スタッフとともに参加して研修医を励ます

図 19-2　研修医の研修報告会

の大切さを実感した．

2）住民も参加する研修医報告会

　県立病院と自治医科大学附属病院から毎年多くの研修医が「地域医療・保健」の研修に来る．彼らの研修報告会を中心に保健医療福祉の各分野からの報告を交え，それを公開で行うようにした．報告会の後はお茶とおやつで研修医を囲み，病院職員と住民が歓談をする時間を設けた．町議会議員をはじめとして多くの住民が参加して意見を交換している（図 19-2）．住民からは研修医に対する励ましの言葉とともに藤沢町の印象が質問されることが多い．地域を挙げて研修医の教育に協力してほしいと考えてのことだが，それ以来研修医の診察を断る患者が少なくなった．

b．糖尿病のための健康増進外来

　病院開設当初は，それまでに医療機関を受診する機会がなかったために発見されていなかったがんや心臓弁膜症，虚血性心疾患，胆石症などが次々と診断され，治療に結びついた．しかし，開設から 10 年ほどで診療の中心は高血圧症，糖尿病，脂質異常症に変わっていった．とくに糖尿病では生活習慣を変えることが治療の中心になるが，従来の集団的指導（糖尿病教室）には限界があることがわかった．地域と時代に合った糖尿病診療の方法を確立するために，新たな糖尿病外来を開始した．受け持ち看護師制で 1 人の患者に看護師 1 時間，医師 15 分の面談時間を確保し，行動目標を患者自身が立て，看護師と医師がそれを支援することとした．そのツールとしてセルフチェック表を開発した．患者がより健康になるための新しい診療スタイルが確立された．

　健康問題をめぐり，医師などの専門職と患者・住民・利用者の関係は，①救急医療など医師が中心となり患者の命を守る医療型，②感染症予防などの公衆衛生型に加えて，③患者が中心となり長い療養を医師など専門職がサポートする自己管理型に分類して考えるとよい（図 19-3）．

B 町民病院の 1 日

1. 朝の回診

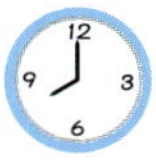

　朝，8 時出勤．白衣に着替えて，病棟に駆け上る．もうすでに日勤の看護師が数名，点滴の用意と受け持ち患者の電子カルテのチェックを開始している．自治医科大学附属病院からの臨床研修医も電子カルテのチェックを終えている．卒後 5 年の常勤医師と 3 名で朝の回診を始める．

①医療型　　　　　　　　　　②公衆衛生型　　　　　　　　　③自己管理型

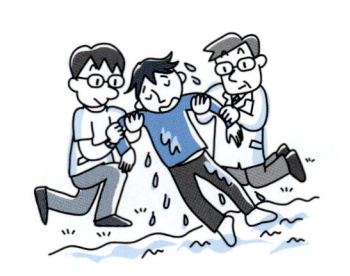

医師が中心となり，患者の生命に責任を持つ　　　感染症予防に代表される　　　患者が中心で医師やスタッフはコーチ役に徹する

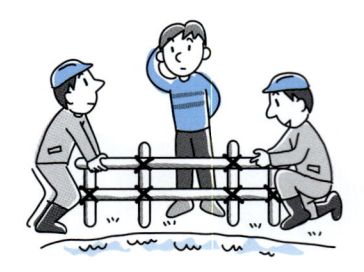

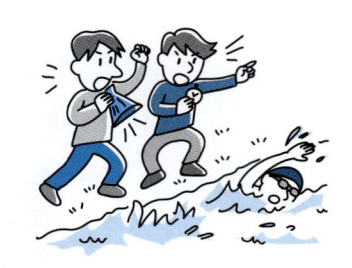

図 19-3　専門職と患者・住民・利用者の関係

　受け持ち患者一覧に見かけない名前がある．深夜帯の入院で腎盂腎炎が疑われる在宅療養中の患者だ．3 名で 10 名強の患者を回る．高齢者が圧倒的に多いが，疾患は多彩だ．

　70 代女性．脳幹梗塞でリハビリ中．MRI（核磁気共鳴血管画像）で脳底動脈閉塞が確認されている．全身性エリトマトーデス（SLE）を合併している．

　80 歳代女性．鎮痛剤で腎障害となり腎性貧血のため入院中だが，本日退院予定．

　40 歳代女性．15 歳で発症したループスネフローゼの悪化で入院中．常染色体優性多発性嚢胞腎を合併している．

　80 歳代男性．主な病気は巨大な肝細胞がんで現在疼痛管理を行っているが，冠動脈バイパス術後で術後再狭窄が冠動脈 CT（コンピュータ断層撮影）で証明されており，最近心不全発作を起こしたばかりで安心できない．

　60 歳代男性．糖尿病のためインスリン自己注射導入を行い最近退院したばかりだが，昨日尿管結石で再入院した．5 mm と小さい結石のため，自然排泄を待つ．隣は 2 か月前に好酸球性肺炎で入院した糖尿病患者だが，今回は左水腎症で入院した．昨日のダイナミック CT 検査で左尿管腫瘍と診断されて，本日県立病院泌尿器科に転院予定．

　90 歳代女性．原因不明の大腿痛で入院していたが，昨日の CT 検査で閉鎖孔ヘルニアが証明されて本日外科転科予定．

　平均在院期間も 14 日程度と短い．小児から高齢者まで，手術から看取りまで，さまざまな患者を 1 つの病棟で受け入れている．

2. 朝礼

　8 時 25 分，朝礼の時間だ．まずは筆者から今週末の研修医報告会（p123, 図 19-2）に参加を呼びかける．住民や町会議員も参加し，研修医報告に合わせて医療安全室と NST（栄養サポートチーム）委員会から活動報告も予定されていることをアナウンスした．次に病棟から，「現在の入院患者数は 48 名で，本日の退院は 4 名，入院予定は 2 名」と報告された．54 床の病院では男女比の問題もありベッドコントロールが必要になるかもしれない．外来からは内科外来予約は午前 60 名，午後 12 名，禁煙外来が夕方 4 名，訪問診療は 7 名と報告．老人保健施設は 60 床で現在 58 床の利用，特別養護老人ホームは長期 87 床，短期 15 床ともに満床で，本日 1 名の退所予定．1 名が昨晩救急入院と報告．そのほか，外科長から本日午後人工ペースメーカー埋め込み手術予定と報告．感染症委員会からは職員の肝炎ウイルスチェックの採血を本日中にと催促．居宅介護支援事業所からはケアマネジャー 2 名が研修

のため不在との連絡．訪問看護ステーションからは今週の利用者は 105 名と報告．事務局からは昨日の役場朝礼の伝達．最後に当直医師の確認をした．朝礼は職員の遅刻防止と応援医師などにその日のスケジュールを確認するために始めた．今では病院長から病院の方向性を直接職員に伝えるよい機会となっている．

3. 午前の内科外来

8 時 30 分

内科外来一番診察室に到着．電子カルテ，画像診断システム（PACS）のスイッチを入れる．この時間，病棟，外来ともにミーティングが開始される．紹介状やその返事を確認，異常値の検査結果を確認，訪問看護ステーションからの報告書を確認する．書類の依頼がいっぱいある．生命保険の入院証明書の作成を行う．病気のため仕事を休んだことを証明する書類も作成する．医師でなければ記入できないところだけ記入して，後はクラークに作成を依頼する．最後にサインをして完成する．病院事務局長が上半期の収支状況の説明に来室する．診療報酬改定の影響があり，外来収入が減少している．応援診療が増加して人件費が増加している．しかし，全体としては黒字の運営が続いているので安心である．

8 時 50 分

最初の患者のカルテが到着．診察介助をしてくれるクラークと朝の挨拶を交わす．今日は午後 1 時に保健センターで保健推進員に講義を行う予定であることを伝えた．すでに看護師が簡単な問診を済ませバイタルも記入済みである．患者はやはり高齢者が多い．疾患の種類は多彩である．関節リウマチ，SLE，強皮症など膠原病が比較的多い特徴がある．近隣病院にリウマチ科がないので，当院で仙台市内の病院のリウマチ科と相談しながら診療をするシステムをつくった．町内外の多くの患者が症状改善しているのは，うれしい限りである．専門医と共同で慢性疾患を上手にコントロールするのは当院が得意とするところである．動脈硬化性の疾患も多い．下肢の閉塞性動脈硬化症，大動脈瘤，冠動脈狭窄は併存しやすい．CT や MRI と超音波を組み合わせて，全身を評価する必要がある．また，喫煙者では禁煙指導が欠かせない．喫煙，糖尿病，脂質異常症などのリスクが重複する患者で多くの狭心症が冠動脈 CT で診断できるようになった．循環器科や心臓血管外科と連携して大きな成果を上げている．糖尿病，高血圧症，脳卒中後遺症などの患者が次々と診察室に入る．

9 時 30 分

そうしているうちに，患者送迎バスで大勢の高齢者が到着した．患者送迎バスは病院が無料で運行している．2 台のバスで月曜日から金曜日までの午前中運行している．外来が急に賑やかになる．外来ボックスも内科常勤医 3 名と研修医が埋めている．目がよく見えず，耳も遠く，腰や膝も長年の農作業で変形している高齢者がほとんどだ．患者送迎バスがなければ 1 人で受診することは困難であり，治療を中断していたかもしれない患者が多い．簡易補聴器が活躍する．耳垢栓塞をとったり，睫毛乱生を抜いたり，足爪を切ったりとやることがいっぱいだ．看護師と分担しながら進める．介護保険のための主治医意見書も毎日のように書く．

10 時 30 分

外来診療中の研修医からコールがある．肩こり頭痛が長く続き，最近は食欲不振も出てきた 80 歳代女性について相談．一緒に診察をして，大腿のこわばりと痛みもあるのでリウマチ様多発筋痛症を疑い，至急血液検査をすることになる．

11 時 00 分

筆者の診察ボックスにはそろそろ新患が増えてくる．

60 歳代，喫煙歴のある男性．胸部写真で異常

を指摘されたため CT 検査のため開業医から紹介状を携えての受診．ひと通り診察を行い，胸部単純写真をチェックする．右上葉無気肺と肺門腫大がみられる．がんが疑われるので造影 CT をオーダーした．検査結果は右上葉気管支を閉塞する腫瘍があり，右肺門には大きなリンパ節腫大がある．小細胞がんあるいは扁平上皮がんを疑った．患者と相談し，放射線治療も手術療法も可能な県立病院へ紹介した．県立病院の病診連携室にFAX を送り，呼吸器科内科の初診を予約する．

次は隣町の開業医から 70 歳代女性が紹介状を持って受診．高血圧症，糖尿病で通院中だったが，昨日から左半身に不全麻痺が出現している．問診と身体所見をとり，至急で頭部 MRI 検査をオーダーする．同時に採血，補液を行う．30 分後，再び診察．頭部 MRI の結果は拡散強調画像で右放線冠に高信号病変があり，急性期脳梗塞と診断した．ただちに入院治療とした．藤沢町の高齢化率は 33％であり，軽症の脳梗塞を繰り返す住民がとても多い．そこで，早期に脳卒中を診断して早期の治療を行うために，2001 年に超伝導 MRI 装置を導入した．超伝導 MRI は近隣医療機関には導入されていないため，検査目的の紹介患者も多く，共同利用の契約を締結している医療機関も多数ある．

4. 午後の活動

13 時 00 分　保健センターで保健推進員に講話

いつもより早めに食事をとり，13 時から病院のすぐ隣の藤沢町保健センターに出向く．保健センターに行くとすでに 44 名の保健推進員が揃っていた．藤沢町では 44 地区に 1 人ずつ保健推進員と食生活改善員を置いている．今日は新しく任命された保健推進員に血圧について簡単な説明を行う予定だ．保健推進員の机の上には新しい電子血圧計が置かれている．正しい血圧の理解と測定法の普及を目的に血圧計の貸与を行っているのである．保健推進員には，そのほか保健センターが行う住民検診など多くの事業に協力をしていただいている．今日は高血圧症がさまざまな臓器障害の原因となっていることを説明した．また，家庭血圧の普及を訴えた．

14 時 00 分　午後の外来診療

午後は内科 2 診体制だ．研修医は訪問リハビリに同行して院内不在となる．午後の外来は患者送迎バスが来る午前中と比較すると若い患者が多い．病院ができて 3 年後から午後外来を始めた．医師の確保にめどがついたため決断した．その影響は意外なことに準夜帯の時間外受診の減少となって現れた．町長や町議会議員の協力を得て，午後外来の利用を呼びかけ，不要不急の救急外来受診を控えるように町民に呼びかけたのが功を奏した．

16 時 00 分　町長室を訪れる

大学附属病院から 1 か月の予定で「地域医療・保健」の研修に来ていた研修医が今週末で研修を終えることになっている．町長の予定が空いたので町長室を 2 人で訪問する．病院すぐそばの昭和 40 年代に建てられた古い役場庁舎の 2 階にある町長室に出かける．私から研修医がとても熱心に研修に取り組み，診療面でも大きな成果があったことを伝えた．町長から研修医にねぎらいの言葉があり，町の印象について質問があった．研修医からは町民が礼儀正しく，我慢強いことが印象に残ったこと，この研修で地域医療に関心を強めたことなどが話された．研修医と町長が握手して，研修医は病院に戻った．

2 人だけとなった部屋で，私から病院運営の懸案事項について手短に町長に説明した．来年度の医師確保見通しがほぼついたこと，看護師の確保が困難な状況が続いていることを説明した．また，近々議会に上程される予定の補正予算案の中心であるコンサル会社による経営診断と CT の機能更新のためのキット購入について改めてその必要性を伝えた．町長からは町財政の中期的見通

しと市町村合併の進捗状況についておおよその説明があった．最後に翌月学会で数日間病院を留守にすることと，町民病院事業への変わらない支援について感謝を伝えた．

研修医と挨拶に町長室を訪問するのは，町長と面談するよい機会となっている．

17時00分　画像診断の読影

17時からは放射線科読影室で放射線技師，研修医，内科医とともにその日撮影された画像を読影していく．自分では診断が困難な例ではCTでもMRIでも専門医のアドバイスを受けることができるように契約しているので安心だ．

17時30分　最後の回診

17時半に最後の回診を行い，指示の確認を出す．

18時00分　業務終了

当直医に入院患者の申し送りをして，1日の業務を終了する．へき地の医師であることも病院長であることも決して容易なことではなく，多くの努力を求められる．しかし，誰かの役に立っていることの実感，自分の医療が地域に貢献していることの実感は何物にも代えがたい充実感となっている．

C 病院と介護・保健との連携

保健・医療・福祉の連携について，ここでは藤沢町を例に考えてみたい．保健・医療・福祉などの健康関連分野には多くの職種が，多くの部門に分かれて仕事をしている．それぞれの部門が自分の都合を優先して，十分な連絡をとらなければ，相談者・利用者・患者は不便で不利益を被る．また，健康関連分野では医師の援助・参加・支援・決裁が必要であることが多い．医療過疎地では医師の協力を得ることが困難であるために形式的になりがちで，サービス内容の質低下に結びつきやすい．藤沢町ではほとんどの保健・医療・福祉サービスを町立町営で行っている．組織的にも保健センターと町民病院事業を統括する福祉医療センター事務局が組織されている．保健から医療，さらに介護までの統合は川上から川下への統合とみることができ，「垂直統合」と呼ばれる．垂直統合の大きな利点は，顧客情報を得る労力が減少することである．病歴，服薬内容だけでなく現在の疾病の状態，ADLの現状，転倒転落のリスク評価，家族構成や介護力の評価を毎回行うことは容易ではない．垂直統合では口頭や紙面での申し送りのほかに，必要に応じて詳細な情報を得ることが可能である．

1. 老人保健施設・特別養護老人ホームとの連携

町民病院に隣接して老人保健施設60床と特別養護老人ホーム（長期87床，短期15床）があり，町民病院事業として運営している．ともに外科長が管理しており，看護師も定期異動で交流している．病院の入院期間短縮と施設での急変時の安心を支える仕組みになっている．施設と連携することで初めて，病院の病棟は本来の業務である急性期の医療に徹することができる．胃瘻や膀胱瘻，酸素療法，食事療法，リハビリテーションなど医療要求の高い患者も，施設と病院の連携により早期に退院して施設で療養することができる．脳卒中の亜急性期は老人保健施設でリハビリテーションを継続して，老人保健施設から在宅療養への復帰までを行っている．また，感染予防や医療安全などの研修会も合同で行いレベルアップに役立っている．

2. 訪問看護ステーションとの連携

在宅医療の充実を目指し1999年に訪問看護ステーションを設立した．現在は看護師4名，理学療法士2名で週に100例を超える訪問サービスを提供している．医療との関係は指示書と報告書の書面でのやりとりに流れやすいので，定期的に訪

間医療にステーションの看護師が同行して，現場で療養方法を確認するようにしている．各種カテーテルの管理，酸素療法の管理，褥瘡管理など専門的に行うことができる．がんの終末期など重症患者の在宅療養が訪問看護により可能となっている．スタッフは病院と定期的に人事交流をしている．訪問リハビリテーションは，これを提供する訪問看護ステーションや病院が近隣に少ないことから需要が大きい．脳卒中などで入院リハビリテーションの成果があり日常生活が自立したにもかかわらず，退院後短期間で寝たきりになることが以前は多かったが，訪問リハビリテーションができるようになってからは激減した．

3. 居宅介護支援事業所・グループホームとの連携

居宅介護支援事業所との連携は重要である．要介護高齢者の状態は変化しやすく，支える家族の状況も変わりやすい．介護認定区分変更を速やかに行い十分な介護サービスを提供できるようにすることは大切である．介護者の手術などに際して，計画的にショートステイを利用することは有効である．必要に応じて病棟で，あるいは外来でケアマネジャーと協議をして今後のケアを検討し，不要な入院を避けることができたケースが多い．

2003年から認知症高齢者に専門的ケアを提供するため9床のグループホームを設立した．グループホーム入所者は認知症に加えて内科的合併症が多い．終末期には嚥下障害・栄養障害も併発しやすい．認知症患者は担当医の変更が苦手である．通院にあたってはできるだけ固定した医師が同じような態度で接し，安心できる環境を作ることが重要である．介護担当者の疑問や不安に応え，支援することも重要である．グループホーム「やまばと」は町民病院隣接地にあり，日常的な診療を筆者が担当している．研修医が来た際には，グループホームを訪問し，歌や踊りの歓迎を受けている．

D 病院経営と高額医療機器導入

1. よい病院運営とは

病院運営は営利を目的とするものではない．しかし，経営がうまくいかなければ必要な医療も提供できなくなり，病院が倒産する場合もある．病院運営がうまくいっているかどうかの判断は，大きく2つの見方がある．1つは本来の使命を達成し運営者(理事会や自治体病院であれば議会など)を満足させているかどうかであり，もう1つは患者を確保して十分な医療収益をあげて，職員に給与を分配するだけでなく，将来の病院発展のため投資ができているかどうかである．つまり政治的側面と経済的側面である．この2つを両立することが病院長には求められている．病院経営が厳しくなり，病院長に強いリーダーシップを期待する声が大きいが，病院長に求められるリーダーシップとは自分が評価されたい，自分が有名になりたいという自己中心的リーダーシップであってはならない．病院の使命を達成するための手段としてのリーダーシップであるべきである．

経済的側面から病院経営を考える．この場合，収益的収支と資本的収支に分けて考えることが重要である．収益的収支は収益的支出(人件費，材料費，減価償却費，収益的利益など)と収益的収入(外来収入，入院収入，その他の医業収益など)で構成される．その内容を記載した表は損益計算書と呼ばれ，経営成績を診断する材料となる．資本的収支は資本的支出(高額機器や建設費の償還，建設改良費など)と資本的収入(補填財源，起債，一般会計からの出資など)の2つで成り立っている．収益的収支と資本的収支を分ける意味は，今年よい仕事をするだけでなく明日もっとよい仕事をするための投資が必要だからである．高額医療機器を購入した年度は赤字となるようなどんぶり勘定では病院は発展できない．毎日の仕事から十分な収益を生みつつ，将来の発展のために設備や施設に投資を続けていく必要がある．

2. 高額医療機器の導入について

　高額医療機器の導入については必要性と採算性の2つの視点から十分な検討が必要である．医療機器は時として病院の性格を変え，場合によっては病院の経営を圧迫することがある．

　高額医療機器にCTとMRIがあるが，そもそも藤沢町民病院の設計段階ではCTもMRIも整備する計画はなかった．町としては，新しい病院の役割として高齢者の慢性疾患の診療を中心として，施設や在宅の医療を支えてほしいという考えがあった．しかし，国の政策は全国の病院のベッド数を削減して，入院期間を短縮して，入院医療は急性期医療を中心とする方向に大きく転換し始めていた．急性期の入院医療を担わなければ，経営的には病院は維持できない時代になっていた．そこで急性期の患者を積極的に受け入れ，診断し，治療する病院となることを決意した．

　脳卒中，急性腹症，がんなどの診断にはCTが欠かせない．高額な医療機器であり短期間での更新はできないので，長期的に陳腐化しない性能を持つ機種を選択した．さらにフルメンテナンス契約を結び，管球など多額の費用を要する故障によるリスクを減らした．CTは計画通りに需要が伸び，5年後には脳卒中の早期診断を主な目的に超伝導MRI装置を導入する余裕につながった．MRI装置は脳卒中だけでなく，整形外科領域，大動脈，末梢血管などの領域の診断に大きく貢献した．

　その医療機器がなければ，急性期診療が実質的に不可能となる領域がある．どの程度の患者が利用するかの予測を立て，収支のバランスを検討することが重要である．導入後は，自分も含めて職員を訓練し，正確な診断ができる技術を身につけなければならない．さらに診断の結果に基づき最適な治療が行えるように治療体制を整える必要がある．

〈佐藤元美〉

Ⅲ

地域医療を支える人材

III ■ 地域医療を支える人材

20 医師

Point
1. 地方の医師不足は大学医学部からの派遣減少の影響が大きい．
2. 国は医師育成数の増加に方針を転換した．
3. 医師を「招聘する」「育成する」「支援する」対策が重要である．

A 地方の医師不足の現状

　近年の医師国家試験の合格者数は，毎年 7,600〜7,700 人程度で，死亡や退職を除いても，医師数は毎年 3,500〜4,000 人程度増加しており，1998 年の 24.9 万人から 2006 年の 27.8 万人に増加している．また，人口 10 万人あたりの医師数も 1998 年の 196.6 人から 2006 年は 217.5 人となっており，年々増加している（図 20-1 参照）．

　こうした医師数の増加にもかかわらず，全国的に医師不足が大きな問題となっている．従来は主に離島や山間地域を中心としたへき地での問題であったが，2004 年から導入された新たな臨床研修制度を契機に，特定の地域だけでなく，地域の中核的な病院や都市部の病院においても救急医療や小児科，産科などを中心に病院に勤務する医師の不足が深刻化している．

　新たな臨床研修制度の影響に関して，臨床研修医の在籍状況を「臨床研修指定病院：大学附属病院」で比較すると，2003 年度には，「3：7」であったが，徐々に「大学附属病院」の割合が減り，2008 年度には，「5：5」となっている．2 年間の臨床研修を終了後，大学医学部の医局へ入局する医師も同様に減少傾向にある．地域の医療機関は，従来から大学医学部医局からの医師派遣を受けていたが，この影響により，大学医学部の医師派遣機能が弱まり，地域の医療機関へ派遣する医師数が減っている．

　医師不足の背景として，「地域偏在」と「診療科偏在」が課題といわれている．「地域偏在」については，人口 10 万人あたりの医師数をみると，東日本で少なく，西日本で多い傾向にある．最少の埼玉県と最多の京都府の間には約 2 倍の差がある．人口あたりの医師数が比較的多い西日本の府県内でも，「地域偏在」は深刻な問題となっている．日本全国のほとんどの都道府県において，県庁所在地などの都市部や大学医学部が所在する地域に医師が集中する傾向にあり，都道府県間の「地域偏在」とともに，同一都道府県内においても程度の差はあるものの，「地域偏在」が深刻化している．

　また，医師数密度（面積 100 km² の医師数）をみると，最小の北海道と最大の東京都では 100 倍以上の差があり，人口あたりの医師数以上にその格差は大きい．医師数密度の小さい都道府県は面積が比較的大きく，公共交通機関が十分に整備されていない地域を抱えている場合が多く，医師不足による地域の医療機関・医療機能がなくなることにより，受診する患者に大きな労力が必要となる事例が多い（表 20-1 参照）．

　「診療科偏在」については，勤務労働条件が過酷といわれる小児科，産科，麻酔科などの医師が全国的に不足といわれており，とくに，産科におい

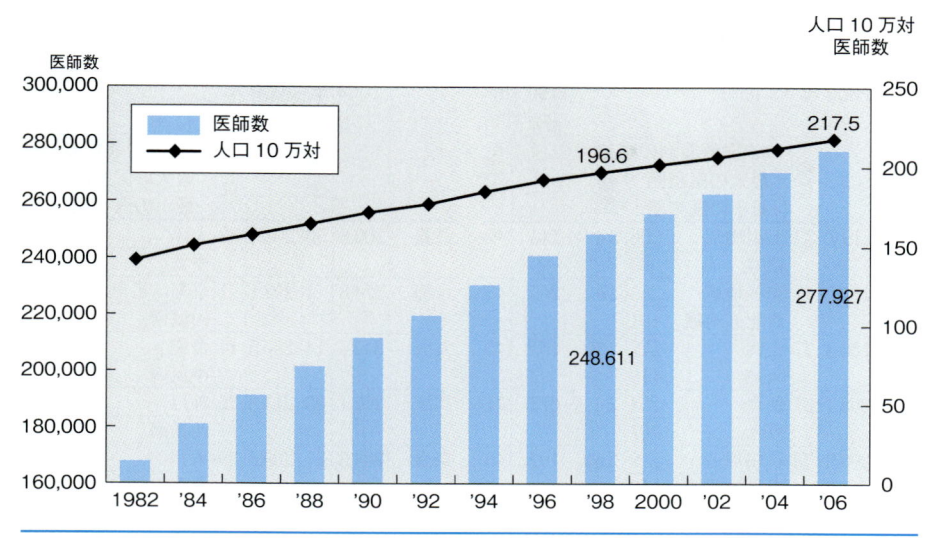

図 20-1　全国の医師数，人口 10 万人対医師数の推移

ては，他の診療科と比較して相対的に訴訟が多いことも影響していると考えられる．医師数全体が増加傾向にあるなかで，産婦人科においては，医師数は減少傾向にあり，また，出生 1,000 人あたりの医師数は横ばい状態にある．離島や山間地域においては，1 つの診療科を 1 人の医師が担っているケースが多いため（いわゆる「1 人医長」），医師 1 人の減少がその診療科機能の廃止につながることが大きな課題となっている．

B　医師招聘策と医師育成策

1. 国の動向

こうした医師不足の状況を受け，国においては，2005 年 8 月には「医師確保総合対策」，2006 年 8 月には「新医師確保総合対策」が取りまとめられた．

「新医師確保総合対策」においては，「医師不足県における医師養成数の暫定的な調整の容認」や「自治医科大学における暫定的な定員の調整」などが盛り込まれ，医師不足が深刻な 10 県と自治医科大学において，各 10 名の医師育成数の増加が暫定的に認められた．また，「分娩に係る医療事故に遭った患者に対する救済制度（いわゆる無過失補償制度）」や「小児救急電話相談事業の一層の普及」についても言及されており，小児科や産科などの診療科偏在への対策も進められている．

さらに，2007 年 5 月には，「緊急医師確保対策」が取りまとめられ，「医師不足地域や診療科で勤務する医師の養成の推進」が盛り込まれ，都道府県が奨学金制度を設けることを条件に，都府県ごとに最大 5 名まで（北海道は 15 名まで）の緊急臨時的な医師養成数の増加が認められた．

こうした暫定的な医師養成数の増加を受け，2008 年 6 月には「経済財政改革の基本方針 2008」において，「これまでの閣議決定に代わる新しい医師養成数の在り方を確立する」とされ，早急に過去最大限まで増員するとされた．「これまでの閣議決定」では，「財政構造改革の推進について（1997 年）」において「大学医学部の整理・合理化も視野に入れつつ，引き続き，医学部定員の削減に取り組む」とされていた．

2. 大学医学部の動向

各大学医学部においても，地域に勤務する医師を確保する対策の 1 つとして，将来地元で勤務す

表20-1 各都道府県の人口10万人対医師数などの状況

	人口10万対医師数				二次医療圏別の格差			医師数密度 (100 km² 当たり)			人口10万対医師数				二次医療圏別の格差			医師数密度 (100 km² 当たり)	
	2004年		2006年		最大の医療圏 / 最小の医療圏		格差		順位		2004年		2006年		最大の医療圏 / 最小の医療圏		格差		順位
		順位		順位								順位		順位					
北海道	216.2	23	219.7	23	上川中部 / 根室	306 / 89	3.4	14.7	47	滋賀	200.8	30	202.3	32	大津 / 甲賀	327 / 113	2.9	69.9	20
青森	173.7	43	180.0	41	津軽地域 / 西北五地域	263 / 101	2.6	26.7	43	京都	274.8	4	292.1	1	京都・乙訓 / 山城南	372 / 116	3.2	167.3	8
岩手	179.1	39	186.8	37	盛岡 / 久慈	277 / 118	2.3	16.8	46	大阪	244.6	14	250.5	14	豊能 / 中河内	329 / 162	2.0	1163.9	2
宮城	201.0	29	208.7	27	仙台 / 登米	254 / 107	2.4	67.5	21	兵庫	207.1	25	213.8	26	神戸 / 西播磨	276 / 147	1.9	142.4	9
秋田	193.2	33	200.9	33	秋田周辺 / 湯沢・雄勝	279 / 117	2.4	19.6	45	奈良	204.3	27	208.3	29	東和 / 西和	255 / 143	1.8	79.9	15
山形	198.8	32	203.0	31	村山 / 最上	252 / 132	1.9	26.3	44	和歌山	247.8	12	257.5	10	和歌山 / 那賀	354 / 153	2.3	56.0	30
福島	178.1	40	183.5	40	県北地域 / 南会津地域	232 / 90	2.6	27.7	42	鳥取	280.6	2	281.0	4	西部 / 中部	383 / 199	1.9	48.4	31
茨城	150.0	46	155.1	46	つくば / 鹿行	327 / 90	3.6	75.6	17	島根	253.0	9	263.1	9	出雲 / 雲南	425 / 138	3.1	28.9	41
栃木	200.2	31	204.7	30	県南 / 県西	364 / 119	3.1	64.4	23	岡山	258.8	8	264.1	8	県南東部 / 高梁・新見	301 / 154	2.0	72.6	18
群馬	201.4	28	208.6	28	前橋 / 太田・館林	410 / 136	3.0	66.3	22	広島	237.0	17	234.4	19	呉 / 広島中央	292 / 181	1.6	79.5	16
埼玉	134.2	47	141.6	47	西部第二 / 児玉	230 / 95	2.4	263.8	6	山口	237.9	16	241.9	15	宇部・小野田 / 萩	364 / 161	2.3	58.7	28
千葉	152.0	45	159.1	45	安房 / 夷隅長生	295 / 95	3.1	187.4	7	徳島	282.4	1	291.9	2	東部Ⅰ / 南部Ⅱ	314 / 155	2.0	56.7	29
東京	278.4	3	282.0	3	区中央部 / 西多摩	1116 / 125	8.9	1631.8	1	香川	249.7	11	250.8	13	高松 / 大川	305 / 163	1.9	134.9	10
神奈川	174.4	42	178.3	43	横浜南部 / 県央	222 / 124	1.8	651.7	3	愛媛	233.2	18	232.8	20	松山 / 宇摩	288 / 157	1.8	59.9	27
新潟	179.4	38	185.2	39	新潟 / 魚沼	241 / 126	1.9	35.6	37	高知	273.6	5	275.8	6	中央 / 高幡	301 / 133	2.3	30.6	40
富山	230.4	19	238.3	18	富山 / 高岡	265 / 179	1.5	62.3	25	福岡	268.0	6	278.3	5	久留米 / 京築	402 / 144	2.8	282.6	4
石川	252.8	10	254.3	11	石川中央 / 能登北部	315 / 137	2.3	71.2	19	佐賀	228.2	20	240.9	16	中部 / 東部	304 / 148	2.1	85.2	14
福井	212.4	24	215.9	25	福井・坂井 / 奥越	295 / 120	2.5	42.2	34	長崎	262.5	7	271.3	7	長崎 / 上五島	354 / 120	3.0	97.1	12
山梨	193.0	34	199.1	34	中北 / 峡南	256 / 106	2.4	39.2	35	熊本	247.5	13	252.6	12	熊本 / 阿蘇	346 / 113	3.1	62.6	24
長野	190.9	35	198.9	35	松本 / 木曽	322 / 135	2.4	32.1	39	大分	238.5	15	240.8	17	中部 / 西部	280 / 142	2.0	45.8	32
岐阜	171.3	44	179.9	42	岐阜 / 中濃	224 / 123	1.8	35.7	36	宮崎	218.4	22	222.7	22	宮崎東諸県 / 西都児湯	305 / 119	2.6	33.1	38
静岡	174.9	41	177.2	44	熱海伊東 / 中東遠	213 / 108	2.0	86.5	13	鹿児島	224.3	21	230.8	21	鹿児島 / 熊毛	344 / 112	3.1	43.8	33
愛知	184.9	36	192.1	36	尾張東部 / 尾張中部	329 / 73	4.5	271.9	5	沖縄	204.9	26	216.7	24	南部 / 八重山	258 / 162	1.6	130.3	11
三重	184.3	37	186.2	38	中勢伊賀 / 東紀州	248 / 146	1.7	60.4	26	全国平均	221.7	-	217.5	-				73.5	-

る意思を持った者を対象としたいわゆる「地域枠」での募集が行われている．

社団法人地域医療振興協会の調べによれば，2007年3月時点で29道府県の大学医学部で「地域枠」での募集が行われている．募集人数は2006年から増加傾向にあり，2008年度の募集定員は319人であった．さらに，2009年度からは，多くの大学において「緊急医師確保対策」に基づき募集定員が増加されるが，「地域枠」という形で募集する大学もあり，その募集人数はさらに増加する．

また，2008年の「経済財政改革の基本方針」（骨太の方針）を受け，各大学医学部では，医師確保にかかわる実効性のある取り組みを行うことを前提に，2009年度の入学定員を，120名を超えない範囲で増員できることとなった．

3. 各都道府県の取り組み

都道府県においても，医師不足に対応した取り組みが積極的に行われており，新たに医師不足対策を行う部門を設置する都道府県が，2006年度から増え始めており，2008年度には，29道県において設置されている．

また，多くの都道府県に共通する対策として，都道府県内での将来の一定期間の勤務を返還免除条件とした医学生や研修医に対する奨学金制度がある．2006年度では26県，2007年度では35県と年々制度を持つ都道府県が増えており，2008年度には41県で制度を持つに至っている．

また，産科や小児科などの不足する特定診療科の医師育成のために奨学金制度を活用している都道府県も多く，「貸与対象を特定の診療科に限定」，「特定の診療科について返還免除条件の緩和」，「特定の診療科の貸与額の増額」などの制度を持つ都道府県は23ある．

C 島根県の取り組み

東西に長く，離島を含む多くの中山間地を抱いている島根県では，全国と同様，医師不足に悩んでいる．2006年の人口10万対医師数は263.1人で，全国平均217.5人を上回っているが，医師の7割が，県内7つの二次医療圏のうち，松江圏（県庁所在地）と出雲圏（県立中央病院および大学病院の所在地）に集中し，過疎地域の医療機関では，長年，医師不足という問題を抱えてきた．

そのため，島根県では，早くから，地域医療を支える医師を「招聘する」「育成する」「支援する」対策を進めている．「支援する」対策は第17章（p107～）ですでに触れたので，本章では「招聘する」「育成する」主な対策を紹介する．

1. 医師招聘対策

2002年度には，島根県での勤務を希望する医師をはじめとした医療従事者への情報提供の場となる「赤ひげバンク」を設けた．さらに，2006年度からは，医師確保対策室を設置し，即戦力となる医師を招聘する対策に力を入れている．具体的には，島根大学医学部同窓会や島根県医師会の協力を得て情報を収集し，「赤ひげバンク」登録者のさらなる掘り起こしを行うとともに，島根県内の医療機関に勤務を希望する医師に対しては，積極的に出張面談を行い，就職の橋渡しをしている．この「赤ひげバンク」を通して，2007年度までに，34名の医師が島根県内の医療機関へ勤務している．

また，島根県に赴任することとなれば，転居が必要であるが，子どもの就学の問題をはじめ家族の理解を得ることが重要である．そのため，実際に家族に赴任地を下見してもらう「地域医療視察ツアー」を2006年度から行っている．

2. 医師育成対策

a. 地域枠推薦入学制度

島根大学医学部では，夢と使命感を持って地域医療を担う人材を養成する取り組みを進めており，その一環として，2006年度から地域枠推薦入学制度を導入している．この制度は，島根県内のへき地出身者で，医師として活躍するのに十分な素質と明確な目的意識を持ち，島根県のへき地医療

に貢献したいという強い使命感を持った意欲ある学生を発掘し，選抜することを目的としている．

この制度は，従来の推薦入学と異なり，地域医療に貢献したいという強い意志を確認するため，志願者が出願前にへき地医療機関などで実地体験をし，その評価を受けるとともに，出身地の市町村長などによる面接を受ける．

2006年度は6名が，2007年度および2008年度はそれぞれ10名が，この制度により入学している．この制度での入学者や地域医療を志す医学生については，島根大学医学部の地域医療学講座による支援や島根県が実施する地域医療実習への参加などを通じて地域医療への意識付けが継続的に行われている．

また，2009年度からは，国の緊急医師確保対策を受けて，新たな推薦入学制度である緊急医師確保対策枠推薦入学制度（定員は5人）が始まる．この制度では，出願者の出身地は限定されないが，出願前に島根県内の医療機関などで実地体験をし，島根県の面接を受けることになっている．入学時には，返還免除の義務履行期間を9年間とする奨学金が貸与されることになっており，島根大学医学部と島根県とがこれまで以上に医師の確保について連携して取り組むことになる．

b. 医学生を対象とした奨学金制度
1) 医学生地域医療奨学金

地域医療奨学金は，地域医療を担う医師を養成するため2006年度から開始された制度で，入学金相当額のほか毎月10万円（大学院生の場合は15万円）の貸与を受けた医学生が，県内において貸与期間と同じ期間県内に勤務〔半分は松江，出雲以外の地域（以下，へき地）において勤務〕した場合に返還が免除されるものである．この奨学金では，2002年度から2005年度まであった旧制度であるへき地医療奨学金の返還義務と比較して，猶予期間の延長および勤務条件の緩和をはかったことにより，応募者が徐々に増加し，2008年度には，募集枠を上回る応募があった（奨学金を6年間貸与した場合には返還猶予期間を卒後14年から18年に，へき地勤務の義務期間を半分にした）．

貸与実績は，へき地医療奨学金が4年間で5人だったのに対し，地域医療奨学金は，地域枠推薦で入学した医学生用に10名の募集枠と一般枠の10名の枠を設けており，2006年から2008年の3年間で51人の医学生が貸与を受けている．

2) しまね医学生特別奨学金

しまね医学生特別奨学金は，2006年度から地域医療奨学金とともに開始した制度である．この奨学金は，連続した2年度で300万円を貸与（単年度150万円）するもので，初期臨床研修修了後すぐに6年間県内に勤務することを返還免除の条件としている．この制度では，返還猶予期間がないことから，県内に定着する医師を短期的に確保することができるという効果がある．

貸与実績は，2006年度が4名，2007年度が2名，2008年度が3名となっている．この奨学金も，2008年度は募集枠の3名を上回る応募があった．

3) 緊急医師確保対策枠奨学金

緊急医師確保対策枠奨学金は，国の緊急医師確保対策を受けて，2009年度から新たに島根大学医学部で導入される5人増枠の緊急医師確保対策枠推薦入学制度により入学した医学生に貸与する奨学金である．この奨学金は，前述の医学生地域医療奨学金よりも手厚い貸与額となる一方で，返還義務の条件を高く設定（卒後12年で9年間の県内勤務，このうちへき地勤務4年）している．

c. 研修医等定着特別対策事業

2004年度からの新たな臨床研修制度により，医学生が研修病院を自由に選択できる仕組みになった．この制度においての県内のマッチングの状況は，2004年が51名，2005年が42名と減少傾向にあり，将来の医師不足に拍車がかかることが懸念された．

そこで，2005年度より医学生や研修医などの県内臨床研修病院での研修を促し，県内定着につなげることを目的として「研修医等定着特別対策

事業」を開始した．事業開始後のマッチングの状況は，2006年は61名と増加したものの，2007年が51名，2008年が40名と最近2年間は大幅に減少した．そこで，この事業の実効性を高める必要があると考え，2008年度は医学生や研修医の意向を把握しやすい島根大学に事業の大部分を委託して実施することとした．

ここでは，「研修医等定着特別対策事業」の個別事業の内容について紹介する．

1) 高校生医療現場体験セミナー

2006年度から，県内高校生を対象に医療現場での体験，学習を通し，医師の仕事や地域医療についての理解を深め，医師を目指そうとする生徒を増やすことを目的に，夏と春の年2回実施している．この間の参加状況は，2006年度が5医療機関57名，2007年度が6医療機関115名であり，医療に対する高校生の関心が高まっていることが伺える．

2) 医学生地域医療実習

医学生地域医療実習は，医学生に離島や中山間地域の医療機関などにおける実地体験を通じて地域医療の魅力を感じてもらうため，2002年度から行っている．2004年度までは，年1回夏休みを利用して行っていたが，応募者が多くなったことから2005年度から夏季と春季の2回に分けて，県内6圏域の7地区(隠岐圏域は，島後地区と島前地区の2地区)において行っている．夏季は，2006年度から1年生と2年生以上に分け，1年生については診療所を中心に，2年生以上は病院を中心に実習スケジュールを組んでいる．春季は，1年生から3年生までを対象として行っている．

地域医療実習では，医療機関等での体験以外にも，地域住民との交流，参加者同士や夜間救急の合間での当直医師と地域医療について語り合う場面などがあり，さまざまな面から地域医療を考えるよい機会になっている．

また，地域医療実習の一環として，夏季実習終了後に意見交換会を行っている．この意見交換会では，地域医療実習で体験した感想を述べてもらうほか，今後この実習がより効果的なものとなるような意見をもらうことにより，次年度の実習スケジュールの組み立てなどに生かしている．

この実習に2002年度から2007年度までの6年間でのべ239名の医学生の参加があった．

3) 研修医意見交換会

研修医意見交換会は，研修医の研修プログラムや病院に対する意見や要望を各臨床研修病院へフィードバックし，病院のレベルアップをはかることを目的とし，年1回開催している．

意見交換は，研修医が一同に会し，グループワークを中心とした方法で実施している．他病院の臨床研修プログラムの内容や具体的な指導方法，当直体制などについて情報共有することにより，各臨床研修病院のプログラムや指導体制の改善に寄与している．

これまでの参加研修医数は，2005年度が18名，2006年度が19名，2007年度が17名であり，県内研修医の2割程度となっていることから，より多くの研修医に参加してもらう仕掛けが今後の課題となっている．

4) プログラム発展講習会

プログラム発展講習会は，研修プログラムや研修体制が医学生や研修医にとってより魅力的になることを目的に，各臨床研修病院のプログラム責任者などを対象に，全国的にも著名な研修病院から講師を招いて，年2回程度開催している．

これまでの参加者数は，2005年度が69名，2006年度が77名，2007年度が98名，2008年度が76名であった．開催回数は，2005〜2007年度は年2回，2008年度は年1回である．

5) 指導医講習会

指導医講習会は，指導医の教育技術の向上および臨床研修病院の指導体制の確保をはかり，より魅力的な臨床研修病院となるよう厚生労働省の基準に沿った内容で，3日間で実施している．これまでの修了者数は，2005年度は2回開催し92名，2006年度(1回)は47名，2007年度(1回)は39名であり，のべ178名である．

d. 不足診療科後期研修医支援事業

　医師が不足する特定の診療科に限り，後期研修医を正規職員として雇用することにより給与面での処遇の改善を行い，県内での勤務を誘導する制度を2009年度から開始する．当面，島根県で不足している診療科の1つである精神科から始めるが，効果を検証しながら，産科などの他の診療科への拡充を検討する．

D 今後の課題

　医師不足が全国的な課題となるなかで，「地域偏在」を解消するための医師招聘対策においては，都道府県を中心にさまざまな対策が行われているが，医師数に限りがあることや財政的な制約も考えれば，その対策にも限界がある．こうした現状のなかで，国の方針が医師の育成数を増やす方向に転換したことには，大きな意味がある．

　しかし，その医師育成数増加の効果が現れるのには，10年程度の期間が必要である．地域の医療の危機的な状況を考えれば，現在の限られた医師数を適切に配置していくことが喫緊の課題であり，国レベルでの抜本的な対策が必要である．

　「診療科偏在」については，医師が自由に診療科を選択できる現制度のもとでは，その解消のための有効な対策が少なく，不足する診療科の選択を誘導するような，国レベルでの対策が望まれる．

　また，今後増加していく女性医師の勤務環境の整備も重要な課題である．現在の女性医師の割合は，17％程度であるが，近年の医師国家試験合格者の3割程度が女性であることを考えれば，女性医師が出産育児と仕事を両立できる環境を，ハードとソフトの両面で整えていくことが必要である．

　地域において医療を安定的に提供していくためには，地域医療を支えている医師が，その地域に長期間定着できるような支援対策も重要である．具体的には第17章，18章で詳細に記述した支援対策のほか，「時間外の救急外来の適切な利用」や「かかりつけ医の一層の活用」など，とくに病院に勤務する医師の負担を軽減するための地域住民も巻き込んだ対策が重要である．

〔木村清志〕

■ 参考文献

1）医師・歯科医師・薬剤師調査，厚生労働省大臣官房統計情報局
2）地域医療白書 第2号 これからの地域医療の流れ，学校法人自治医科大学，2007
3）島根県保健医療計画，島根県，2008

Ⅲ 地域医療を支える人材

21 看護職

Point

1. 看護職には，保健師，助産師，看護師，准看護師があり，身分法は保健師助産師看護師法である．
2. 医療の高度化，専門化，人口の高齢化を反映して，看護師数の増加以上に需要が増加しており，地方の病院では看護師不足が目立つ．
3. 地域看護活動とは，地域で生活しているすべての住民を対象に健康と生活の質の向上を目指して実施する取り組みで，地域の医師とは常に連携をとり合って活動している．

A 看護職の業務

　看護職には保健師，助産師，看護師，准看護師があり，その身分法は「保健師助産師看護師法」である．保健師，助産師，看護師および准看護師の名称については，無資格者がこれらを使用することが禁じられている（いわゆる名称独占，p44）．

1. 保健師

　保健師の業務は保健指導を行うことであり，無免許者が保健師または類似の名称を用いて業務を行うことは禁止されている．保健師が療養上の指導を行うに当たっては，主治の医師，歯科の医師がいる場合には，その指示を受けなければならない．また，業務を行うに当たって就業地を管轄する保健所長の指示を受けた場合には，それに従わなければならない．

2. 助産師

　助産師の業務は，助産および妊婦，じょく婦または新生児の保健指導を行うことであり，無免許者がこれらの業務を行うことは禁止されている（業務独占，p44）．助産師の業務は，出生証明書等の発行など医師の業務に類似したものがあるため，助産または保健指導の求めに対する応招義務，証明書交付義務，自ら介助等を行わない証明書交付の禁止，異常死産児の届出義務，助産録の記載および保存の義務が規定されている．

　このほか，異常妊産婦等に対する処置を自ら行うことが禁止されている（臨時応急の場合は除く）．

3. 看護師および准看護師

　看護師の業務は傷病者等に対する療養上の世話および診察の補助であり，准看護師の業務は医師，歯科医師または看護師の指示を受けて看護師の業務行為を行うことである．

B 看護師の人材不足

　看護職員確保対策は従来，重要施策の1つとして位置付けられている．看護職員確保対策は1992年に成立した「看護婦等の人材確保の促進に関する法律」と同法に基づく基本方針を踏まえ，各種施策を総合的に講ずることにより，「看護職

表21-1 看護師等学校養成所数と総定員の推移(各年4月)

年	看護師							
	総数		3年課程		2年課程		高等学校・高等学校専攻科5年一貫教育	
	施設数	総定員	施設数	総定員	施設数	総定員	施設数	総定員
1985	850	102,631	431	61,365	419	41,266	—	—
1990	876	111,917	469	69,932	407	41,985	—	—
1995	1,028	143,103	591	95,543	437	47,560	—	—
2000	1,085	153,200	664	108,697	421	44,503	—	—
2005	1,093	166,852	683	115,431	343	34,196	67	17,225
2007	1,034	177,185	707	126,633	259	33,082	68	17,470

年	准看護師		保健師		助産師	
	施設数	総定員	施設数	総定員	施設数	総定員
1985	650	73,613	59	2,285	78	1,840
1990	622	72,563	65	2,548	79	1,960
1995	587	68,710	97	4,085	98	2,435
	*131	22,613				
2000	529	60,195	147	8,165	124	4,958
	*130	21,525				
2005	271	26,006	173	11,109	146	7,939
	*24	3,215				
2007	280	27,708	195	13,643	150	8,832
	*24	3,290				

(厚生労働省医政局看護課調べ)
注1)「総定員」は,各学校養成所の「入学定員」×「修学年数」の合計である.
 2)「准看護師」の*は,高等学校衛生看護科の再掲数値である(同衛生看護科は,1964年4月に開設).
 3)「保健師」と「助産師」の総定員は,大学については保健師および助産師課程は選択制であるため,学年定員を計上している.

員需給見通し」の達成に向けた取り組みがなされてきた.

また,看護職員養成については,1994年「少子・高齢社会看護問題検討会報告書」の提言に基づき施策が進められている.看護師等学校養成所数と総定員の推移については表21-1に示した.看護師の養成所数と総定員は増加しているが,2006年の診療報酬改定で盛り込まれた7対1の看護師の配置基準が看護師不足に拍車をかけている現状がある.7対1は,看護師1人が患者7人を受け持つことによりこれまでの10対1より手厚い看護を提供することを目指したものである.病院の収入増になることもあり,全国の国公立病院および大学病院への看護師の求人が増加し,そのために中小病院の看護師不足による病棟閉鎖や診療所化が起こっている.また,訪問看護ステーションの閉鎖や介護施設の看護師不足を招き深刻な問題となっている.

今後の若年労働人口の減少のなかで,新卒就業者確保が困難になることが見込まれるため,看護職員の確保については,離職防止と潜在看護職員の再就職の促進に重点が置かれている.日本看護協会は,2008年9月から「多様な勤務形態モデル事業」の実施に取り組み,離職防止対策に取り組んでいる.

2008年8月に日本とインドネシアとの経済連携協定(EFP)に基づくインドネシア人看護師候補者104人が入国した.彼らはインドネシアの看護師資格保有者で,20歳代が中心である.日本語や社会文化適応のための研修を6か月間受講し,その後受け入れ施設で就労しながら資格取得に向けた研修を受ける.受け入れ施設は47施設あり,在留上限は3年である.

C 地域看護活動と医師との連携

1. 地域看護活動とは

地域看護活動とは都道府県の保健所,市町村の保健センターに代表される行政職としての保健師活動の総称であったが,最近では広く公衆衛生看護,在宅看護,産業看護,学校保健を包含したものと捉えられている.生まれたばかりの子どもから高齢者まで,病気で在宅療養している人から健康な人,病気から回復して社会復帰を目指す人,そして障害を持ちながら生活する人までさまざま

な年齢層・健康レベルの人々が対象となる．個人に提供する看護サービスも，疾病の回復や在宅生活を支えるための安全・安心やQOLを考えた直接的ケアから，生きがいや役割を考え，健康の保持・増進のためのセルフケア能力を高める保健指導まで含まれる．

2．地域医療における看護師

看護師は地元出身者で地域の実情をよく知っていることが多い．地域住民は地元医療機関の情報を看護師から得ようとすることが多いので，看護師が医療機関の運営に参加し，医療機関のことを正確に知っていることが重要である．

地域の医療機関での看護師の活躍は多方面にわたっており，医療安全，栄養サポートチーム，経営改善，接遇など，いわゆる看護にとどまらない．また，介護施設（老人保健施設など）では介護職員を指導しつつ，一体となり働いている．さらに，訪問看護ステーションでは看護師は，訪問看護指示書を医師から受けて，患者や家族の要望を受け入れながら，自分たちの看護診断に基づくサービスを提供している．

医師と看護師はチーム医療の根幹であり，連携と分担が重要である．すべての領域で医師が主導権を持つことはできない．とくに医師による権威的な態度はチーム医療にとって弊害が大きい．

病棟での入院患者への看護は通常交代勤務により分業化されている．継続的な看護ができるようにチームナーシング（チームリーダーが患者全体を把握して個々の看護師が分業する仕組み）やプライマリナーシング（特定の患者の看護ケアを，入院から退院まで1人の受け持ち看護師が継続して責任を持つ「主治看護師制」）など工夫がされている．

医療の高度化，専門化とともに看護師の専門化も看護協会を中心として進められている．日本看護協会が特定している専門看護師は10分野である（がん，精神，地域，老人，小児，母性，慢性疾患，急性・重症患者，感染症，家族支援）．

3．地域医療における保健師

保健師は主に県や市町村の行政に勤務している．近年，県の保健所の仕事であった比較的専門的な保健の仕事（精神保健，母子保健などの分野）が市町村に移っている．また，介護保険の導入以降，介護認定や介護予防の分野で働く保健師も増加している．市町村保健師は，以前は市町村保健センターに勤務し，ある意味では1人の保健師が保健センターを体現する状態であったが，現在はさまざまな分野ごとに分散勤務となり，全体を理解し，全体に責任を持つ保健師がいなくなった．分業とともに市町村レベルでの保健師業務の統合も重要な課題である．

市町村保健センターに勤務する保健師の仕事には，たとえば以下のようなものがある．

①母子に関する事業（健康診査や予防接種・家庭訪問指導や健康教育）
②成人・高齢者に関する事業（特定健診や特定保健指導・家庭訪問指導や健康教育）
③介護保険の申請を受け付け，面接を行う
④既往歴やADLなどを聴取して，医師から意見書作成するための受診日の予約を入れる
⑤必要に応じ，地域包括支援センターや居宅介護支援事業所のケアマネジャーと連絡をとり合う
⑥在宅精神障害者から，通所訓練希望の電話を受け，通院医療機関に状況確認を行い，主治医やPSW（精神保健福祉士）と連携をとる．地域活動支援センター相談員と協力することもある
⑦自主的な高齢者の交流会への対応．地域の高齢者の集まりで，介護予防をテーマとした健康教育の実施．その後血圧を測定しながら健康相談を行う．

4．地域医療における助産師

全国的な産科医不足を背景に，院内助産院や助産師外来など産科医の役割の一部を助産師が担う動きが広がっている．日本看護協会の定義によると，院内助産所は緊急時の対応ができる病院で，

助産師が妊産婦やその家族の意向を尊重しながら，妊娠から産後1か月まで正常異常の判断をし，お産を介助するシステムである．助産師外来は，病院の中で医師の診察と並行し，助産師が自律して健診や保健指導を行う．助産師と医師の役割分担・緊急時の連携が鍵になる．開業助産所を含め，日本で助産師が取り上げる新生児は全体の3％程度と報告されている．

〈鈴木るり子〉

---

column　華岡青洲——医学の発展に貢献した地域医師(4/4)

(p81 より)

　華岡青洲の生き方は，われわれ現在の医療者に大事なことを教えてくれる．それは，田舎の地域医療に従事しながらも医学に大きな貢献ができるという事実である．医学研究は都会の研究機関の専売特許ではない．大事なのは場所ではなく，その人の精神性である．青洲の全身麻酔発明の原動力となったのは，飽くことなき探究心，そして地域住民に貢献したい，病気を治したいという情熱である．われわれは華岡青洲というと，とかく「世界初の全身麻酔」という史実のみに目を向けがちであるが，彼の心中深くにあったこの「地域住民への献身」こそが，最も学ぶべきところであろう．この高い思想が，現代の日本においても多くの人の心を惹きつけ，地元住民の間では「医聖」として語り伝えられているゆえんではなかろうか．青洲が門人達の卒業の際，1人ひとりに書き贈ったとされる以下の漢詩には，彼の強く美しい人生哲学が垣間みえる．

　竹屋蕭然烏雀喧
　　（竹垣をめぐらせた家に鳥がさえずる）
　風光自適臥寒村
　　（風光明媚な田舎に己の身を置き）
　唯思起死回生術
　　（ひたすら起死回生の医術を窮めたい）
　何望軽裘肥馬門
　　（どうして富貴栄達を望む必要があろうか）

〈文献〉松本正俊：華岡青洲の生涯：偉大な外科医と地域医療，日本医事新報，3961，55-57，2000

〈松本正俊〉

Ⅲ 地域医療を支える人材

22 コ・メディカル

Point

1. 在宅医療は，生活機能全般の維持・向上を目的として進められる．
2. 生活機能を支えるためには，チームアプローチが不可欠である．
3. チームアプローチを実現するためにはスキルミックスの概念が重要である．
4. チーム構成者は，自らの専門的な責任を果たし，互いを認め合うことが必要である．

医療従事者に関する概要は第7章(p44)で紹介したとおりである．また，地域医療を実践するのに不可欠な医師と看護職については，第20章と第21章(p132～142)で紹介した．本章ではその他の医療従事者について紹介し，その後にリハビリテーションに関連が深い作業療法士・理学療法士・言語聴覚士を例に，地域医療におけるチーム医療を紹介する．

A コ・メディカルの概要

コ・メディカルは医師以外の医療従事者の総称で，看護師，薬剤師，管理栄養士，診療放射線技師，臨床検査技師，救急救命士，理学療法士，作業療法士，言語聴覚士等の国家資格者を指すことが一般的である．また現段階では国家資格になっていない医療ソーシャルワーカー(MSW；medical social worker)や臨床心理士などを含む場合もある．

コ・メディカルは，その語意が示すように，医師の指示に基づいて，共同して医療に当たることを本務とするもので，医療機関ではチームとして機能することが当然のこととなっている．地域医療の場面においても，このようなチームアプローチが着実に実現されることが期待される．

医師と看護職は医療機関では不可欠だが，それ以外のコ・メディカルは医療機関の規模に応じて配置されるのが現状である．すなわち，規模が大きな医療機関では前述のコ・メディカルのうちの多くの職種が配置されているのに対し，無床診療所では医師と看護師のみのところが多い(このほかに事務職員が配置されるのが通例である)．

B 地域医療に従事する職種の詳細

地域医療に関連する主な職種を表22-1に示す．多くの職種はそれぞれの職種のために制定された法律(身分法と呼ぶ)によって業務，免許取得方法，業務に関わる権利と義務などが規定されている．医療関係職種全体の説明は成書(たとえば，南山堂「公衆衛生マニュアル2008」p201～203など)を参考にされたい．

1. 歯科医師

大学歯学部(6年制)卒業後，国家試験に合格して免許を取得する．歯や歯周病の治療だけではな

表 22-1 地域医療システムを構成する主な人的要素

職種	根拠法（身分法）	法に示された職務	地域医療における役割
医師	医師法	医療，保健指導をつかさどる	総合医：地域社会における1人の患者に対して，必要な医療の提供や指導を行うとともに，地域創りの役割も担う 専門医：専門分野について，高度な医療を提供
歯科医師	歯科医師法	歯科医療，保健指導をつかさどる	歯科に関する医療の提供　歯科・口腔保健への関与
薬剤師	薬剤師法	調剤，医薬品の供給，薬事衛生をつかさどる	服薬指導　ひとりの患者に対する複数の処方箋（薬剤）の管理
保健師	保健師助産師看護師法	保健指導	地域保健の計画策定と実践
助産師		助産，妊婦・褥婦・新生児の保健指導	母子保健指導
看護師		療養上の世話，診療の補助	在宅看護　在宅介護支援
作業療法士	理学療法士および作業療法士法	精神・身体に障害がある者の応用的動作能力・社会的適応能力の回復	地域におけるリハビリテーション
理学療法士		身体に障害がある者の基本的動作能力の回復	
救急救命士	救急救命士法	医療機関に搬送されるまでの救急救命処置	2次，3次救急医療の補助
医療ソーシャルワーカー	（なし）		医療・保健・福祉相互間のコーディネート
介護支援専門員	介護保険法	要介護者などと介護サービス提供者間の連絡調整	介護のコーディネート
社会福祉士	社会福祉士および介護福祉士法	日常生活を営むのに支障がある者への，助言，指導，連絡および調整，その他の援助	生活困難者の支援
介護福祉士		介護と指導	要介護者への対応
民生委員	民生委員法	自立した生活を送るための助言と援助，社会福祉事業・活動の支援	福祉のコーディネート

く，予防活動も行っている．とくに高齢者においては自分の歯を保つことができるかどうかは，食生活だけではなく日常生活全体にわたるQOLに大きな影響を与えるため，「80歳で自分の歯を20本以上保つ」という8020（ハチマルニマル）運動を展開している．また，小学生の有病率で最も高いのは未処置のう歯であるため，治療（二次予防）に関する啓発のみならず，う歯そのものの一次予防も課題であろう．

2. 薬剤師

以前は4年制の大学薬学部を卒業して国家試験を受験したが，現在では6年制の薬学部卒業生に受験資格が付与されるように制度が変わった．医師が作成した処方箋に基づいて調剤を行うのが主な業務である（例外的に，医師は自ら作成した処方箋に基づいて調剤することはできるが，他の医師の作成した処方箋に基づく調剤は薬剤師のみしか行うことができない）．近年は単に調剤だけで

はなく，服薬指導にも大きく貢献している．病院内においては外来患者の与薬は院外処方箋にシフトし，そこで発生した病院に勤務する薬剤師の余力を入院患者の服薬指導に当てるところが増えてきている．町の保険薬局においては「かかりつけ薬局」として，複数の医療機関からの処方の調整（組み合わせ禁忌の確認など）を含めた指導を行っている．また，OTC（over the counter；処方箋なしで購入できる医薬品）となったニコチンガムやニコチンパッチを用いた禁煙指導を行っている薬局もある．

3. 救急救命士

医師の指示のもとに，救急車など患者を搬送する際に救急救命処置を行う．高校卒業後3年間の養成施設，あるいは4年制大学での専門教育を受けた後に国家試験を受験して取得するほかに，救急隊員として一定の期間の勤務経験を経た後に講習を受講して国家試験受験資格を取得する方法もある．業務は静脈路確保のための輸液，気道の確保，厚生労働大臣が指定する薬剤の投与などに限定されているが，この拡大を求める意見も有力である．また，業務が救急搬送の場に限定されていることから，免許を取得しても本来の業務に就けない者もいる．しかしながら救急医療に関する一定の知識と技術を持っているため，医療機関での救急医療の現場で補助的に仕事をし，一定の評価を得ている場合もある．

4. 医療ソーシャルワーカー

医療ソーシャルワーカーは，主として医療機関で従事し，患者が地域や家庭で自立した生活を送ることができるように，社会福祉の立場から患者や家族が抱える心理的・社会的問題の解決・調整を援助し，社会復帰の促進をはかることを職務にしている．わが国ではMSWに関する身分法がなく，したがって所属機関における職名もさまざまで，「医療福祉相談員」「医療社会事業士」「医療社会事業専門員」などと称されていることも多い．多くの場合，社会福祉士や精神保健福祉士の資格や受験資格を持っている．主な業務として，①療養中の心理的・社会的問題の解決や調整援助，②退院援助，③社会復帰支援，④受診・受療援助，⑤経済的問題の解決や調整援助，⑥地域活動，などが挙げられる．

5. 介護支援専門員（ケアマネジャー）

介護支援専門員はケアマネジャー（care maneger，略して「ケアマネ」）とも呼ばれ，介護保険法で規定されている．介護保険において本人の申請に基づき要介護者などに認定された場合，具体的なサービス提供の計画策定を主たる業務としている．要介護者などと介護サービス提供者のいわば橋渡し役である．免許制ではなく，都道府県での登録制で，医師など一定の資格所持者が5年以上の実務経験を積んだ上で都道府県（多くの場合，非営利機関に委託）が実施する介護支援専門員実務研修受講試験に合格し，さらにこの実務研修を受講して登録される．また，資格がない人でも所定の福祉施設で10年以上にわたって介護などに従事すれば，受験資格が得られる．また登録は期限が5年に限定されており，所定の研修を受講して更新手続きを行わなければ継続してケアマネとしての仕事はできない．都道府県間で研修の内容や程度，また研修に要する経費に差があることが問題となっている．

6. 社会福祉士および介護福祉士

社会福祉士は日常生活を営むのに支障がある者の福祉に関する相談に応じ，助言，指導，福祉サービスを提供する者または医師その他の保健医療サービスを提供する者その他の関係者との連絡および調整その他の援助を行う．介護福祉士は日常生活を営むのに支障がある者につき心身の状況に応じた介護を行い，ならびにその者およびその介護者に対して介護に関する指導を行う．多くの場合，専門学校を修了して国家試験受験資格を取得しているが，福祉系の大学で一定の科目の単位

を修得しても受験資格が得られる．名称独占であり，業務を実践する職場が少ないことが問題とされている．

7. 民生委員

民生委員は地域社会の福祉を推進することを目的として，民生委員法に基づいておかれている民間の奉仕者である．①住民の生活状態の把握，②援助を必要とする者を対象とした相談・助言・援助，③福祉サービスに関する情報提供，④社会福祉事業・活動の支援，⑤福祉事務所その他関係行政機関への協力，⑥その他の住民の福祉の増進をはかる活動，を業務としている．児童福祉法に基づく児童委員も兼ねている．高齢化と人員不足が問題となっている．民生委員法で無報酬（業務に必要な交通費などは実費を支給）とされていることも，人員不足の一員であろう．また，個人情報保護法の影響で高齢者の安否確認も満足に行えないなどの職務への弊害も発生している．

8. その他のコ・メディカル

表22-1には挙げていないが，臨床検査技師や診療放射線技師なども臨床検査や画像撮影を通じて地域医療に貢献している．前述の通り，各医療機関でどの職種を配属するかは医療機関の規模に大きく依存するため，これらの職種が診療所（とくに無床診療所）に勤務していることはあまりない．そこで注意しなければならないのは，X線撮影についてである．診療放射線技師が勤務していなくてもX線撮影装置がある医療機関は多数あるが，医師および診療放射線技師（診療放射線技師は診断のための照射だけしか許されていない．治療のための放射線照射は医療行為であり，医師でなければ行うことはできない）以外の者が患者に放射線を照射するのは診療放射線技師法違反なので，たとえば医師，看護師，事務職員しか配置されていない医療機関では，必ず医師が撮影しなければならない．

9. 事務職員

医療機関の予算や人事，診療報酬請求事務など，医療機関の管理者（院長）を補佐する重要な役割を担っている．保険診療における診療報酬明細書（いわゆるレセプト）の作成は一定の知識と経験が必要なので，最近では専門の組織に委託する医療機関や，専門組織からの派遣社員によって行っているところも多い．

C リハビリテーションを中心とした職種を通じて地域医療を考える

本項では，リハビリテーション職種である理学療法士（PT；physical therapist），作業療法士（OT；occupational therapist），言語聴覚士（ST；speech-language-hearing therapist）について概説した後，スキルミックス（skill mix；多職種協働）を念頭に置いて，「地域医療の考え方」，「連携のあり方」について述べる．

1. コ・メディカルの職能と専門性

1）理学療法士（PT）

理学療法とは，検査，測定・評価に基づき，何らかの疾病，傷害（スポーツによるものを含む）などに起因する機能・形態障害に対する運動療法による筋力，関節可動域，協調性といった身体機能，および温熱，水，光線，電気などの物理療法による疼痛，循環などの改善をはかる治療科学である．また能力障害が残ったときの基本的動作や日常生活活動を改善するための指導，そして社会生活を送る上で不利な要素を少なくするための福祉用具の選定や住宅改修・環境調整，在宅ケアなどが含まれる．近年では，生活習慣病の予防，コントロール，障害予防も理学療法の対象になっている．

有資格者は約58,000人（2007年）で，勤務先は病院を主とした医療機関を中心に，老人保健施設，通所リハビリテーション施設，訪問看護ス

テーションなどである．養成は，高校卒業後，専門学校（3年制または4年制），短期大学（3年制），大学（4年制）のいずれかで必要な知識と技術を修得した後に国家試験受験資格を得る（作業療法士も同様）．

2) 作業療法士（OT）

作業療法では，主体的な活動の獲得をはかるため，諸機能の回復・維持および開発を促す作業活動を用いて治療・指導・援助を行う．日常活動の諸動作，仕事・遊びなど人間の生活全般に関わる諸活動を作業療法の「作業活動」と呼び，治療や援助もしくは指導の手段としている．

作業療法では小児から高齢者まで，生活に障害を持つすべての人に関わる，医療をはじめ，保健，福祉，教育・職業領域と幅広い分野で展開されており，身体障害の作業療法，発達障害の作業療法，精神障害の作業療法，老年期障害の作業療法の領域に区分される．

有資格者は約33,000人（2007年）で，勤務先は病院を主とした医療機関を中心に，老人保健施設，通所リハビリテーション施設，訪問看護ステーションなどである．

なお，理学療法士法及び作業療法士法では，理学療法は身体に障害のある者を対象としているのに対して，作業療法は身体または精神に障害のある者を対象としている．

3) 言語聴覚士（ST）

言語聴覚士は，言語によるコミュニケーションに問題がある対象者に専門的サービスを提供し，自分らしい生活を構築できるよう支援する専門職である．また，摂食・嚥下の問題にも専門的に対応する．

言語によるコミュニケーションの問題は，脳血管疾患後の失語症，聴覚障害，言語発達の遅れ，声や発音の障害など多岐にわたり，小児から高齢者まで幅広く現れる．言語聴覚士はこのような問題の本質や発現メカニズムを明らかにし，対処法を見出すために検査や評価を実施し，必要に応じて訓練，指導，助言，その他の援助を行う．この

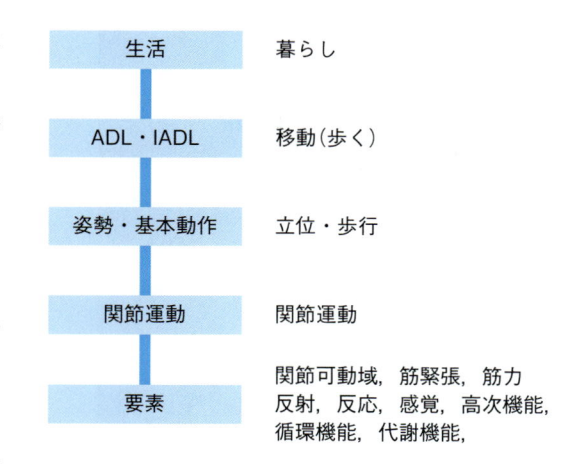

ような活動は医師・歯科医師・看護師・理学療法士・作業療法士などの医療専門職，ケースワーカー・介護福祉士・介護支援専門員などの保健・福祉専門職，教師，心理専門職などと連携しチームの一員として行われる．

有資格者は約14,500人（2008年）で，勤務先は主に，病院，小児の養護施設や通園施設，老人保健施設，言語障害児学級などの教育施設である．養成は高校卒業後，専門学校（3年制）あるいは大学（4年制）による専門教育の後に国家試験受験資格を得る．

2．地域ケアの考え方

1) 患者に必要なサービスを提供する姿勢

図22-1は人の暮らしを要素還元して捉えたものである．人の暮らしを支える地域医療では，「生活」から個々の「要素」に至るまで，極めて広い範囲に関わることが求められる．これに応えるために，医師，コ・メディカル，介護職はそれぞれの専門性を発揮する．ここで注意しておかなければならないことは，専門職自らがどのような立場で何をなすべきかを常に考えておかなければならないということである．これを怠ると，対象者に必

生活	暮らし
ADL・IADL	移動（歩く）
姿勢・基本動作	立位・歩行
関節運動	関節運動
要素	関節可動域，筋緊張，筋力反射，反応，感覚，高次機能，循環機能，代謝機能，

ADL：Activity of Daily Living（日常生活動作）
IADL：Instrumental Activity of Daily Living（手段的日常生活動作）

図22-1　人の暮らしを要素還元してみると

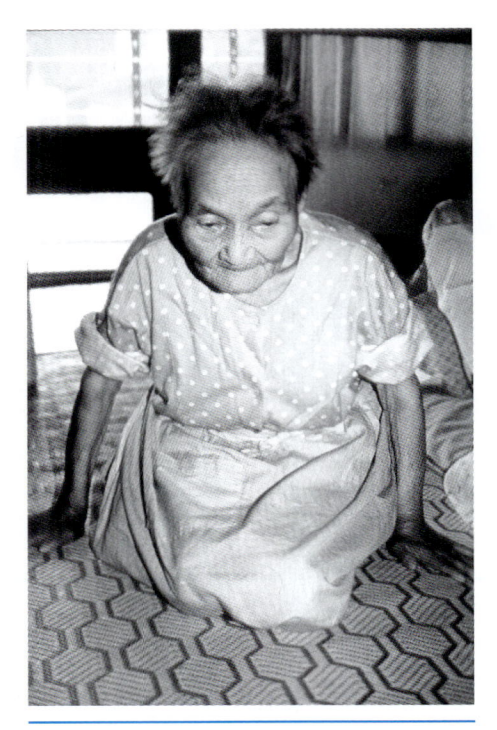

図 22-2　患者にとって何が必要なサービスか

表 22-2　症例紹介

女性　82歳	
多発性脳梗塞 パーキンソニズム	全身に中程度の麻痺
心疾患	動悸，易疲労性
Ⅱ型糖尿病	食事の制限
変形性膝関節症	痛み，起居動作に障害

＊床から立ち上がることも容易ではない
＊壁にすがりながら歩く
→このデータから想像できる生活機能は低い

要なサービスではなく，提供側のサービスの押し付けになりかねないということである．

図 22-2 の患者は，膝・足関節に高度の拘縮があり，仰臥位をとることさえできないほどの円背もある．身体機能のレベルでみれば大きな問題を有していることは明らかである．一方で，この患者は，図のような姿勢のまま床上を移動し，在宅訪問した保健師や理学療法士に茶をもてなすことさえできる．

さて，このような患者に適当なサービスとはどのようなものであろうか．この患者の身体機能は「正常の範囲」からは大きく外れている．だからといって，身体機能をその範囲に近づけることだけが最もよいサービスであるとは限らない．

この患者の場合，関節の可動域にこだわるよりも，今の生活をより快適に安全に送ることの工夫が優先されるだろうし，そのためにケアに関わるさまざまな専門職が果たすべき役割も大きいということである．ただし，この患者のライフステージを眺めれば，それとは逆に，生活そのものを犠牲にしても身体機能にこだわるべき時期や状況があったかもしれないことも，併せて述べておきたい．

これらを総合すると，在宅（地域）という環境では「患者にとって何が必要なサービスなのか」ということを判断することが，入院患者に接するときよりもより厳しく求められるということである．その判断に基づいて，患者にとって最も適切な方法が選択されさまざまな専門職がそれぞれの専門性を発揮するわけで，リーダーとしての医師の役割はこの点で極めて大きなものとなる．

2）人の生活機能は身体機能のみによって決まらない

表 22-2 に示した症例患者の在宅での暮らしを想像してみると，普段の居場所は寝室か居間で，介護を受けながら消極的な生活を送っている姿が浮かんでこないだろうか．ところが，実際の患者は図 22-3 に示すような「堂々と自立した1人暮らし」を実現している．訪問したケアスタッフを自ら出迎え，台所では「こうやってご飯を作るのよ」と自慢げに語ってくれる．サービスをうまく使いながら見事に自立した暮らしぶりである．

この症例を通して，「人の生活機能は，身体機能のみによって決まるものではない」という考えを示しておきたい．

過去のハビリテーションや介護の世界では「身体機能」にほとんどすべての焦点が当てられてき

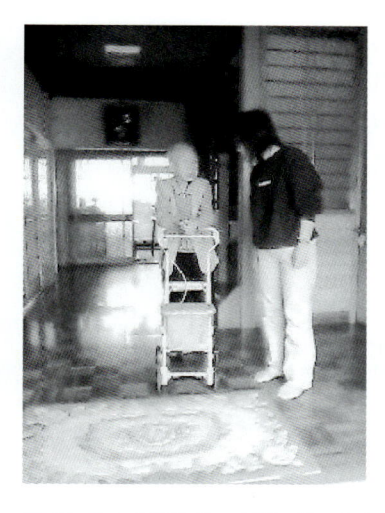

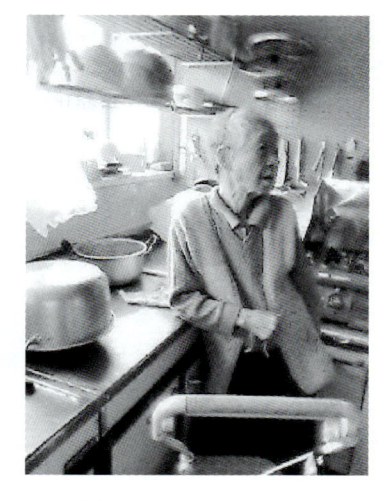

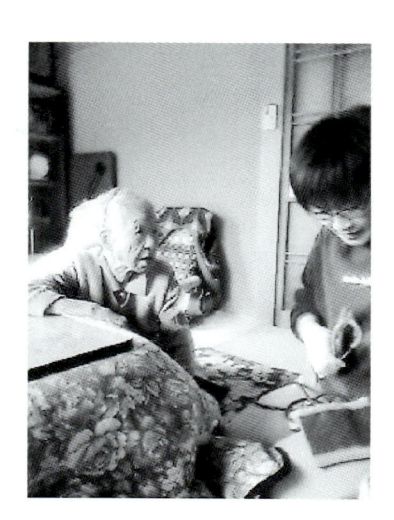

表22-2の症例患者．実際は堂々と自立した一人暮らしを実現している

図22-3　人の生活機能は身体機能だけでは決まらない

た．このことは，医療・介護が発展してきた歴史的経緯からして間違ってはいない．一方で，介護保険の導入などにより状況が様変わりした今日では，「環境整備」「介護サービス」「本人の意欲」などといった多方面から本人の生活機能を支援することは当然のことで，地域医療の現場では，このような要素を総動員して，患者の生活機能の維持・向上を支援することが肝要である．

3) スキルミックス（多職種協働）

スキルミックスは1990年代に起こった多職種協働の概念である．スキルミックスは単なる役割分担ではなく，職種ごとの専門性の発揮と，何よりも具体的な「連携」が求められる．

そこで，本項では具体的な事例を通じて連携について具体的に考える．図22-4は，保健師とPTが在宅訪問した際の様子である．保健師とPTが，写真中央の患者に座位練習を行うことを目的に訪れると，先に来ていたホームヘルパーによって正しく座位がとられ，足浴まで始まっている（注：今となっては抑制ベッドといわれるような囲いを，当時は姿勢安定バーとして使っていた．地域医療の時代の流れを感じる写真でもある）．何か，連携以前に互いのスケジュール調整さえできてい

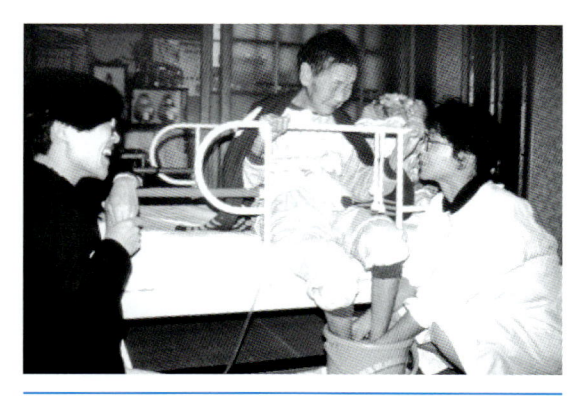

図22-4　保健師，PT，ホームヘルパーによる在宅訪問

ない失敗例にみえるかもしれないが，次のような説明を加えると別の姿が浮かび上がってくるだろう．

この写真を撮る3週間前まで，この患者は寝たきりの状態であった．「その患者が座位をとっても大丈夫な身体状況である」という医師からの指示や情報を整理してケアチームをリードしたのが保健師，寝返りや起き上がりの方法を示すことができたのがPT，それらの情報や技術をきちんと理解して足浴を行っているのがホームヘルパーである．医師，保健師，PT，ホームヘルパーがそ

れぞれの専門性を互いに活かし合う．その結果，笑顔の患者が座っている．これこそ，まさに地域医療でのチームワークの真骨頂である．

患者にとって効果のあるスキルミックスを実現するためには，それぞれの専門家が自らの専門性に責任を果たしながら，互いを認め合うことが肝要である．

D おわりに

1980年代の初めごろまで，「40人部屋」とさえ呼べるような病棟の環境が実在した．もちろん，在宅に及ぶ医療やケアサービスは皆無といえる状況であった．それが今や，入居型施設で個室は当たり前，在宅で要介護度5の高齢者が暮らしを維持することさえ可能になりつつある．

このような時代の変化と，それとともに変わる市民の要請に応える地域医療を実現するために，それぞれの専門性を深めつつ，広い見識をもって事に当たりたいものである．

〈備酒伸彦〉

■参考文献
1）日本理学療法士協会ホームページ（http://wwwsoc.nii.ac.jp/jpta/）
2）日本作業療法士協会ホームページ（http://www.jaot.or.jp/）
3）日本言語聴覚士協会ホームページ（http://www.jaslht.gr.jp/）
4）Robert L.Kane et.all, Essentials of Clinical Geriatrics, 2004

---

column 国家資格

臨床心理士と医療ソーシャルワーカー．この2つの職種の共通点は，いずれも国家資格ではない，ということである．これについて最も大きく影響するのは公的医療保険における診療報酬で，「国家資格ではない人の行為に診療報酬をつけるわけにはいかない」という原則がある．この原則はさほど不当なものではなく，逆にこれがないと医療機関における素人の行為が保険点数に加算され，善人の筆者でもあくどい商売がいくらでも思いつく．国家資格ではないからといって国が存在を無視しているか，と言うとそうではなく，たとえば厚生省（当時）は「医療ソーシャルワーカー業務指針普及のための協力依頼について」（1989年3月30日付：厚生労働省法令等データベースシステム[http://wwwhourei.mhlw.go.jp/hourei/index.html]）で閲覧可）という通知を出している．現在，相当数の人が現場で活動しており（たとえば，日本臨床心理士会の会員は約1万5千人：http://www.jsccp.jp/），今後新たに国家資格にするとしても，すでに活動している人たちをどうするのか，といった課題は山積している．

〈中村好一〉

Ⅲ ■ 地域医療を支える人材

23 持続可能な地域医療機関（中小病院，診療所）の経営

> **Point**
> 1. 良質な経営による安定した収益が医療への再投資を生み，質の高い医療を実現する．
> 2. 地域医療機関の経営は厳しく，今後も医療機関の破綻が危惧される．
> 3. 地域の医療とくに自治体病院再生には「行うべき医療の明確化」と「お役所的体質からの脱却」が必要である．住民と医療者がともに手を携え，地域の問題を考え，行動していくことが，地域医療ひいては自分たちの地域そのものの再生につながる．

A 医療機関の経営とは

1. 持続可能な医療機関の経営

　医師・看護師などの医療従事者が日常仕事をする地域の医療機関（中小病院や診療所）の経営はどのようにあるべきか．そもそも医療機関の運営に「経営」は必要なのであろうか．医療という人の命を救う崇高な仕事に「経営」という「俗」な考えを導入することがあってはいけないのではないであろうか．

　現在の日本の医療制度では，すべての国民が医療保険に強制加入し，国民の支出する保険料によって医療費をまかなう国民皆保険制度を採用している．国民は加入する保険証があれば，全国のどの医療機関でも，一定の負担額で医療を受けることが可能である（これをフリーアクセスという）．基本的に，各医療機関は，国が定めた診療報酬単価に基づいた診療報酬を得ることになる．

　医療機関は，その診療報酬収入をもとにして運営する．収入の範囲で支出しなければ資金が行き詰まり，医療の継続が難しくなる．最新の医療技術や知識に対応していくためには，新しい医療機器を導入し，スタッフの能力を向上させることも必要となる．施設の改修や将来の改築のための資金も必要となる．医療機関が医療を継続するためには，医療行為により収益を上げ，手持ちの現金を増やし，再投資を行うサイクルを回すことが必要となる．

2. 地域での診療所の立ち上げを通じて経営を考える

　医療機関が継続して医療を行うためには，経営の視点からどのようなことが必要なのか．1人の医師が診療所を開設するケースを考えてみよう．

　まず，どの地域に診療所を開設するかについて考える必要がある．診療所を運営していくためには，一定の患者が集まり，収益を上げることが可能な場所に診療所を立地することが必要である．患者がいない地域に診療所を開設しても患者は集まらないし，すでに診療所のある地域に競合するような形で診療所を開けば，患者を取り合うことになり，共倒れになりかねない．診療所の立地を考える時に重要なことは，どのような患者を対象

にして，どのような診療を行うかという点である．自分の専門性を活かして専門に特化した診療所を開設するのか，それとも総合医として患者の疾患を診る診療所を開設するのか，あるいは高齢者の在宅診療を中心とした医療を行うのか．これらを複合した形で診療することも考えられる．やみくもに診療所を開設しても，患者が集まるとは限らない．競合する医療機関や患者の動向をよく分析する必要がある．

その上で，提供する医療の内容と患者ニーズから見込まれる受診者数と1人あたりの平均診療報酬単価をもとに，採算のとれる範囲で診療所の内容と規模が決定されることになる．場合によっては，資金とスタッフの制約から，最初は小さな規模で診療所を始め，次第に規模を拡大していくこともあるであろう．診療報酬を決める国の医療政策の流れをよく把握し，常に一歩先を読んだ医療を提供していくことも重要である．

診療所の立地場所が決まったら，次は診療所をオープンする作業になる．どのような規模の建物や医療機器を備える必要があるか．新しく建物を建てて医療機器を購入するのか，それともリースで対応するのか．予算の制約のなかで決定する必要がある．通常，建物や医療機器の整備を全額手持ち資金で賄うことは少なく，資金を借り入れて行うことから，投資が過大であると，借金の返済で資金が行き詰まる危険性がある．将来の活動の拡大を見込みながらも，適正な規模の投資を行うことが必要である．どこから，どのような形で借入を行うのかの検討も重要である．借入先によって金利は異なり，返済の負担額も大きく違ってくる．

建物の規模，診療の内容が決まった時点で，必要なスタッフを雇用することになる．どのような職種（看護師や医療技術者，事務職員など）の人材を何人，どのような雇用条件（常勤かパートか，報酬額など）で雇うかを決めなければならない．適切な人件費でなければ経営は続かない．薬剤や診療材料の購入先や購入方法も決めなければならない．実際に使用する以上に仕入れては，使用期限切れとなり，損失が生じる．ロスの起きないような購入方法も含め，どの卸売会社から，いくらの金額で仕入れるのか，必要な材料を切らすことなく総コストを抑えるという視点で購入を行わなければならない．

施設を整備し，スタッフを雇用し，材料をそろえ，いよいよ診療所はオープンすることになる．医療機関が安定的に医療を継続していくためには，行きあたりばったりの運営ではいけない．事前に，どのように医療機関の運営を行うのかの計画を立てておくことが必要である．その際，医療機関の運営資金が枯渇しないように会計帳簿を作成し，お金の出入りを記録する必要がある．その上で，予定通りの収入があるか，支出がオーバーしていないかを常時確認することが求められる．

スタッフを採用したからといって，最初から思った通りに動いてくれるとは限らない．スムーズな診療所の運営のために，スタッフの仕事の役割と段取りを決めることになる．たとえば，患者の待ち時間は，受付，診察，検査，会計などの段取り次第で長くも短くもなる．待ち時間によって患者の満足度も大きく変わり，患者の集客や，ひいては診療所の収入にも影響してくる．1人ひとりのスタッフのやる気を引き出し，職員が一体となって診療を行えるように気を配ることも忘れてはならない．

このように，診療所（医療機関）を開設し，医療を提供し続けるためには，さまざまな経営に関する行為が必要となる．制約された条件のなかで，診療所全体の方向性を明らかにして，運営のための具体的な方針を定め，意思決定を行う「経営戦略」，患者のニーズを探り，ニーズに合った診療を行い，患者を集めることを目指す「マーケティング」，受付から会計までのスムーズな段取りを考える「生産管理」，効率的な材料の購入や管理を考える「ロジスティクス」，運営資金を管理し，診療所の継続的な運営と成長のために資金を確保する「財務会計」，スタッフのやる気を引き出し，一

丸となって仕事をしてもらうことを目指す「組織・人事管理」，診療所をまとめる医師の「リーダーシップ」，これらはすべて，経営学上の概念である．言い換えるなら，持続可能な医療機関の運営には，その根底を支える良好な経営が欠かせないのである．

B 崩壊の危機にある地方の医療機関

1. 財政危機

医療機関の経営とはどういうことかについて論じたが，実際の地方の医療機関の経営はとても厳しく，崩壊の危機にある．総務省の地方公営企業年鑑によると，全国の自治体病院で2006年度に経常利益を上げた病院が247で，黒字額は107億円であった．一方，経常赤字を生じた病院が721で，赤字額は2230億円に達していた．2005年度と比較して，経常損失の病院数(643病院)，赤字額(1801億円)ともに増加している．国の進めている診療報酬の縮減政策が自治体病院の経営を直撃した形になっている．

自治体病院の財政状況が厳しい理由として，へき地医療や小児・周産期医療，救急医療などの不採算な医療を担っていることに加えて，地方自治体の経営する病院特有の非効率な運営がある．厚生労働省の医療経済実態報告(2007年6月調査)によると，医療を行うことによって入る医業収入を100とした時の人件費(人件費対医業収入比率)で比較すると自治体病院は，国立病院や赤十字・済生会などの公的病院に比べ高い傾向がある．自治体病院59.7％，国立病院52.9％，公的病院53.5％である．同様に医業収入に対する診療材料費・消耗備品費の占める割合も自治体立病院で高い傾向がある．材料費対医業収入比率は自治体病院12.9％，国立病院10.2％，公的病院10.5％である．

地方自治体本体の財政状況も厳しく，国から自治体への病院事業に係る地方交付税を越えて，一般会計から自治体病院に財政支援することは難しい．運営資金となる手持ちの現金が底をつき，金融機関からの一時借り入れでその場をしのぐという自治体病院も多くなっている．実際，一時借入金が膨れ上がり，資金繰りに行き詰まり，廃止になった自治体病院も存在する．

2. 医師不足問題

財政上の危機と並んで，地方の医療機関に大きな影響を与えているのが医師不足問題である．医師不足問題は，とくに地方自治体の運営する病院で深刻になっている．医師不足の原因として，一般にいわれているのが，2004年に導入された新しい臨床研修制度である．

しかし，現場で働く医師と話をしていると，医師が病院現場から離れる原因は研修制度だけではないことがわかる．地域の医療機関に勤務する医師の仕事はとても過酷である．昼間働いて，夜は救急患者の診察で寝ることができず，次の日も働くという，36時間勤務が当然のように行われている．

自治体病院では，公的組織特有の規則に固められた運営がなされ，激務の割に待遇はよくないことが多い．そもそも医療機関の経営の要となる事務職員が，役所からの派遣人事のため2～3年で転勤し，医療や医療機関の経営について習熟できないことが多い．医師や医師の仕事をサポートする医療職員の採用や異動についても，定数枠が決められており，弾力的に行うことができない．予算も財政担当課に権限があり，医療に必要な医療機器なども購入できないことが多い．これでは質の高い医療を行うことはできない．

住民(患者)も，公の医療機関だからといって，医療をコンビニ感覚で使う例も多い．何人もの住民が，「昼間仕事があるから」といって夜診察に訪れる．救急車をタクシー代わりに使う住民も少なからずいる．このような状況のなか，奮闘する気持ちも消失し，医療現場から立ち去る医師が多く出ているのが医療現場の実情である．

C 地域の医療機関の再生に必要なもの

1. 医療機関で行う医療の明確化

　危機的状況にある地域の医療機関の再生のためには，何が必要か．第1に，医療機関において行うべき医療を明確にすることが必要である．医療現場の疲弊を防ぎ，限られた医師や医療スタッフ，医療機器などの医療資源を有効に使うためには，すべてを1つの医療機関で対応するのではなく，複数の医療機関との連携を推進するとともに，福祉政策や健康づくり政策と連動させることにより，1つの医療機関が担う負担を軽くしていく必要がある．

　そもそも，医療は1つの病院や診療所だけで完結するのではない．風邪など比較的軽い病気については，かかりつけ医となっている診療所で診察を行い，病院は症状の重い病気について対応するなど，病院と診療所の病診連携を進める．病院のなかでも，地域の中核病院では急性期の専門的な医療を徹底的に行い，亜急性期，回復期の医療を行う病院と役割を分担する．さらには，高齢者については，医療機関だけではなく，特別養護老人ホームや老人保健施設等の福祉施設や在宅福祉サービスとの連携をはかり，サービスが提供されることが必要となる．地域の医療機関で行う在宅医療と併せて，高齢者の地域での生活を支えていくことが重要である．

　医療機関の目的を明確にし，現場で働く医師や看護師の負担を軽減することで，医療機関の魅力を高め，質の高い人材の集まる医療機関とする．質の高い人材が集まることで患者が多数受診することとなり，結果として収益も改善する．実際，国の診療報酬政策も医療機関の機能分担を進めることに対して重点的に配分がなされており，医療機関の収入面においてもプラスとなる面がある．

2. 「お役所的体質」からの脱却

　第2に，自治体病院の運営について，「お役所的体質」から脱却し，真の意味での「経営」を目指すことが必要である．予算や規則にとらわれ硬直化した医療機関の運営を改め，時代の流れを的確に読み，変化に素早く対応できる経営の実現が望まれる．

　そのためには，医療機関の運営責任者（院長）に権限と責任が与えられ，医療機関の運営方針を明確に示していくことが必要である．迅速・的確な意思決定とメリハリのついた資源配分を行い，能力ある人材を積極的に登用し，努力した職員が報われるような医療機関になることが求められる．

　さらに，医療機関の経営体制の変革に併せて医療機関で働く職員の意識を変えていくことも必要となる．自分から動こうとせず，現状を変えることに強い抵抗を示す職員も多い．職員1人ひとりが，医療機関の運営を担っている当事者意識を持ち，医療機関の活性化へ向けた積極的な行動が求められる．

3. 地域住民が医療者とともに行動する

　第3に，地域住民が人任せでなく，医療者とともに地域の医療問題について考え，行動していくことが必要である．地域住民も地域医療を担う主体であり，いくら医療機関のあり方を変えても，住民の意識と行動が変わらなければ，医療現場の疲弊ややる気の喪失は変わらない．

　現代の日本社会をみると個人の孤立化が進み，不安が増大している．人々のつながりが希薄化し，個人・家庭が孤立している．個人間の格差が進み，社会が不安定になっている．国民の高齢化も進んでいる．不安は健康問題につながりやすい．孤立した人は，不安を相談する相手がいない．不安を解消するため，人々は，深夜を問わず大病院に駆け込み，過剰な医療資源の消費を生んでいる．その結果，現場で働く医師たちは疲れ果て，現場から立ち去ることになる．

これまで医療機関は、医療を通じて住民の不安に応えるという役割を果たしてきた。しかし、医師という医療資源に限りがある以上、これからは住民も真に必要な場合に医療を使うという「知恵」を持つ必要がある。孤立を防ぎ、住民が「知恵」を持つためには、住民同士もつながり、自ら行動して、不安をなくしていくことが大切である。その際大事なことは、医療者との連帯である。医療者と住民が対立するのではなく、ともに地域医療を支える主体であることを認識し、ともに行動していくことが重要である。

たとえば、兵庫県丹波市では、母親らが「県立柏原（かいばら）病院の小児科を守る会」を結成し、「お医者さんを守ることが、子どもを守ることにつながる」という考えに立ち、子どもの病気について学び、休日や夜間のコンビニ感覚での受診を控えようという運動を行っている。会の設立は、兵庫県立柏原病院に勤務する小児科医が激務に疲れ果てて退職を決意したことが契機となっている。守る会は、2007年6月、兵庫県知事にあて、コンビニ感覚での受診を控え、医師を大切にすることを宣言した上で、医師の派遣を要望する55,366筆の署名を提出した。署名提出後も、守る会は、市内の子どもを持つ親たちへの啓発活動を行っている。

会では同病院小児科の医師の支援を得て「病院へ行く前にフローチャート」（図23-1）を作成。フローチャートは、「発熱」「せきが出る」「吐いた」「下痢」「いつもと様子が違う」の5症状について、チャートをたどると、「様子を見る」「あわてる必要はないが、24時間以内に受診する」「かかりつけの医院を受診」「救急病院に大至急受診する（救急車を呼ぶ）」などに行き着くようになっている（http://mamorusyounika.com/joho.html）。チャートのポイントは、子どもの調子がちょっと悪そうだからといって簡単に深夜に小児科を受診することは控えるが、「本当に必要なとき」には、積極的に診察を受けることである。

守る会の運動は、単純な受診抑制を求めるのではない。大事なことは、親が子どもの体調についてしっかり観察し、本当に医療が必要なときに医療を受ける。そのような「知恵」を持つことである。会の活動の結果、深夜の小児科の患者数は大幅に減り、医師の負担は軽減された。退職を決意していた小児科医も退職を思いとどまり、さらに、会の運動に共感した3人の小児科医が新たに県立柏原病院に勤務することになった。

また、千葉県山武地域の「NPO法人地域医療を育てる会」では、市民と医療関係者が一緒になり、地域住民の啓発活動を行っている。育てる会の情報誌「CLOVER」は、「医療や行政が、今どのような課題を抱えているのか」「住民が抱えている不安、暮らしにくさ、疑問は何か」について、住民、医療者、行政が情報を共有化することを目指して、月1回、地域の全所帯に配布されている。そのほか、学習会や市長などの行政関係者の入った対話集会の開催のほか、千葉県立東金病院と連携して、若手医師（レジデント）の研修を住民が参加して行うという試みを行っている。若手医師が、指導医の同席のもと健康講話を行い、住民から講話のやり方についての感想を受け、コミュニケーションスキルを上げようというものである。

丹波市や山武地域の住民の活動の特徴は、地域医療の課題を「人任せ」にせず、自らの問題として考え、現場で働く医療者と協働して行動したことにある。医療者と住民、2つの主体が行動することで地域の力は3倍にも4倍にもなる。

D 事例研究—夕張市立総合病院の医療崩壊と再生

1. 夕張市立総合病院の経営破綻

地域の医療再生についての事例研究として夕張市立総合病院の医療崩壊と再生の過程について紹介したい。2006年6月、北海道夕張市が、600億円の実質債務を抱えて財政破綻し、財政再建団体の申請をすることを明らかにした。夕張市は総合

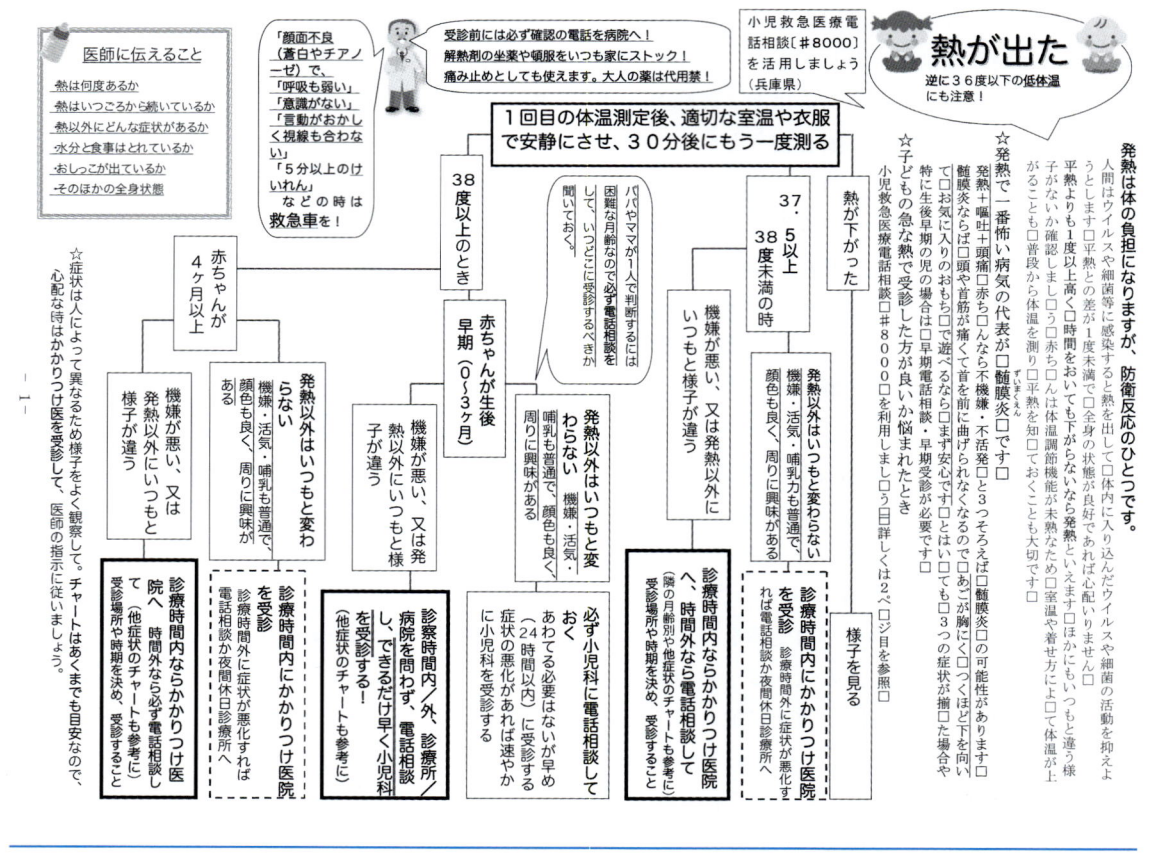

図23-1　県立柏原病院の小児科を守る会が作成した「病院へ行く前にフローチャート」

　病院を経営していた．病院も当時，金融機関などからの負債が39億円あり，借金を重ね，運営されていた．夕張市本体が破綻したことにより，病院も倒産した状態になった．

　市経営破綻の前年（2005年）の夕張市立総合病院は，医療によって得られる収入が15億円（入院6.5億円，外来8.4億円），医療によって使われた支出18億円（職員給与費が9.6億円，材料費が5.8億円，経費2.5億円）．医業収支比率（収入/支出）は82.9％で，医療だけでは100円使って82円しか収入がない状況であった．経常損失が3.3億円で，夕張市は，このほとんどを金融機関からの借り入れでまかなっていた．

　病院が経営破綻した要因を分析すると，第1に人口の急激な減少がある．1950年代後半，夕張市の人口は10万人以上あった．しかし，炭鉱の閉山により人口が減少し，最近では最盛期の1/10になってしまった．立地も非常に悪かった．夕張市の市街地はもともと炭鉱の入り口を中心として形成されており，病院も炭鉱のあった北部に作られた．だが，炭鉱の廃止によって市街地の中心は，夕張メロンの産地でもある南の地域に移ってしまい，病院は北の果ての不便な場所に立地することになった．

　病院の経営破綻の最も大きな要因となったものとして医師の退職もあった．最盛期には10人近くいた医師が次々に退職して5名になった．さらに病院長と診療部長が退職．残りの3名のうち1名は併設の診療所の医師で，本院には2名しか残らなかった．医師の退職の原因として，2004年に導入された新臨床研修制度の影響も大きかったが，背景に少ない医師数で入院，外来，宿直，救

急への対応が求められるなどの医師の過重労働・消耗があった．

住民の医療に対する姿勢も問題が指摘された．いわゆる「コンビニ的」に医療を使う住民が多かった．夜中にちょっと調子が悪いからといって救急車を使って受診するという患者も少なくなかった．医療費の未払いも多く，経営を圧迫した．

どの職業でもそうであろうが，正当な評価がされず，やりがいの感じられない職場によい人材は残らない．いくら志のある医師でもやる気を失うのである．

夕張市立総合病院では看護師も不足していた．2003年度には，職員が10人退職．看護職員が34人から24人に減少した．その結果，入院患者を制限するベッドコントロールが必要な状況となった．退職者の多くは若い看護師で，夕張市も奨学金制度を作り，若い看護師の採用を目指すなどの努力をしたが，一定期間勤務したらすぐ返済して辞めてしまう状況であった．

人件費など高コスト体質もあった．准看護師や医療スタッフ，事務職員の給与を比較すると北海道内では低額の方だが，全国平均からみると高く，病院経営を圧迫した．病院事務職員の多くが市役所からのローテーションで，病院経営や医療に関する知識が不足していたことも否めない．市役所本体と病院の意思疎通も不十分であったし，病院内部でも事務担当と院長・副院長・看護部長との情報共有が不足していた．

職員に病院の目指すべき方向が明示されておらず，指揮命令系統も明確でなかった．そのため指示は場あたり的になりがちで，幹部職員の間でも意思の統一がなされていなかった．職場自体が自由にものを言えない雰囲気となり，前例踏襲が幅をきかせ，将来に希望を失った若い職員から辞めていく職場となっていた．

結局，夕張市立総合病院は，経営マネジメントの観点からいえば，組織として有効に働いていない状況にあった．

2. 公設民営による医療の再建

このような状況に対し，2006年8月30日，改善のための提言が示された．提言は，医療の継続を目指すことを第1とした．夕張市の財政支援がほとんど見込めないので，自立して経営できる体制の確立が必要となった．このまま夕張市が直営を続けることは困難と判断された．夕張市が医療機関を設置するものの，運営は民間が行う「公設民営」による医療機関の運営を目指すことが提案された．病院の医療スタッフは全員退職するしかないことも示された．医師不足の状況から，最小限の医師でできる範囲の医療を行わざるをえなかった．内科と整形外科に特化して，救急その他の医療機能については，市内の診療所や市外の病院と連携をはかることとした．入院患者の大多数を占める高齢者が行き先を失うことは避けなければならなかった．医療だけで解決できる問題ではなく，福祉と一層の連携を進めていく必要があった．入院病床も大幅に減らし，老人保健施設を整備するという提案が行われた．

提案書は提出されたものの，厳しい環境の夕張の医療を積極的に引き受けようという医療法人はなかなか現れなかった．このため，関係者が北海道せたな町で地域医療の実績のある村上智彦医師に夕張の医療の引受けを打診し，村上医師も夕張行きを了解した．

村上医師は，夕張市立総合病院の医療を引き受けるに当たって，人口1.3万人で，将来はさらに人口が減少することが予想される夕張市の規模に合った医療をすることを提案した．具体的には，19床の有床診療所と40床の老人保健施設に規模を縮小し，専門医の集まる病院から，総合診療を中心とし，予防医療と在宅医療を行う医療機関に変えるというものであった．最初は「病院」の存続にこだわった夕張市も最終的には，村上医師の提案を了解した．12月24日，村上医師は夕張市に応援という形で入った．2007年1月1日からは，夕張市職員として採用され，診療を行うことに

なった．

村上医師には危機的状況のなかで，理念を示し，しかも経営的にも採算をとるという難しい舵とりが期待された．村上医師は，個人として銀行などから1億円を借り入れ，医療法人「夕張希望の杜」を設立した．

3. 夕張医療センター運営開始

2007年4月1日，指定管理者として「夕張希望の杜」が運営を行う夕張医療センター（夕張市立診療所）がオープンした．診療所開始早々，村上医師は，患者1人ひとりに時間をかけて，薬を飲めば病気が治るのではないこと，病気にならない，悪化させないためにお茶などで水分を補給することの大切さや，歩くことの重要性を説いた．

その一方，無診察投薬を求める患者や医療の必要性のない夜間救急受診やタクシー代わりに救急車を利用することに対しては，毅然とした姿勢で対応した．村上医師の厳しい姿勢に対して批判はあったものの，このような住民は減少していった．現在では，真に必要な患者以外は夕張医療センターの救急外来を利用しないようになっている．

村上医師は，診療所開設時の慌ただしさが一段落したころ，地域での往診を開始した．夕張には，住み慣れた自宅で医療を受けながら生活をしたいという人たちもいた．しかし，それまでの夕張では，地域に往診する医療機関はなかった．村上医師は，往診においても診察を受ける患者本人だけでなく，介護をする家族の健康への配慮も忘れていない．「在宅で頑張っている人たちを大事にしなければならない」．村上医師の口癖である．在宅診療については，2008年2月に在宅支援診療所の認可を受けている．

7月には，さらに2人の医師がセンターに赴任．2人の医師の赴任と同時に，病院の旧療養病床を改築し，老人保健施設夕張がオープンした．村上医師は，この老人保健施設夕張を最も重要な施設と位置づけ，在宅に戻るための訓練施設という本来の老人保健施設の位置づけを守り果たすことを目指している．

旧夕張市立総合病院時代と老人保健施設夕張の最大の違いは生活の場を通じたリハビリテーションである．夕張医療センターの建物は，1階が老人保健施設で，2階が診療所の入院施設となっている．この施設の違いは訪れてみれば一目でわかる．2階の入院施設は，患者はベッドに寝ている．ほとんど歩かない．薬を飲み，ベッドで静養する．しかし，1階の老人保健施設は，ベッドに寝ているお年寄りは少ない．ある人は，デイルームでおしゃべりしたり，ゲームや合唱をし，ある人は，リハビリ室でトレーニングをし，廊下を往復して体力をつけている．昼間はベッドから離れ，夜はベッドで寝るという当たり前の日常を送る高齢者の姿を目にする．実際，老人保健施設夕張に入所した高齢者で，他の病院で寝たきり状態になっていた人も少なくないが，機能を回復させる訓練の結果，歩けるようになり，なかには，退所のときは走ることもできるような人もいた．このような成果が出ているのは，スタッフがこまめに声をかけていることに加え，入所者の間に「社会」が形成されるのも大きい．身体的なリハビリテーション以前に，患者は，まずメンタルな面から元気になっていくのである．

2007年11月，外来待合いロビー近くの1室で，夕張希望の杜の運営する通所デイケアが始まった．通所デイケアは，診療所や老人保健施設を退所した高齢者が，自宅に引きこもらないよう生活機能を維持・回復することを目指している．病気だけを診るのではなく，地域高齢者の生活を支えていくという夕張希望の杜の理念を具体化したものである．

2008年7月には，在宅療養支援歯科診療所が開設された．これまでは外来診療に専念していた歯科スタッフが，診療所の病床や老人保健施設，さらには協力関係にある高齢者関係施設に出向き，口腔ケアを行っている．歯科外来から病棟，そして地域に出ることで歯科部門は夕張医療セン

ターにはなくてはならない施設になっている．

　職員の意識も大きく変わった．給与は市立病院時代から大幅に下がったものの，明確な目標と目に見える成果が出ていることもあって，職員のモチベーションはかえって上がっている．医療・福祉施設の職員として絶えず勉強をするという気風も生まれ，2007年度中に介護福祉士等の資格取得者は8名に及んでいる．全国や道内での学会で発表をする職員も大幅に増えている．発表する職員も医師・看護師だけでなく，歯科衛生士や事務職員など多様な職種に及んでいる．

　さらに，2008年4月には，医療センター内に北海道薬科大学社会薬学の夕張研究室が設置された．地域医療薬学の教授が夕張研究室に派遣され，薬剤師の地域貢献の可能性を探り，人材育成の場となっている．

E 地域医療の再生は，地域の民主主義の再生につながる

　地域医療再生に関わる仕事をしていると，日本の医療が，大きな崩壊の過程にあることを強く感じる．これから日本は，世界に例をみない超高齢社会を迎える．人口の高齢化により，当然，必要とされる医療の量は増える．限られた財源や人材（医師や看護師）などの医療資源を有効に使っていかなければ，たちまち枯渇することになる．しかし，国民の医療に対する意識は高くなっているのだろうか．そもそも住民には，地域で生活を続けていくために絶対必要な「needs」と，質量ともにより高いレベルを希求する「wants」がある．医師や看護師などの限られた医療資源を無原則に住民のすべての「wants」に対応させれば，医療資源はたちまち枯渇する．

　危機的な状況にある地域医療であるが，逆に医療再生を通じて，地域の民主主義の再生，地域の再生につながる可能性がある．地域の医療機関のあり方を「人任せ」にしていれば，地域医療の危機は解決できない．住民を含めた病院に関わるすべての人が，自分に何ができるかを考え，行動することが必要である．しかし，民主主義は，単なる多数決で構成員が自分のことだけを追求して意思決定をする場合，衆愚政治に堕することになる．民主主義が機能するためには，意思決定の前提として，多様な意見を持つ社会の構成員が，お互いに譲り合いも含めて理性的な議論を行うことが必要となる．多様な意見を持つ構成員が，譲り合いの気持ちを持ちながら議論をすることは難しいことである．とくに，医療という問題は，生命や健康に関わるだけに利害や意見も対立しやすい問題である．しかし，意見の違いを乗り越えて，相手の立場を考えて議論ができなければ，医師不足の問題は解決しない．住民が，すべてを行政任せにせず，自ら考え行動していくことが必要である．「県立柏原病院の小児科を守る会」の活動は，地域に住む母親自らが，医師の退職の原因の1つとして住民の行動があることを認識し，自律的な行動を行うことを訴え，住民が母親たちの意見を受け入れ，行動したことに意義がある．

　地域医療の再生に際して，医師の果たすべき役割は大きい．この時，大事なことは，医療現場で働く医師が診察室の中に閉じこもるのではなく，地域に出ることである．医師の方から地域に一歩歩み寄ることによって地域住民とのより緊密なコミュニケーションが生まれ，住民や行政の医療に対する意識が変わるという例は多い．医師が職場内外の多様な人達と交流し，考えを相手に伝えてみる．このことで，住民も医師も，新しい気付きを得ることができる．地域に出て行くことは，医師自身だけでなくその地域をも成長させることにつながるのである．

〔伊関友伸〕

■ 参考文献

1）伊関友伸：まちの病院がなくなる!?―地域医療の崩壊と再生，時事通信社 2007
2）伊丹敬之・加護野忠男著：ゼミナール経営学入門，第3版，日本経済新聞出版社

IV

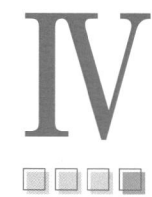

人々のライフサイクルに関わる地域医療

Ⅳ 人々のライフサイクルに関わる地域医療

24 ある家族に関わった経験から

プロローグ

　若木徳太医師(29歳)は，地域医科大学の地域医療後期研修プログラムに在籍する卒後4年目の医師である．4月から，某県大浜市のはずれ，山間部の名田荘(なたしょう)地区(旧名田荘村)にある名田荘診療所で研修することになった．すでに臨床研修の2年を含め，多科ローテートで3年間研修してきたので，たいていのことは自分でできる自信があった．

　3月31日の午後，飛行機と列車を乗り継いで着いた駅には，「歓迎　若木先生」と大書された紙を掲げた診療所の事務長が待っていた．「これはかなり恥ずかしいな…」と苦笑しながら，事務長と挨拶し，名田荘診療所と書かれたワゴン車に乗り込むと，山道を30分ほど上り続け，医師住宅に着いた．途中，事務長はこれから行く地域と診療所について，また，生活用品の購入場所や飲食店について，何かと親切に説明してくれた．深い森に囲まれたわずかな土地に畑と住宅が点在していて，谷は深く，日が西に傾いたことも手伝って，空が狭く感じられた．事務長は，住宅の鍵を開け，電気のブレーカーを上げると，「あとで庶務課の担当が来て，住宅の設備や手続きを説明しますから，私はこれで」と帰って行った．

　1人になった若木医師は，地域にどっぷり浸かるこれからの1年を期待と不安の入り混じった複雑な心境で想像しようとしたが，ほどなく引越しのトラックが着いて，愛車とも再会し，想像は中断した．その日は，荷物の整理に忙殺されて終わった．

登場人物

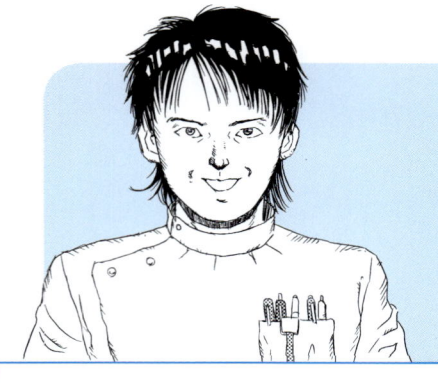

名田荘診療所

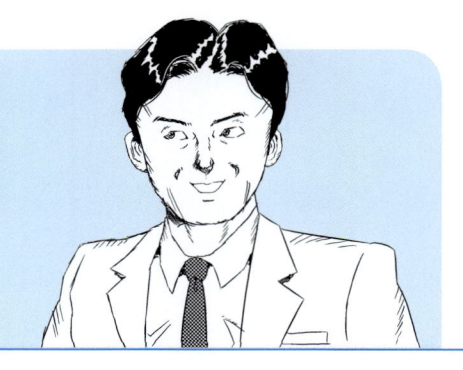

若木徳太（後期研修医）
29歳，地域医科大学地域医療後期研修プログラム，名田荘診療所研修医．卒後4年目．若いが落ち着いた性格で人徳があり，得をすることも多く，周囲からはドクターならぬ「トクター」と言われている

地井貴一（総合医）
45歳，大浜市立名田荘診療所所長．卒後20年目．4年前まで，この地域で唯一の医師であった．地域医療のオールラウンドプレーヤーだが，乗り物酔いが激しく，救急車に同乗するのが苦手である

福井家

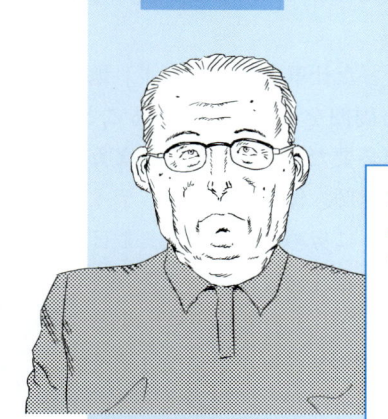

福井ミサヲ(ばあさん)
92歳，認知症．晩年，胆管がんが見つかり，緩和ケアを受け自宅で大往生を遂げる

福井幸市(ミサヲの長男)
68歳，農業．脳梗塞を発症し，救急車で搬送され一命をとりとめたが，片麻痺が残った．リハビリテーションに励みつつ，介護保険を利用して，在宅ケアを受けている

福井シヅエ(幸市の妻)
63歳，農業．糖尿病・脂質異常症で外来通院中，狭心症を発症，心臓カテーテルで治療を受ける

福井賢一(孫：幸市とシヅエの長男)
40歳，グラフィックデザイナー．やや肥満で糖尿病予備軍・脂質異常症・喫煙者．最近始まった特定健診が気になっている．冬の宴会で食中毒にかかる

福井悦子(賢一の妻)
34歳，主婦．名田荘村に来て，妊娠，出産を経験

福井 涼(ひ孫：賢一と悦子の長男)
7歳，小学2年生．元気だが喘息・花粉症がある．妹の誕生を喜び，かわいがっている

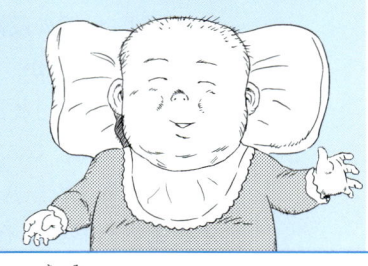

福井木美(ひ孫：賢一と悦子の長女)
0歳3か月，元気．しばらく赤ん坊のいなかった近所の人気者になっている

第1話　福井ミサヲ　92歳　　　　　　　　　　　　　　　4月1日

住み慣れた家での大往生（在宅緩和ケア）

　　名田荘診療所に赴任した初日の夕方，電話連絡で往診したのは超高齢がん患者の最期だった．自宅での静かな看取りを診たのは，若木医師にとって，公私を含めて初めてだった．

　4月1日（水），若木医師は，赴任初日，とくに決まった仕事も与えられず，地井医師からは，「とにかく，この村の様子と診療所の中と周囲をよく見て慣れることだ．診療所にこもっていないで，出て行く医療と予防が必要だ」と言われ，診療所のスタッフに挨拶した後，大浜市役所名田荘総合支所の保健師，保健福祉室長，デイサービスセンタースタッフなどのところを回って自己PR[1]に努めているうち，1日が終わった．知らない人に次々会うのは結構疲れるものだった．

　山間の村の夜は早く，17時にはかなり暗くなっていた．地井医師が帰宅するように言った，その瞬間，地井医師の携帯電話[2]に，福井ミサヲさんが亡くなりそうだと家族から連絡があった．地井医師は，「さあ，行くぞ．そう急ぐことはないがな」と言いながら若木医師を4WDの車[3]（スズキジムニー）に押し込むと，谷あいの道を運転して行った．

　急なカーブを回り切ったところから細い坂道を登ると，大きな門構えの屋敷があり，5,6台の車が停まっていた．往診かばんを提げた地井医師は呼び鈴も押さず，自分で玄関の引き戸を開けると，大きな声で「診療所でーす[4]」と言いながら家に上がって行った．若木医師は黙って続いた．

　廊下の突きあたりの広間中央[5]に布団が敷かれ，しわくちゃの顔をしたおばあさんが，12,3人の人に囲まれて，黄色い顔をして寝かされていた．一見したところ，呼吸をしていないように見えたので，「地井先生，呼吸が…」と若木医師が言うと，地井医師は「いいから見ていなさい」と言いながら布団をめくり，診察を始めた．その間に数十秒に1回くらい，深い呼吸があったので，辛うじて彼女が生きていることが若木医師にもわかった．

　地井医師は，人垣の後ろの方にいた女性[6]を呼ぶと，「これまで大変だったけど，いよいよ（最期の段階）ですね」と声をかけた．女性は黙ってうなずいていた．近くにいた初老の男性が，「大往生だわな」と言うと，40歳くらいの男性が「おじさん，まだ，死んでないって」と言った．一同に小さな笑いが起こり，緊迫した空気が少し和んだ．

　若木医師は，こんな最期は見たことがなかった．心臓や呼吸が止まりそうなら，普通は心肺蘇生だ．Aは気道確保，Bは呼吸補助，Cは心マッサージではないのか．若木医師の当惑をよそに地井医師は最初に声をかけた女性を隣の部屋に呼んで話した．「以前にお話ししたように[7]，もう意識はなく，苦痛もありません．たまにある呼吸がだんだん遠のいていき，ついに止まります．すると，全身にさざなみのような震えがきて，顔の筋肉が緩み，静かになります．そしたら，そのまま皆さんで思う存分，お別れを言ってください．最後まで耳は聞こえているという人もいますから．落ち着

いたら，診療所に電話してください．そうしたら，また来て，最後の診察をし，診断書を書いて，死後の処置をします．では，シヅエさんお願いしますね．」

　最初に声をかけられた女性は長男の妻でシヅエさん，40歳くらいの男性は孫の賢一さんだと後でわかった．2時間後，多くの人に見守られてミサヲばあさんは亡くなった．

　「大浜市から訪問看護師に来てもらうのも何だから」と言って，地井医師は，1つひとつ若木医師に教えながら死後の処置をした．帰り際，シヅエさん夫婦に，死亡診断書を手渡しながら地井医師は言った．「弟さんに先に言われちゃったけど，本当に大往生ですね．長いこと，お疲れさまでした．これから葬式だなんだと数日忙しいと思うけど，頑張りすぎないで，暇をみつけて，座ったり横になったりして休み休みやってください．そうしないと参っちゃいますから．訪問看護の方には連絡したので，また訪問がある[8]と思います．ではまた」

　帰りの車の中で，地井医師は，ミサヲさんが旧満州で鉄道会社のタイピストをしていた才媛であったこと，夫は現地で召集されて南方で戦死し，6歳だった息子の幸市さんの手を引いて実家のあった名田荘村に引き揚げてきたこと，大浜市で洋品店を経営するなどして豊かな人生[9]を送ったこと，半年前に突然食事がとれなくなり，黄疸も出現，診療所での採血・エコーで下部胆管がんと診断[10]し，大浜市立病院へ紹介したこと，入院後，内視鏡で経乳頭的に胆道ステントを留置すると，それ以上の治療

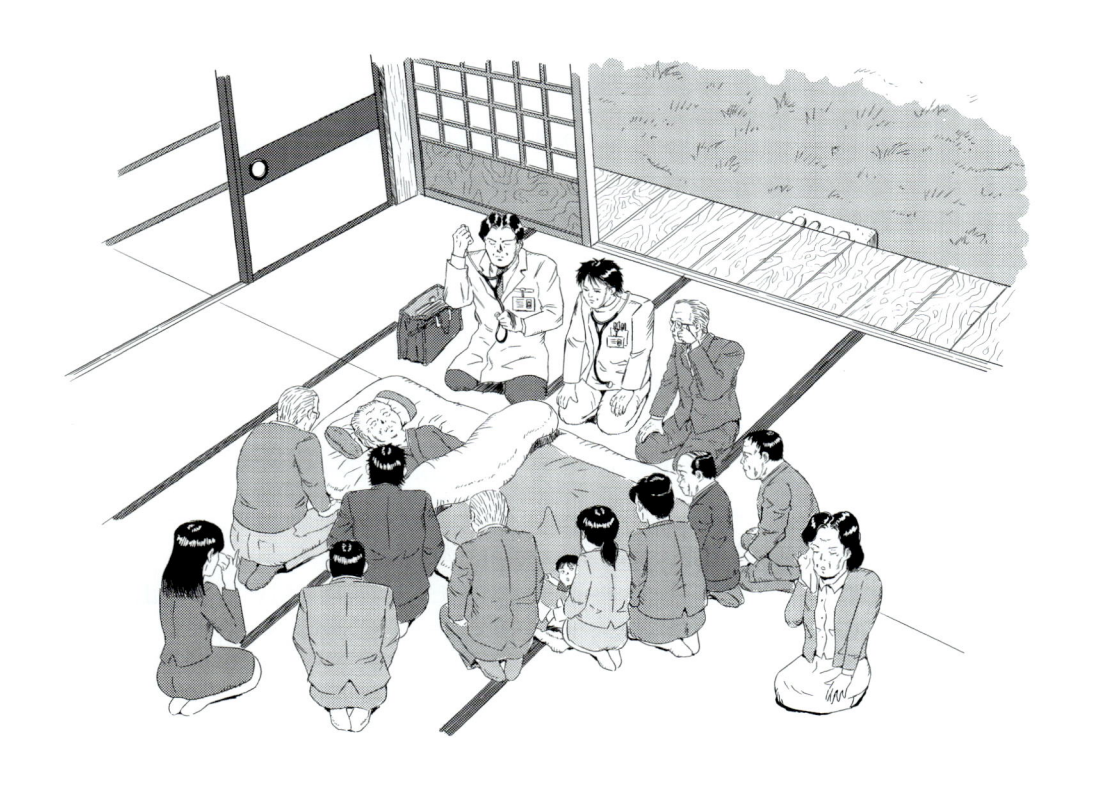

は拒み,「家に帰りたい」[11]と言うので,訪問診療と大浜訪問看護ステーションからの訪問看護による在宅緩和ケア[12]を始めたこと,オピオイドの持続皮下注[13]で痛みはほとんどなく過ごせたこと,一昨日の昼まで少しだが経口摂取をしていたことなどを話してくれた.

1) **自己 PR**:診療所に来る医者は,小さなコミュニティーの好奇の的である.大きな期待もかかっているが,臨床能力の吟味も結構厳しい.
2) **携帯電話**:名田荘診療所では,時間外に診療所に電話をかけると医師の携帯電話につながるようになっている.24時間365日の医師の拘束感の緩和のため,急患や在宅患者はまず役所や消防署に電話し,それから医師に連絡が伝わる仕組みをとっているところもある.
3) **4WD の車**:谷あいの村では道路の整備がまだ不十分な地域もあり,4WD の車でないと移動が難しい.
4) **診療所で一す**:名田荘診療所と言わなくても医師が名前を言わなくても,この地域では診療所は1つ,医師は1人であることがわかる.
5) **広間中央**:老人が家でどのような処遇を受けているかが,介護されている部屋の位置でわかる.ミサヲさんは家族から大切にされていた.
6) **後ろの方にいた女性**:実際に長時間かつ長期間介護している「嫁」は,こういった場面でも控えめにしていて,見舞い客の座布団を出したり,お茶を用意したりしていることが多い.
7) **以前にお話ししたように**:終末期ケアにおいて,家族や介護者がおそれることなく死を迎えられるよう,死に向かう場面での身体や精神状態の変化について具体的に説明しておくことは,最期のときに慌てず,静かに見守るために重要な医師の役割である.
8) **また訪問がある**:患者の死後,家族の不安や絶望や喪失感をケアするために医療従事者が訪問することは「グリーフ・ケア」として重要である.
9) **豊かな人生**:どんな人にもさまざまな栄光と挫折の日々があり,誇りと尊厳があるものであるが,しばしば,医療従事者はたとえば,「胆のうがんをもった92歳の女性」というような記号でだけその人を認識してしまう.
10) **エコーで診断**:現在はへき地でも,多くの診療所にエコー(超音波診断装置)がある.黄疸をきたした患者の場合,胆道系の拡張があれば閉塞性黄疸と診断できる.下部胆管がんと膵頭部がんはエコーでは鑑別しにくいが,患者の体型によっては,詳細な観察で鑑別できる場合もある.
11) **家に帰りたい**:インフォームド・コンセント(説明と同意)を得た上で,患者の希望をかなえ QOL を確保するために,タイミングを逃さず在宅ケアに移行するための知識,技能が必要とされる.
12) **在宅緩和ケア**:ケアに関わる資源を十分に評価し,患者・家族の意向を汲み取って行われる在宅緩和ケアは,満足度が高く,地域医療の醍醐味の1つである.

> **13) オピオイドの持続皮下注**：疼痛緩和に利用できる薬剤は，内服，貼付，坐薬，点滴など多彩になり，いずれも在宅で安全に使用できるようになっている．

第2話　福井幸市　68歳　　6月1日〜7月6日
元気なご主人がいきなり脳梗塞に（救急医療から在宅ケアまで）

　6月1日（月），10時30分，福井幸市さんが外来にやってきた．2か月に1度，高血圧で外来に通院している．Ca拮抗薬・ACE阻害薬 [1] をそれぞれ1錠ずつ朝1回の内服で，血圧は安定しており，服薬のコンプライアンスもよいため，60日の長期処方 [2] となっている．
　この日は，若木医師の診察室に通された．
　開口一番，「先生，この前は母親が大変お世話になりまして，四十九日 [3] も終えて，ようやくわが家も落ち着きました」
　若木医師は気恥ずかしかった．自分にとって自宅での最期を診たのは初めてで，貴重な体験であった．しかも，自分は地井医師の後に付いていっただけで，実質上何もしていなかった．お礼を言うのは自分の方だと感じていたからである．
　この名田荘地区の住民には，曹洞宗のお寺の檀家が多く，信仰に厚い．お葬式を終えると，初七日の後も，14日後，21日後…と7の倍数の日には，お坊さんを呼び，親戚友人らが集まり，お経を唱え，飲み食いする．初七日さえ，葬式の直後に併せて行うのが最近の都市部のやり方だが，この地域では違うことを地井医師から聞いていた．
　お葬式を出した家族は，四十九日までは毎週お客を自宅に迎え入れるため，忙しくて気が休まらない．しかし，忙しさのおかげで悲しみがまぎれているのも事実である．地域住民によるグリーフ・ケアともいえる．四十九日を過ぎると，悲しみも癒え，冷静に故人のことを振り返ることができるようになる．
　幸市さんが若木医師に促されて，症状を話し始めた．「先生，実は母親の葬式前後から，ちょっと胸がドキドキすることがあって….　まあ，休んでいると1〜2分で治まるので，たいしたことでないとは思うんですが」
　若木医師は最初，狭心症を疑った．「ドキドキ」はいかにも不整脈のような訴えだが，狭心症に関しては，前胸部痛のような典型的な訴えだけでないことを肝に銘じていた．つい先日，学生時代の恩師である伊藤教授と電話で話した際に，教授が半年前に冠動脈バイパス術を受けていたことを知ったのだ．教授は自分の胸部症状を「胸焼け」で消化器症状だと思っていたらしい．医学部の教授ですら自覚症状を虚血性心疾患の「胸痛」と思えないのだから，患者が自覚症状を教科書通りに訴えてくれないのは当然だと考えるようになっていた．
　福井幸市さんの胸部の訴えが，胸痛でなくドキドキであること，症状が2分以内に

治まること，労作による症状発現かどうかはよくわからないこと，冷汗・呼吸困難・左肩放散痛などの随伴症状がないこと，咳や痰がないことなどを問診で確認[4]した．

型通り身体所見をとり始めた．脈は一定のリズムを刻み，不整はない．心雑音も聞こえないし，顔面・下腿に浮腫はない．心電図と胸部X線をとることに決めた．

名田荘診療所では，心電図は看護師がとるが，X線[5]は医師が撮る．この診療所に来てから，すでに何人かの胸部X線は撮っているので，手慣れたものである．現像された胸部X線も心電図も正常だった．

この時点で，地井医師に相談することにした．不整脈が最も疑われるが，狭心症も否定はできないということで，結局，午前中の外来の最後に負荷心電図を行い，引き続きホルター心電図[6]をとることとなった．

若木医師は，狭心症が疑われること，負荷心電図が必要なことを幸市さんに説明し，幸市さんは同意した．

負荷心電図では，虚血性変化も不整脈もなかった．翌日，解析されたホルター心電図でも，上室性および心室性期外収縮をまれに認めるだけで，危険な不整脈はみられなかった．

若木医師は，考えられる不整脈は，発作性心房細動か発作性上室性頻拍かと考えたが，証拠はない．発作性心房細動なら，ワルファリンやアスピリンなどを投与する適応がある．地井医師に相談すると，「『痴漢，万引き，不整脈』は現行犯でないとダメだね」とのことであった．

6月10日(水)19時00分，若木医師の携帯電話が鳴った．福井シヅエさんからの電話だった．「先生，先生ですか．うちのお父さんがおかしいんです！」と言う．若木医師は，努めて冷静な声を作って言った．「ちょっとお待ち下さい．どこがどうおかしいのでしょう？　意識はありますか？」　するとシヅエさんは，「ありますけど，何を言っているのかわからなくて，それと右の手足がだらんとしていて動かないんです……」と答えた．若木医師は，「わかりました．すぐ，行きます」と答えると，診療所に隣接する医師住宅を飛び出した．

構音障害と右片麻痺があるため，容易に脳血管障害が疑われた．若木医師は地井医師に携帯電話で状況を話した．地井医師は，半ばひとりごとのように「わかった．脳卒中だけど，どっちかな？　脳梗塞の方かな？　いずれにせよ，救急搬送だね」と話すと，有無を言わさず，仕事の分担を決めた．「先生はすぐに準備して福井さん宅に向かってね．福井さんの家は，ちょうど診療所と消防署の間だから，僕から消防署へ電話しておくよ．その後，僕もそっちに向かうからね」

若木医師は，診療所の鍵を開け，福井幸市さんのカルテを取り出し，往診かばんを持って往診車に乗り込んだ．

福井さん宅に到着した時には，一足早く救急隊が到着していて，若い救急救命士[7]の岩崎隊員が先にバイタルサインをとっていた．「先生，意識レベルは1桁[8]で，血圧170/95，脈拍102で不整，S_pO_2 98%です．右上下肢に麻痺があり，言語障害[9]もあります」

診察してみると，幸市さんの目は開いており，名前を呼ぶとしっかり返事をする．

左の手足を動かすように命ずると動くのだが，右上下肢は重力にも逆らえずストンと落ちてしまう．なにか話そうとしているが，呂律が回らない．

　意識があり，呼吸状態・バイタルサインも安定していた．静脈ルートを確保したころに，地井医師が到着した．「幸市さん．脳の血管が詰まったか，破れたかのどちらかわかりませんが，いわゆる脳卒中ですね．入院して治療しましょう．今から，病院に行きますね．また，家に戻ってきたら，私が責任もって診ますから，それまで病院でしっかり治してきてください」

　若木医師は幸市さんの表情を見逃さなかった．このような緊急事態に陥ったなかで，幸市さんはわずかに微笑んだのだ．地井医師は，今度は若木医師に向かって質問した．「若木先生，血圧管理[10]はどうする？」　さっきは，報告だけ聞くとさっさと役割分担を決めてしまった地井医師だが，今度は，いつもの指導医の態度に戻っている．若木医師は，ちょっとうれしく感じながら，答えた．「脳出血か脳梗塞かわからない時点での強力な降圧は控えます．収縮期血圧が200を超えたら，少し下げようかと…」

　地井医師は，大きくうなずくと言った．「それでOK．役割分担しよう．先生は救急車に同乗して搬送だ．僕は大浜市立病院に連絡したら，診療所に帰って診療情報提供書をファクスします．」

　救急車に乗り込む際に，同伴するシヅエさんに地井医師は尋ねた．「今から介護の準備を始めた方がいいかもしれませんね．おばあさんのときのケアマネ[11]に連絡しましょうか？」　シヅエさんは納得したような表情で，「はい，よろしくお願いします」と答えていた．若木医師は驚いた．なぜ，こんなに早くケアマネに連絡するのか？　症状やADLが固定し，退院のめどがついてからでもいいのではないだろうか？　そう疑問に思っていた時，地井医師は，若木医師にも聞こえる声で，シヅエさんに言った．「入院したその日から，家に帰る準備は始まりますからね．」

　しかし，若木医師には，この時，この会話の本当の意味はよくわからなかった．

　若木医師が同乗した救急車は，急なカーブの続く山道を縫って，大浜市立病院に向かった．最近は，救急車に同乗するのはもっぱら若木医師の役割となっている．地井医師は乗り物酔いが激しいため，救急車同乗をできるだけ避けているようだ．幸い，若木医師は乗り物酔いにも急カーブにも強い．

　救急車で運んだ先の大浜市立病院では，当直医が1枚のファクスを持ち，待ち受けていた．地井医師が大急ぎで作成してファクスした診療情報提供書である．幸市さんのストレッチャーに駆け寄ると「先生，山道の救急搬送，お疲れさま．内科の本間といいます．地井先生から，だいたいの状況は聞いています．すでにCTはスタンバイしていますし，採血・心電図などひと通り検査を終えた頃，ちょうど脳外科医が来ることになっていますので……」

　後に入った連絡では，診断は脳梗塞で，脳神経外科に入院した．治療・リハビリの効果があり，構音障害はほとんどなくなり，右片麻痺は残るものの，装具をつけ，杖や手すりを使い，何とか1人で歩行できるまでになっていた．

7月3日（金），病院の主治医から外泊許可が出て，幸市さんは夕方に自宅に戻っていた．若木医師は午後の外来診療の後，地井医師と2人で幸市さん宅を訪問した．入院直後にシヅエさんから連絡を受け，何回か病院を訪ねては，リハビリの進み具合を見ていたケアマネの中津さんもやってきた．シヅエさんに聞きながら，介護保険の要介護認定のための調査で使われる指標をあてはめてみた．食事は左手でスプーンとフォークを使えばできるので，「自立」になる．着替えに関しては，シャツは種類によって自分で着ることができるが，ズボンと靴下の着脱には手伝いが必要だというので「一部介助」だ．洗顔と整容は，すでに自分でやっているので，「自立」である．介護認定審査会[12]の結果は「要介護2[13]」であった．救急搬送したときと比較してずいぶん回復した幸市さんの姿を目にした若木医師は，人間の回復力の強さを実感した．

　急性期病院では，退院した時点で医師の役割のほとんどは終わることになる．しかし，在宅医療はここからが勝負だ．中津ケアマネと一緒に幸市さんの動作と家屋状況を確認した．幸市さんは，自分で寝返り・起き上がり・立ち上がりができるが，手すりが付いた介護用ベッドだともっと便利である．今後の回復次第で不要になることも見越して，介護用ベッドはレンタル[14]にすることに決めた．立ち上がる際の動作が不安定なため，ベッドサイドの壁に手すりを設置することにした．何度か立ち上がり動作を繰り返してもらい，手を出したくなる位置に手すりをつけることに決まった．本人の動作確認をせずに手すりをつけると，結局その手すりは無駄になってしまうことが多いと中津さんは言う．帰宅後しばらくは，移動には見守りが必要かもしれない．

　トイレまでの移動も比較的スムーズだ．ズボンの上げ下げに多少の時間はかかるが，排泄の際の動作は何とかできる．右麻痺の幸市さんにとって，左側にお尻洗浄機のスイッチがあったのは幸いだった．しかし，トイレットペーパーは右側にあったので，非常に扱いにくそうだ．これを左側につけ直し，縦向きの手すりを左側に，横向きの手すりを正面につけることを確認した．

　次に浴室を見た．浴槽は和式で，据え置き型のタイプである．いささか古めかしい感じの浴槽を見て，若木医師は地井医師にこう言った．「浴槽は，洋式の浅いタイプにした方がいいですよね」．するとシヅエさんは，「私もそう思ったんです．でも地井先生に止められました」と言う．

　地井医師は言う．「洋式の浅い浴槽は，片麻痺の人にとって最も不向きな浴槽なんだ．最悪の組み合わせは，洋式の埋め込み型浴槽．浅い浴槽だから寝たような姿勢になって，体を支えられず姿勢が安定しない．しかも，埋め込まれているから，浴槽に出入りするたびに床にしゃがまなければならない．障害をもった人にとっても，介護者にとっても，入浴は非常に困難になるね．実は，和式で半埋め込み型の浴槽が最も優れた浴槽なんだよ．障害をもった人にとっては，狭くて深い和式浴槽の方が安定した姿勢を保つことができて，立ち上がる際も足腰に力が入りやすい．浴槽をまたぐのが困難なら，床からの高さが浴槽と同じになるように椅子を設置すれば，椅子にいったん座ってから浴槽に入ることができる．福井さんのお宅の浴槽は据え置き型の和式浴槽だから，すのこで床全体を底上げした上で，椅子を置いて浴槽の高さに合わせる

といいよ．それでも，入浴は全介助に近いだろうね．」

若木医師は，これを聞いて，「地井医師は，どこでこんなことを勉強したのだろう」と不思議に思った．

7月6日（月）18時，若木医師は大浜市立病院での幸市さんの退院カンファレンス[15]に診療所の主任看護師とともに出席した．病院側からは主治医，病棟の担当看護師，理学療法士が出席していた．訪問看護ステーションの看護師も，中津ケアマネも参加していた．

病院側からは，脳外科医が頭部MRIの所見と身体状況について，理学療法士が急性期リハビリの状況，看護師が病棟での心理状況・食事・排泄などの状況を話した．訪問看護ステーションの看護師からは，訪問回数の提案と看護師が行えるリハビリについて理学療法士に質問があった．中津ケアマネからは，家屋状況とレンタルする福祉用具と家屋改修の案が話された．診療所看護師からは，家庭環境，家族の人間関係，近所の親戚関係などの情報が追加された．若木医師は，それぞれの職種が具体的な提案をしながら，退院に向けて準備していく様子を目の当たりにし，一種の感動を覚えた．地井医師が，幸市さんの入院の時，シヅエさんに言った，「入院したその日から，家に帰る準備が始まりますから」という言葉の意味がようやく理解できた．

1人で深くうなずいていると，突然「ところで，若木先生からは，何かありますか？」と脳外科医から意見を求められた．とっさに何を言っていいかわからなかったが，地井医師からの受け売りで，浴室のことについて語った．「なるほどー！」 脳

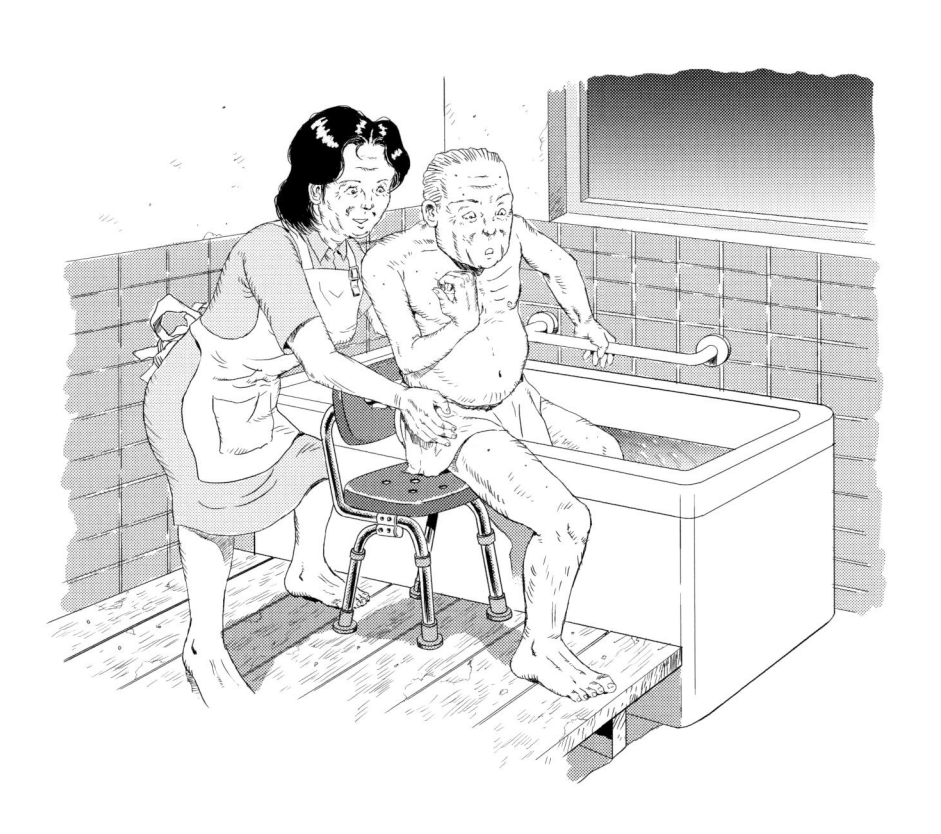

外科医をはじめとする病院側のスタッフは感心していたが，ケアマネの中津さんだけが微笑みながらこちらを見ていた．「地井先生の受け売りだということ，ばらさないでね」と，心の中で中津ケアマネに伝えた．

1) **Ca拮抗薬・ACE阻害薬**：降圧薬．種類と効果的な組み合わせ，各降圧薬の禁忌などを確認すること．
2) **長期処方**：2002年度から，新薬や向精神薬・麻薬など一部の薬剤以外は原則的に長期処方が医療保険で認められるようになった．
3) **四十九日**：初七日とならぶ，葬儀に続く仏教の法事．遠方の親戚に葬儀後，再び，集まってもらうのは大変なので，葬儀の日に遺骨迎えの法要と合わせて初七日を行うことが多くなってきている．一般には四十九日までが忌中で，この期間は結婚式などの祝いごとへの出席や，神社への参拝は控える．そして，この日をもって，「忌明け（きあけ）」となり，それまで喪に服していた遺族が日常生活に戻るとされている．この期間を経て，次第に家族の死が受け入れられるようになる，1つの区切りともいえる．
4) **問診で確認**：虚血性心疾患では，「胸痛」の訴えがないことも意外に多く，問診でその他の症状を聞くことで事前確率を高めることや，他の疾患をある程度除外することができる．
5) **X線撮影**：人体への放射線の照射は医師か診療放射線技師しか行うことができず，看護師によるX線撮影は違法である．
6) **ホルター心電図**：へき地の診療所でもホルター心電図，解析機能付きの心電図があれば，解析結果を外部委託する必要がないので，ホルター心電図を外してから約20分で結果をみることができる．
7) **救急救命士**：1991年，救急救命士法が制定された．さらに，「救急隊員の行う応急処置の一部改正について」で応急処置の拡大により，11項目の処置が行われるようになった．その後の法改正により，救急救命士が行うことができる特定医療行為の範囲が広がっている．
8) **JCS**：JCS（ジャパン・コーマ・スケール）は日本だけで使われている意識障害の指標で，9段階に分かれている．
9) **言語障害**：構音障害や失語症を含む一般用語．意識障害を伴うこともある．
10) **血圧管理**：頭部CTで脳梗塞か脳出血か鑑別できない時点では，収縮期血圧200 mmHg以下ならば，降圧治療は避けること．クモ膜下出血を強く疑う場合にのみ，収縮期血圧140 mmHg以下を目標に降圧治療を行う．
11) **ケアマネ**：介護支援専門員（ケアマネジャー）．介護保険制度において，介護サービスを効率的・効果的に提供するためのケアプランを作成する職種．「ケアマネ」と略して呼ばれることが多い．介護保険制度に関する情報は以下のホームページを参照すること．http://www.wam.jp/kaigo_guide/index.html
12) **介護認定審査会**：医師，保健師か看護師，福祉・介護の専門職で構成され，市町

村ごとまたは，広域連合などに置かれる合議体により，介護保険における介護サービスの利用限度(要介護度)を認定する機関．認定調査に基づいたコンピュータによる一次判定を原案に，主治医意見書や特記事項の内容を加味して，介護認定審査会で二次判定を行う．小規模自治体では，診療所医師もたいてい審査会委員になる．介護保険における医師の役割は，①日常診療中に介護保険サービスの適応になる患者がいた場合，介護サービス導入を進め，申請を促す，②患者あるいは市町村からの求めに応じ主治医意見書を適切に記載する，③介護認定審査会の委員になった場合，審査会で意見を述べる，④訪問診療・往診で利用者(患者)・介護者に対して居宅療養管理指導を行う(月2回まで医療保険で診療報酬請求が可能)，⑤ケアマネジャーに対し適切なアドバイスをする，⑥訪問看護ステーションに対し訪問看護指示書を記載する，などである．

13) **要介護2**：介護認定審査会における二次判定で，非該当，要支援1〜要支援2，要介護1〜要介護5と要介護区分が決定する．要介護1〜5となった場合，原則的に居宅介護支援事業者に所属するケアマネジャーが作成したケアプランに基づいた介護給付を受けることができる．要支援1〜2に対しては，原則的に地域包括支援センターに所属するケアマネジャーが作成した介護予防ケアプランに基づいた予防給付を受けることができる．また，地域包括支援センターでは，非該当のうち要支援状態になる可能性の高いハイリスク高齢者(特定高齢者)を把握し，介護予防ケアプランに基づいた通所型および訪問型介護予防事業を実施している．なお，ケアプランは対象者本人が作成することもできる．

14) **介護用ベッドはレンタル**：介護保険における居宅サービスには，①訪問介護(ホームヘルプ)，②訪問入浴介護，③訪問看護，④訪問リハビリテーション，⑤居宅療養管理指導，⑥通所介護(デイサービス)，⑦通所リハビリテーション(デイケア)，⑧短期入所生活介護，⑨短期入所療養介護，⑩特定施設入居者生活介護，⑪福祉用具貸与，⑫特定福祉用具販売，⑬住宅改修がある．そのほかに，ケアプランを立てる居宅介護支援，介護予防ケアプランを立てる介護予防支援も給付の対象となる．福祉用具貸与は，介護保険における居宅サービスの一部で，車いす，特殊寝台，マットレス，体位変換器，歩行器，移動用リフトなどが貸与される．また，介護保険における地域密着型サービスとして，①夜間対応型訪問介護，②認知症対応型通所介護，③認知症対応型共同生活介護(グループホーム)，④小規模多機能型居宅介護，⑤地域密着型特定施設入居者生活介護，⑥地域密着型介護老人福祉施設入居者生活介護がある．施設サービスとして，①介護老人福祉施設(特別養護老人ホーム)，②介護老人福祉施設(老人保健施設)，③介護療養型医療施設(療養病床等)がある．

15) **退院時カンファレンス**：自宅への退院を円滑にするため，関係者(時に患者本人や家族)が方針を協議する場．各地の地域医療先進地での経験を踏まえ，地域連携パスといったツールを使う方法などが開発された．また，診療報酬でも評価されるようになってきた．

第3話　福井賢一　40歳　　　　　　　　　　　　　　　　7月7日

とうとう引っかかったメタボな中年男性（特定健診，特定保健指導）

　7月7日（火），若木医師の外来に福井賢一さんがやってきた．受診理由は，特定健康診査（以下，特定健診）[1]の結果が思わしくなく，医療機関への受診を勧められたという．

　2008年度から健診の制度が大きく変わった．特定健診・特定保健指導[2]という名称になり，実施主体が市町村から公的医療保険の保険者となった．特定健診は，内臓脂肪型肥満・メタボリックシンドローム[3]に着目した健診である．特定保健指導の対象となった人に対しては，本人が生活習慣改善の必要性を認識し，自らが行動目標を設定し実行するように行動変容することを目指している．

　ところが，賢一さんの場合，医療機関受診を勧められたのは，検査値が保健指導の域を超えてしまい，受診勧奨[4]のレベルになってしまったからである．賢一さんは，「いやー，困りました．保健師さんや栄養士さんから指導されるのかと思っていたのに，いきなり先生のところへ行くように言われちゃいました」と頭をかいていた．

　若木医師が，健診結果通知をひっくり返し，引っかかるところをチェックすると次のようであった．体重 BMI $25.5\,kg/m^2$（身長177 cm，体重80 kg），腹囲87 cm，血圧144/92 mmHg，空腹時血糖112 mg/dL，HbA1c 6.0%，γ-GTP 85 U/L である．脂質系はかろうじて正常範囲に留まっている．

　特定保健指導対象者の選定のステップ1では腹囲をチェック[5]され，ステップ2では血糖・血圧・喫煙でチェックされた結果，積極的支援レベル[6]とされた．ただし，血圧とHbA1cの値が受診勧奨に当たるため，直接診療所を受診することとなった．

　昨年までの健診データをみると，血液検査上の異常は指摘されてはいなかったが，正常値の範囲にあっても，少しずつデータは異常値に近づいていた．

　若木医師は，今日は腰を据えて，じっくり話を聞くことにした．賢一さんが20歳の時の体重[7]が70 kg前後であることを聞き出し，その後の体重と生活環境の変化を語ってもらった．賢一さんは30代後半に入ってから，お腹の肉が少しずつせり出してきている．年々肥満は進んでいく傾向にあった．都会でデザイン関係の事務所に勤めていた時は，通勤でけっこう歩いていた．コンピュータの前での座った仕事だけではなかった．クライアントとの打ち合わせで出かけることも多く，そのたびに，やはり歩いた．

　村にインターネット環境が整備され，打ち合わせはウェブカメラを利用したテレビ会議システムで容易にできるようになった4年前，賢一さんは地元に戻ることを決意した．都会での人脈も作り，そろそろグラフィックデザイナーとして独立したいと思っていたこともあり，戻る際に迷いはなかった．ただし独立後は，これまで以上に仕事は忙しくなり，1日中部屋に閉じこもってモニター画面に向かい合っていることが多くなった．通勤しなくなったので，車社会の田舎では自分で意識して歩かない限り，歩く機会はほとんどなくなった．田舎で健康的な生活を送れると思っていたが，

かえって不健康になってしまった．

　アルコールは缶ビール（350 mL）を1日に2缶，タバコは1日20本吸っている．タバコはやめたいと思ってはいるが，やめると太るかもしれないとも考え，結局やめていない．

　ここまで聞き出したところで，地井医師が往診から帰ってきた．地井医師と賢一さんは同世代で，プライベートでも付き合いがあり，飲み友達でもある．それを知っている若木医師は，判断を地井医師の診察にゆだねた．「地井先生，どこからどう手を付ければいいでしょうか？」　最近，地井医師に質問すると，いつも答えは，「若木先生ならどうする？」だ．今日も同じだった．そこで，自分の考えを話した．「まずはOGTTで糖尿病の確定診断[8]をして，腹部のエコーかCTで膵臓がんを除外したいです．眼科にも紹介して，現段階での網膜症などの評価をしてもらいたいですね．血圧に関しては，すぐには投薬せずに，2～3週間自己血圧測定をしてもらい，血圧手帳[9]に記録してもらいます．」

　地井医師は，うなずきながら聞いていた．そして言った．「血圧はそれでいいね．糖尿病に関しては，それも1つの考え方で，悪くないよ．でも，まあ糖尿病といっても，そう進んだ段階ではないし，糖尿病患者であったとしたら，コントロール良好な部類[10]だともいえるよね．生活習慣を変える方に重点を置いて，2～3か月後に採血で追ってもいいかな．」

　そして，今度は，賢一さんの方に言った．「ところで賢ちゃん，今，自分はどのあたりにいると思う？」　地井医師はおもむろに紙に文字を書いて，賢一さんに見せた．その紙には「正常—糖尿病予備軍—糖尿病—合併症—ご臨終」と5つの段階[11]が順に書かれてあった．賢一さんは「このあたりかな」と言いながら「糖尿病予備軍」を指差した．地井医師は「惜しいね，きっとこのあたりだよ」と地井医師は「糖尿病予備軍—糖尿病」のちょうど中間を指差した．一瞬，賢一さんの表情が変わった．「そうか，思ったより悪いんやね．でも，高血圧も糖尿病も完全には悪くなっていないしね．肥満だってギリギリ引っかかっただけだし．」地井医師は，苦笑いしながら答えた．「そう思いたい気持ちはわかるよ．でもね，学校の勉強と同じに考えていいよ．苦手なのが1つの科目だけなら，その科目だけ集中してがんばれば，点数は伸びてくる．でも，全体的になんとなく点数が低い人って，勉強してもなかなか点数が伸びないし，勉強をさぼると一気に点数が下がっちゃうよね．それと同じで，全体に少しずつ悪いと，全部が一気に悪化しちゃうよね．いやいや，脅すわけじゃなくて，事実なんだよ．」

　その後，メタボリックシンドロームと動脈硬化，心疾患・脳卒中・腎疾患などの関連と，食事と運動の大切さをひと通り話した後，ひとこと．「減塩，カロリー制限，運動，減酒，禁煙．言うのは簡単だけど，実行はそう簡単ではない．今は，健康に関して関心は持ったけど，行動に移していない段階[12]だからね．できそうなのはどれ？」

　賢一さんは意外にも即座に答えた．「運動かな．さっき，若木先生と話しているうちに，若い頃と比べて一番変わったのが歩かなくなったことだって気がついたから．意

識してウォーキングするよ．禁煙はちょっと待ってほしい．まだ覚悟ができないから．」

　地井医師は，まっすぐ賢一さんに向き合って言った．「それなら，約束をしようか．1つは，家にあるお父さんの血圧計を借りて，1日2回，朝夕に血圧を測ること．それと同時に体重も1日2回測って，血圧手帳に一緒に書いてちょうだい．それと，歩いた時間も一緒に書いてね．歩数計があるなら歩数を書くのもいいね．」後は，気安い友達の会話だった．「親父が買ってきたけど使っていない歩数計があるよ．」「1日30分以上の歩行を，週2回からするといい[13]といわれている．けどね，ゆっくりのんびり散歩しても，なかなかやせないと思うよ．」「どうして？」「ゆっくり歩く時は，人は自然と『省エネ』で歩くからさ．営業の仕事の場合は，相手と交渉するのが仕事で，目的地まで歩くことは手段だよね．仕事中の歩行は省エネでするべきだよ，疲れて交渉にならないといけないからね．でも，運動は無駄なことをすることでエネルギーを消費することが目的なんだ．」

　賢一さんは，具体的な方法を知りたがった．「じゃあ，どうすりゃいいの？」　地井医師の答えは明確だ．「早足で，腕を大きく振って歩けばいいのさ．背中を丸めてトボトボと歩くのと比べたら，ずいぶんと体全体の筋肉を使っていることになるよ．」

　これに賢一さんは同意した．「わかった，今日から始めてみるとするか．」

　地井医師は，次回の予約を2か月後に入れた．「朝ご飯食べずに，前の日の夕食から10時間は水以外は飲み食いせずに[14]来てちょうだい．コレステロールや中性脂肪

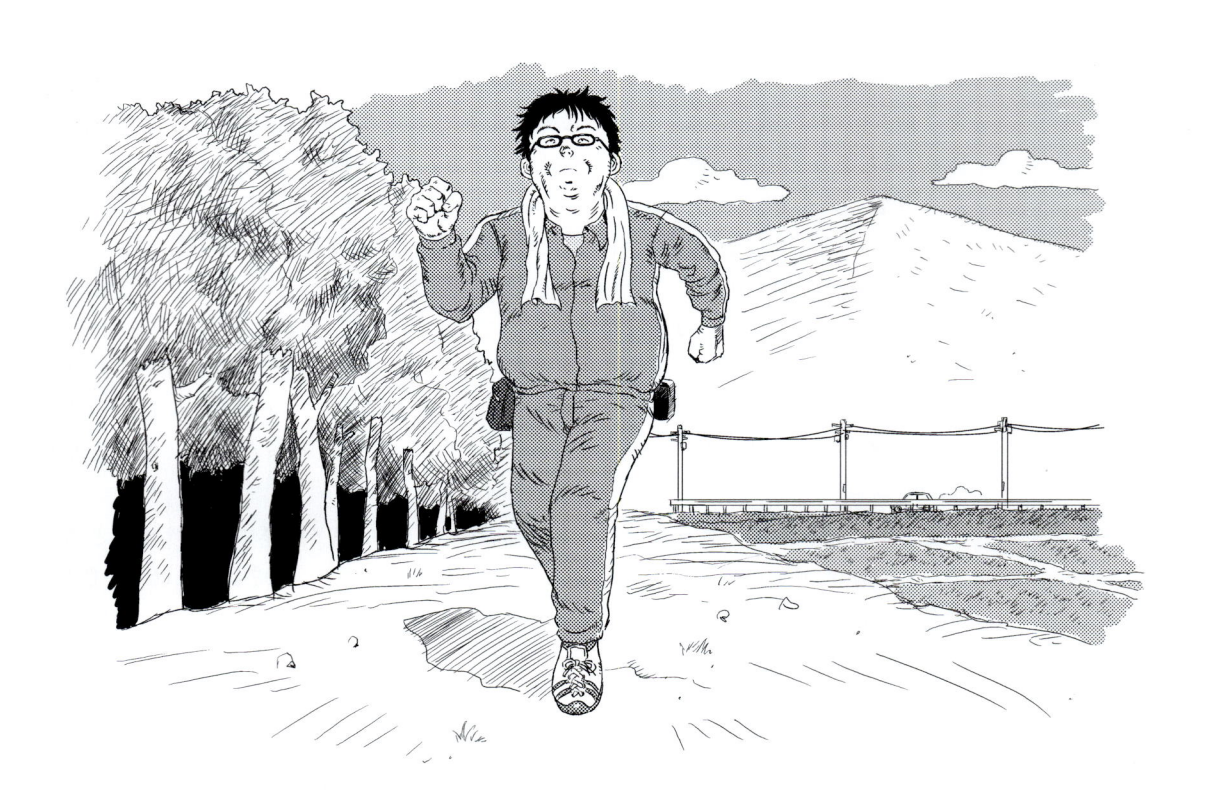

ももう一度採血するから.」「OK. じゃ, 2か月後にね.」

地井医師は, もう一押しした.「ちょーっと, 待った. 食事のことも少しだけ話しておくね. ところで, 野菜は体にいいと思っている?」 賢一さんが「もちろん」と答えると地井医師は, さらに尋ねた.「イモ類, 豆類, カボチャ, ごぼう, レンコン[15]は, 血糖値が上がりやすいって知っていた?」

これには, 賢一さんが意外そうな表情で答えた.「そ, そうなんだ!? 今まで体にいいと思って, 思いっきり食べていたのは, いけなかったんだー.」

地井医師は, 最後に調味料のことを話題にした.「奥さんが薄味につくっても, その上から調味料をふりかけていないかい?」 賢一さんは「まったくその通り!」と答えた. 地井医師は, 最後に「気をつけようね」と言って診察を終えた.

若木医師は, この短い時間での2人のやりとりをみて, 大学病院ではあまりみられなかった患者と医師の間の親密さと, 生活面に重点を置いた運動や食事のポイントを突いた指導に驚いた.

診察後に, 若木医師は地井医師にほめられた. 意外だったが, ほめられた点は, 賢一さん自身に自分の人生と健康の物語[16]を語ってもらったことであった. 患者が自身のことを語っていく過程で, 最適と思われる方法を自分で見つけたことは, 若木医師が上手に患者の話を引き出し, 傾聴[17]していたからにほかならない. だから,「できそうなのはどれ?」という問いにすぐ「運動かな」と答えられたのだ.

若木医師も一歩一歩成長していることを地井医師は感じていた.

1）**特定健康診査(特定健診)**：2008年4月から, 公的医療保険の保険者に義務付けられた健康診査. 40歳以上75歳未満の医療保険加入者全員が対象となる.

2）**特定保健指導**：健診結果の改善のための数値目標の設定, 達成度に応じた後期高齢者保険への拠出金の増減による保険者への動機づけなどが実施された. すでに健診の受診率も高く, 保健指導も盛んに行ってきた自治体にとっては, 現在以上の改善は困難なので, 現場には少なからず動揺をもたらしている. 特定健診・特定保健指導に関しては, 以下のホームページを参照すること.

・http://www.mhlw.go.jp/bunya/shakaihosho/iryouseido01/info02a.html
・http://www.mhlw.go.jp/bunya/kenkou/seikatsu/pdf/01.pdf

3）**メタボリックシンドローム(メタボリック症候群)**：虚血性心疾患などの原因となるいわゆる「生活習慣」病のうち, 上半身肥満(内臓脂肪の蓄積の疑い)に加えて, 血糖, 脂質, 血圧のうち2つ以上の異常があると判定される.

4）**受診勧奨**：保健師による生活指導だけでなく, 医師による診察や検査が必要というレベル. 特定健診の結果, 受診者は,「情報提供」「動機付け支援」「積極的支援」「受診勧奨」に分けられる.

5）**腹囲をチェック**：特定保健指導の対象者選定と階層化は4段階で行われる. ステップ1は, 腹囲とBMIのチェックである. 腹囲のチェックは, 欧米の基準ではリスクの1つと捉えられている. 国際糖尿病連合(IDF)のアジア人の基準は男

性 90 cm, 女性 80 cm 以上. 日本では内臓脂肪の蓄積(100 cm² 以上)に注目しているので, 男性 85 cm, 女性 90 cm 以上の基準を採用している. また, ステップ 2 では, 血糖, 脂質, 血圧の数値と喫煙の有無によるふるい分けを行い, ステップ 3 で, 保健指導対象者を情報提供, 動機付け支援, 積極的支援にグループ分けする. さらに, ステップ 4 で, 服薬中の者を対象から除き, 前期高齢者(65 歳以上 75 歳未満)で積極的支援となった者を動機付け支援とする.

6) **動機付け支援と積極的支援**：特定保健指導における支援のカテゴリ. これらを実施するには, 行動科学の知識と技能, 地域特性や個人の生活をよく知らなければならない. 動機付け支援では, 初めに面接を行い, それから 6 か月後に実績評価を行う. 面接は個人支援の場合は 1 人あたり 20 分以上, グループの場合は 8 人以下で 80 分以上の時間が必要である. 積極的支援では, 初回面接は動機付け支援と同様だが, 面接の際「特定保健指導支援計画」を作成し, これに基づき 3 か月以上継続して「支援 A(積極的関与タイプ)」「支援 B(励ましタイプ)」といった形態で支援し, 6 か月後には支援の効果を評価する.

7) **20 歳の時の体重**：20 歳から 5 kg 以上増加すると, 糖尿病発症リスクが増大する.

8) **糖尿病の確定診断**：OGTT(経口糖負荷試験)により, 糖尿病型, 境界型, 正常型に分類され, 糖尿病型がほぼ糖尿病に, 境界型が耐糖能異常にほぼ匹敵する. 境界型・正常型でも合併症がある場合は糖尿病. また, 境界型はまったく介入をしない場合, 5 年後にはその 4～6 割が糖尿病を発症するが, 運動・食事プログラムによりそれを半減させることができることが知られている.

9) **血圧手帳**：セルフモニタリング法の一種で, 生活改善への動機付けになるほか, 日常生活のなかでの血圧変動, 家庭血圧を知ることができるなどのメリットがある.

10) **コントロール良好な部類**：糖尿病のコントロールの目安は, 空腹時血糖, 食後 2 時間血糖とヘモグロビン A1c(HbA1c).

11) **5 つの段階**：糖尿病の段階と患者・医師の認識のギャップに双方が気づくための道具. このギャップを確認しないで指導しても成果は上がらない.

12) **変化ステージモデル**：行動変容を 1 つのプロセスと捉えてその変容過程を「無関心期」「関心期」「準備期」「実行期」「維持期」の 5 段階に分類するもので, 不健康な習慣的行動の変容過程の説明に利用され, 運動など健康を維持・増進する行動変容の過程にも応用されている.

13) **習慣的な運動**：運動習慣者は 1 回 30 分の運動を週 2 回以上, 1 年以上継続している者を指す. 週に合計 60 分以上の早歩き程度の運動が健康づくりや糖尿病予防につながる. 内臓脂肪の減少には週に合計 150 分以上の運動が必要となる.

14) **10 時間は水以外は飲み食いせずに**：空腹時とは 10 時間以上の絶食を指す.

15) **イモ類, 豆類, カボチャ, ごぼう, レンコン**：これらは血糖値が上がりやすい野菜類である.

16) **自分の人生と健康の物語**：その人の物語(Narrative)を踏まえた医療でないと受け入れられず, 指導や支援はもちろん, 入院や投薬もできないことは, 地域医療

の現場でより頻繁に経験される．

17) **傾聴**：行動変容への第一段階は，まず傾聴すること．次に評価や情報提供や交渉に移る．

第4話　福井涼　7歳　　　　　　　　　　　　　　　　　　　　9月21日
元気な子どもが久しぶりの喘息発作に（小児医療，学校保健）

　9月21日（月），日中はまだ暑いものの，朝夕はすっかり涼しくなってきた．ここ大浜市名田荘地区は山間部のため，海岸沿いよりも寒暖の差は大きい．

　若木医師は以前に「季節の変わり目に流行する疾患は何か？」と地井医師から質問されたことがある．「喘息発作に，めまい（良性発作性頭位めまい症）でしょうか」と若木医師が答えると，「片頭痛も起こりやすいし，慢性の腰痛や関節痛も悪化することが多いよね．古傷や手術痕なんかも気圧の変化で痛みがくることもあるかな．ほかにもあるかもしれないね」と地井医師は話していた．

　午後の診察を開始しようとした時，小学校の養護教諭[1)]の関先生から電話があった．福井家のお孫さんである涼君（7歳，小学校2年生）がマラソン大会の練習で走った後に[2)]息が苦しくなって咳き込んでいるという内容だった．涼君は，いつもは元気な子どもで，季節の変わり目にまれに軽い喘息発作はあるものの，幼児期と比べると症状は軽くなってきていた．若木医師がカルテを見返すと，最後に喘息発作を起こしたのは，小学校に入る前，保育所の最年長のクラスにいた時だから，2年前である．しかも，その時は軽い発作だった．外来での1回の吸入とβ刺激剤のテープを2週間処方し，そのまま受診しなくなったのだから，それで改善していたのであろう．

　関先生からの電話によると，小学校に入ってからは，少なくとも校内で喘息発作は起こしたことはなく，今日は昼食後も昼休みもとくに変化がなかったらしい．関先生は，ハキハキした声で，「ヒューヒュー音が鳴っていないので喘息発作とは違うと思うんですけど，それでも息苦しそうに咳込むんです．チアノーゼみたいに真っ青にはなっていないんですけど．今から連れて行きますので，よろしくお願いします」と言った．

　若木医師は，「わかりました．チアノーゼをきたしていないのなら，救急車は必要ないでしょう．家族にはこちらから連絡しておきます．学校で把握できているアレルギー歴も，来たときに教えてください」と言って電話を切った．

　若木医師もだんだんとこの地域の人々の家族関係がわかりつつあった．名田荘診療所は福井家の家族全員の主治医みたいなものである．涼君の父親の賢一さんがグラフィックデザイナーで家にいることを知っていたため，自宅への連絡はこちらでしておいて，関先生の手を煩わせない方がよいと判断したのである．

　やがて，関先生に連れられた涼君がやってきた．顔色はよくないが，電話での話の

通りチアノーゼは認められない．表情はそう苦しそうでもないが，かなり咳き込んでいるのは確かだ．看護師がベッドに案内し，素早くパルスオキシメーター[3]で測ったところS_pO_2は89％と低下し，血圧計は100/50 mmHgを示していた．涼君のそばに寄っても喘鳴(ぜんめい)[4]は聞こえず，聴診でも明らかな喘鳴は聴こえなかった．ただ，聴診した際に体幹の皮膚に蕁麻しんが出現しかけていた．

ちょうど地井医師が診療所に戻ってきた．昼休み中に，転倒後に右股関節付近を痛がり歩けなくなった高齢女性が救急車で搬送された．救急隊からの電話で地井医師は「90％以上の確率で大腿骨頸部骨折[5]だ」と話していたが，X線撮影を行うとやはりその通りだった．救急隊員にしばらく待ってもらい，再び患者を救急車に乗せた後，大浜市立病院に搬送した．地井医師はそれに同乗して行ったので，戻ってきた時には午後の診察が始まっていたのだった．

若木医師は尋ねた．「地井先生，昼ご飯もまだなのに，お疲れのところすみません．喘鳴は聴こえないんですが，それでも，喘息は否定できないと思うんです．吸入から始めましょうか？」　地井医師はそれには答えず，涼君を見て言った．「あれっ，涼君じゃないか．以前は時々喘息発作起こしていたけどな．いや，待てよ，S_pO_2は89％か．これは，むしろひどい喘息である可能性が高いな．ルート確保して，ステロイド[6]いこうか．とりあえず生食（生理食塩水）100 mLにソル・コーテフ®100 mgを入れて，早めに落とそう（点滴を速めに設定しよう）．同時に，吸入[7]を始めてね．生食2 mLにベネトリン®0.3 mLで．2本目の点滴のメニューも同じで，それはゆっくり落としてね．飲めるようだったら，リンデロン®シロップ[8]を8 mL飲んでもらって．じゃ，若木先生，任せた．」

それだけ言うと，顔色のすぐれない地井医師は医師室のベッドで横たわった．横になりたい気持ちが，若木医師にはよくわかっていた．救急車での大浜市立病院への搬送は，曲がりくねった山道を20分以上かけて走らなければならない．自らがハンドルを握っている場合はいいが，救急搬送で同乗した場合は，半身（横座り）になるため車酔いしやすいのだ．

吸入も終わり，1本目の点滴が終わる頃，涼君の咳の回数が減ってきた．顔色も少しよくなり，S_pO_2も92％まで回復した．そこで聴診してみると，喘鳴が聴こえてきた．

「ひどい喘息発作だと，かえって喘鳴は聴こえにくいと聞いたことがあるが，このことか！」若木医師は，初期研修で小児科をローテートした時に指導医から聞いたことを思い出した．

そうこうするうちに，父親の賢一さんが診療所に現れた．点滴されている息子の涼君をみて，「涼！　大丈夫か？　何や，久しぶりの喘息か？　何が悪かったんやろな？」と言った．「何か思い当たることがありませんか？」と若木医師が尋ねると，賢一さんの代わりに関先生が，「今日の給食の献立でエビフライがありましたけど，関係ありますか？　こちらでは把握していませんでしたし，これまでにもエビフライは給食で出ていますけど，何ともなかったはずです．ご両親へのアンケート[9]でも，喘息は書いてありましたが，エビアレルギーは書いてありません」と答えた．

賢一さんは急に何かを思い出したようだ.「あれー,ちょーっと待てよ.あー,思い出した.涼が3歳くらいの時,一度だけエビかイカか,なんか知らんけど,軽い蕁麻しんが出たことあったな.そのまま一晩経たないうちに治ったから,医者にも行かなかった.言われて思い出した.でも,その1回だけで,その後はエビを食べてもなんともなかったけどなー.」それを聞いて,若木医師が説明した.「なるほど,原因はそこかもしれませんね.食物性,つまりエビによるアレルギーが元々あるのかもしれないけど,体調がいいときには大丈夫.今日はエビフライを食べた後に,マラソン大会の練習で走ったから,こうなったのかもしれません.季節の変わり目,エビ,激しい運動の3つの悪い要素が,一度に涼君に襲いかかっちゃったわけです.」

2本目の点滴が終わりかけた頃,地井医師が医師室から「おー,どうだ.涼君は？」と出てきた.賢一さんは,「なんだ,涼が具合悪い時に,昼寝してたの？」とぼやいた.地井医師は,「いやいや,昼寝の前に適切な指示を出しているよ.どれどれ,診てみよう.」

と言いながら,涼君の聴診をした.チラリとパルスオキシメーターに目を移すと,S_pO_2は97％にまで回復していた.「喘鳴が出ているな.この喘鳴と蕁麻しんは,出たばかりかい？ 引きかけているのかい？ それと,なにか原因らしいことは見つかったかい,若木先生？」

若木医師は,喘鳴も蕁麻しんも改善傾向にあることと,これまでの経緯から季節柄と給食のエビと激しい運動が重なったことを説明した.地井医師もその説明に納得した.納得していなさそうなのは父親の賢一さんであった.「ここ最近,エビ食べても何ともないのに,なんでこうなるの？」

地井医師は,説明した.「アレルギーってね,なんとも説明しにくいんだけど,こういうことって少なからずあるんだよ.例えば,焼き鯖は大丈夫だけど,しめ鯖で蕁麻しんが出る人もいる.毎年カニを食べているんだけど,4～5年に1度,カニが原因としか考えられない蕁麻しんが出る人もいる.同じ種類の物,あるいは同じ物を食べても,その時の体調でアレルギー症状が出たり出なかったりするんだよ.」

涼君は,すっかり楽そうになり,笑顔もみられるようになってきた.「先生,ありがとう.だいぶ楽になりました.あー,しんどかった.」地井医師も笑顔で答えて言った.「よーし,この赤い水薬をすぐ飲んでもらおうか.3日間続けるんだよ.そうしたら,いったんやめるからね.マラソン大会は10日後だったよね.保育所の時に出した喘息のテープの薬(経皮吸収型気管支拡張剤)を覚えているかな.あれも3日間は貼っておこうか.今度の喘息は昼間に運動している時だから,朝起きてすぐに張ることにしよう.それと,3日間の激しい運動の禁止と,マラソン大会が終わるまでのエビ禁止ね.帰る前に,もう1度吸入してから帰ってね.それとね,もう1度痛い思い[10]をさせて悪いんだけど,エビやイカの食物アレルギーの採血[11]をしてみようか.」

地井医師からの質問を見越して若木医師が矢継ぎ早に質問した.「抗アレルギー剤はどうします？ 吸入ステロイドは適応ありますかね？」

地井医師は,答えて言った.「そこがポイントだよね.今回の発作の原因として,エビによる食物性の要素が強いのであれば,経口ステロイド単独でもいいんじゃない

かな．β刺激剤のテープも頻脈になるといけないから，マラソン大会前には中止しようと思ったんだよ．3日間で薬剤をいったん中止して，それでも発作が出るのであれば，吸入ステロイドや抗アレルギー剤で発作を予防する必要があるけどね．」

若木医師の意見もだいたい同じだった．「そうですね．いったん白黒はっきりさせた方がいいですね．」地井医師も若木医師の同意に，満足そうに付け加えた．「今回のことが，季節・エビ・運動が重なった非常にまれなことなのか，そうでないのか．検討する必要があるね．普段の運動で喘息発作が出ることはないのだから単純な運動誘発性喘息でもないし，食物依存性運動誘発アナフィラキシーに近いかな．それもエビが原因として疑わしいけど，エビを食べると常に症状が出るわけでもなさそうだね．エ・ビ・デンスはないけど？」

若木医師は，「今のはもしかして…」と言いながら賢一さんと顔を見合わせた．賢一さんも「おいおい…」と応じた．涼君はほぼ回復したが，地井医師のオヤジギャグで，診察室には冷たい風がヒューっと通り抜けた．

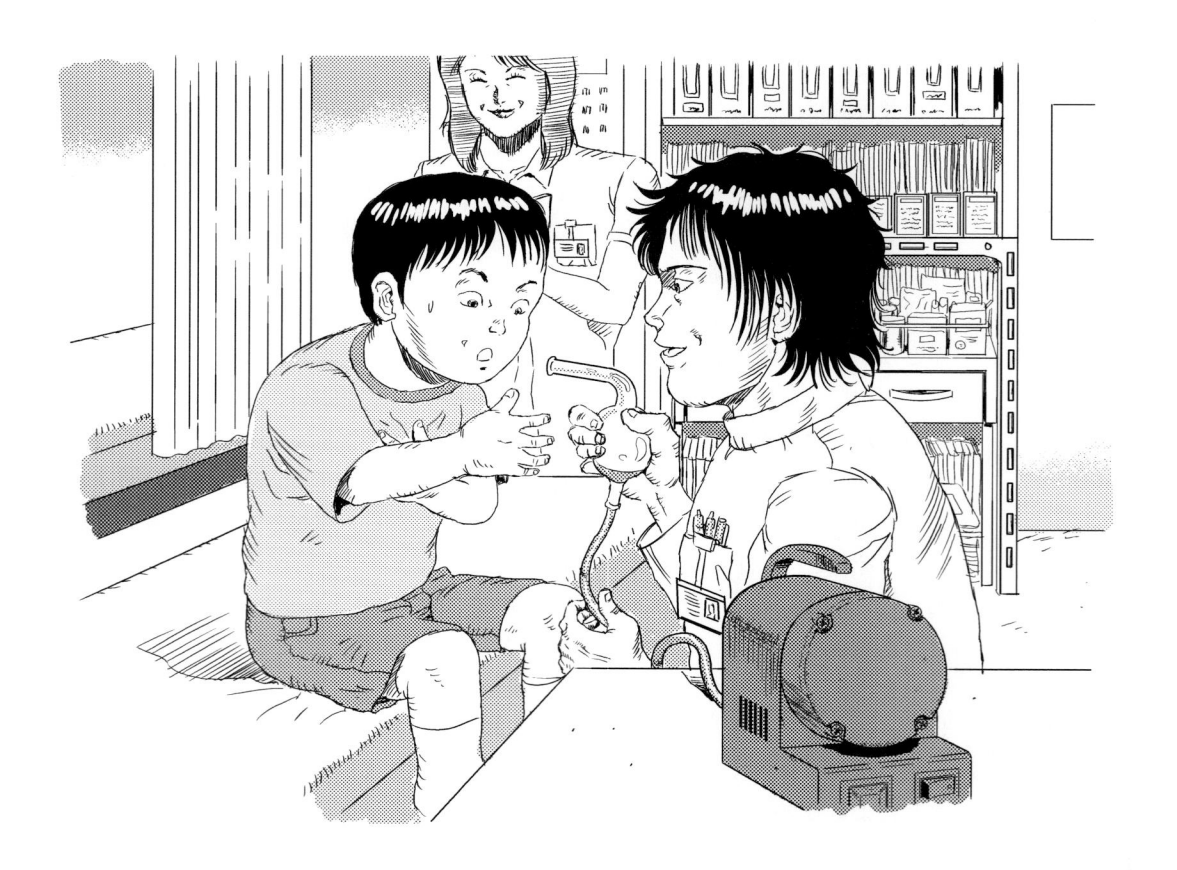

1) **養護教諭**：学校保健の中心人物．学校に常駐し，学業成績とは無縁の立場で相談に乗ることができる貴重な立場．学校医としては学校との窓口となる力強い味方．
2) **走った後に**：運動誘発喘息はしばしば運動後30分以降に起こる．
3) **パルスオキシメーター**：指先を挟むだけで血液中の酸素飽和度が測定できる機械．喘息の発作で酸素飽和度が低下するのは，中等症以上の時．また，COPDで二酸化炭素が貯留しているかどうかは測れないので酸素飽和度のみに注意を奪われないようにしたい．
4) **喘鳴**：気管支が狭くなっているために聞こえる「ぜいぜい」「ピーピー」といった風切り音．典型例では，呼気で聞こえる．喘息発作では，咳，痰，呼吸困難，呼気延長，陥没呼吸，チアノーゼの有無が評価されるが，重症で気管支が閉塞してしまうと聞こえなくなるので注意が必要である．
5) **90%以上の確率で大腿骨頸部骨折**：電話でほぼ診断できる数少ない疾患．
6) **ステロイド**：即効性は期待できないが，多数のエビデンスから炎症が気管支喘息発作の本質であるとの仮説が示され，急性期にもステロイド投与が推奨されている．
7) **吸入**：急性期には気管支拡張剤，慢性期にはステロイドなどが吸入により投与される．
8) **リンデロン®シロップ**：気管支喘息における経口ステロイドの適応はガイドラインによる．
9) **アンケート**：アレルギーに関する学校側によるアンケート調査により，給食を工夫するなど，発症時の対処に役立てようとしている．
10) **痛い思い**：静脈ルート確保と同時採血が同時にできるとよいが，実際はなかなかそうもいかない．
11) **食物アレルギーの採血**：IgE RASTの食物アレルギーセット．アレルギーの検査は多数あるが，感度も特異度もまだ，満足のいくものはない．

第5話　福井シヅエ　63歳　　　11月4日

病名告知でいつもの笑顔が消えた（慢性疾患の外来診療に潜む救急疾患）

　11月4日（水）の外来は混雑していた．連休明けの外来はどこの医療機関も同じである．若木医師にとって，名田荘診療所のこの忙しさを感じるのは初めてであった．5月のゴールデンウィーク明けも患者が多く混雑していたのだが，その時期，まだ不慣れな若木医師は自分のことが精一杯で周囲を見渡す余裕がなかった．「連休明けがこんなに忙しいのなら，連休なんてなければいいと思うことさえある」と前の病院の

先輩医師が話していたのを，若木医師は思い出した．別の診察室で診療する地井医師も必死で多くの患者に対応している．

午前中の外来患者もあと4人を残す段階となり，次は福井シヅエさんの順番となった．太り気味だが元気な奥さん，シヅエさんは，夫の幸市さんを介護しながら農作業を続けている．半年前までは，夫と一緒に畑仕事をしていたが，夫が脳梗塞で倒れてからは，夫の分の畑仕事もするので，なかなか忙しい．

糖尿病と脂質異常症で4年前から外来通院している．これまで合併症はなかったが，血液検査はボーダーラインを行ったり来たり．空腹時採血で，血糖値130～140 mg/dL，HbA1c 6.3～6.7％，総コレステロール210～240 mg/dL，LDLコレステロール140～160 mg/dL，中性脂肪160～180 mg/dLである．わかっちゃいるけど，食事制限はなかなかできていない．季節や天候によって，運動量が変わるので，微調整が難しい．農作業の忙しい日が続くと低血糖症状[1]が出ることがあるので，いざという時のためにアメ玉やジュースを用意しているのだが，低血糖症状の有無にかかわらずついつい口にしてしまうのが悪い癖である．

診察前にカルテに目を通すと，看護師の予診の段階[2]で「10月31日（金）から左顎が痛む」と書かれてあった．

「福井シヅエさんどうぞ」という看護師の招きで，シヅエさんは診察室に入ってきた．いつもの笑顔で「先生，いつもお世話になっています．今日は混んでいますね．先生も大変ですね」とこちらを気遣うような話し方をする．この地域では「待ち時間が長い[3]」とクレームをつける患者はほとんどいない．とくに常連の患者は，自分が待っている間に医師や看護師は必死で働いていることをよく知っているため，先ほどのような言葉をかけてくる患者も少なくない．若木医師は恐縮しつつ「いやー，こちらこそ申し訳ないです．長く待たせてしまって」と話しながら，本題に入った．

どうやら，左下顎の痛みは労作時に限って出現するらしい．初発が10月31日午後の農作業中であり，最も激しい作業の最中だった．激痛ではなく，本人によると「痛みと変な感じの中間」としか言いようのない感覚だった．

若木医師は，学生時代の循環器内科の講義を思いだした．教授が「虚血性心疾患の症状には非典型的な場合も多く，消化器疾患などに間違われることも少なくない．循環器の専門医が他科疾患と間違えることも実はある」と話していたことが，昨日のことのように蘇ってきた．

詳しく問診を進めていくと，下顎痛の発症は急激であり，痛みよりは不快感に近く，持続時間は1分程度．冷汗・動悸・呼吸困難・左肩放散痛などの随伴症状は伴わない．休むとすぐに治るため，本人は歯の痛みか，顎のあたりの神経痛だと思っていた．連休中に歯科を受診することもできなかったため，なんとなく無理しないように休み休み農作業をしていたと言う．

問診を終えて検査をしようと考えていた際に，シヅエさんからひとこと．「先生，歯医者さんへ行った方がよかったでしょうか．」若木医師は答えた．「福井さん，ちょっと待ってください．心臓病の可能性もありますから，まずは検査しましょう．」

胸部X線，安静時心電図に問題はなかった．

若木医師がシヅエさんの診察に手間どっていた時，隣の診察室では地井医師がシヅエさん以外の午前中の患者の診察をすべて終えていた．時計は12時20分を少し回っていた．

　地井医師に相談したところ，見解が一致した．狭心症を疑うエピソードであるため，負荷心電図[4]検査を実施することになった．正午を過ぎてお腹もすいた．シヅエさんだって家に帰りたいだろう．地井医師のいつもの口癖が出た．「面倒だと感じ，迷った時ほど実行しよう！」

　看護師4人のうち3人が昼休みをとり，1人が検査についた．12時30分から負荷心電図（ダブルマスター）を開始した．

　負荷後の心電図では，Ⅱ・Ⅲ・aVFにST低下を認めた．明らかな虚血性変化である．しかも，負荷後30秒ほど，いつもほどではないが軽い左下顎の不快感を覚えたという．負荷2分後の心電図をとった時点で，急いでニトロペンを1錠舌下した．ニトロペンが効いたのか，自然に軽快したのかわからなかったが，心電図は正常化した．バイタルサインに大きな異常はない．

　これで「不安定狭心症」の診断がついた．静脈ルート[5]を確保し，フランドルテープ®を貼った．さらにはバイアスピリン®2錠を噛み砕いてシヅエさんに飲んでもらった．あとは大浜市立病院循環器科に連絡し，念のためアトロピンと静注用キシロカインを持って救急車で搬送すればいいだけだと若木医師は思った．

　致命的になる疾患を未然に発見し，充実した気分でシヅエさんに狭心症の説明や入院治療が必要なこと，場合によっては冠動脈ステント留置術を行う必要があることを話した．冠動脈バイパス手術については，この段階ではあえて触れなかった．

　若木医師の頭の中では，ここまでは予定通りであった．しかし，想定外のことが起こった．シヅエさんが涙を流しながら，入院を拒否したのである．「先生，今のうちの状況では，とても入院なんてできません．ここのお薬で何とかならないでしょうか．」

　若木医師はハッとした．自分は医学的には正しいことをやっているはずなのに，患者からは入院を拒否された．しかも，物わかりの悪い人ではない．精査・治療のために入院が必要なことは，本人は理解している．だが，夫（幸市さん，第2話，p167）の介護のため，自分は家を空けられないと考えている．しかも，嫁（悦子さん，第8話，p195）も妊娠中で無理をさせるわけにはいかない．

　若木医師の説明とシヅエさんとのやりとりを傍らで見ていた地井医師が静かに話し始めた．「シヅエさん，10人医者がいたら，10人とも入院が必要と判断すると思いますよ．今のシヅエさんの状況は医者によって意見が分かれることはありません．それよりも，どうやったら入院できるか考えてみましょう．」

　自宅で仕事をしていた息子の賢一さんを呼ぶと同時に，夫の幸市さんの妹で，近所に住む山田幸子さんも電話で呼び出した．状況を説明した結果，幸子さんに数日間の夫の介護をお願いし，その間，中津ケアマネにショートステイ[6]先を探してもらうこととなった．

　その間，大浜市立病院循環器科の本間先生に連絡し，午後一番に冠動脈造影検査を

する段取りはついた．症状は治っていたものの，念のため若木医師と賢一さんが同乗する救急車でシヅエさんを搬送した．

　搬送先の大浜市立病院では，本間先生が「あー，若木先生，お疲れさん」とにこやかに迎え入れてくれた．同時にシヅエさんにも「福井さん，僕のこと覚えてます？　昔，名田荘診療所にもいたんだけど．」救急車の中では不安げに口を真一文字に結んでいたシヅエさんも安心した表情になり，「先生，覚えていますよ．随分お世話になりましたから．また，お世話になります」と言って微笑んだ．

　同意書をとって早速，冠動脈造影検査を実施した．右冠動脈（#2・#3）に90％の狭窄があり，その場で冠動脈ステント[7]を留置．無事，冠動脈ステント留置術が終了．

　シヅエさんの治療が無事終わったころ，再び診療所に戻っていた若木医師は午後の診察中だった．本間医師からの電話で，治療が無事終了したことを知った．その数分後，中津ケアマネからの連絡で，明日には幸市さんがショートステイに入れるようになったことを知った．

　おそらく数か月後に，冠動脈造影検査でフォローすることになるであろう．その時に幸市さんがショートステイを利用できるように，若木医師は改めて中津ケアマネジャーにお願いした．

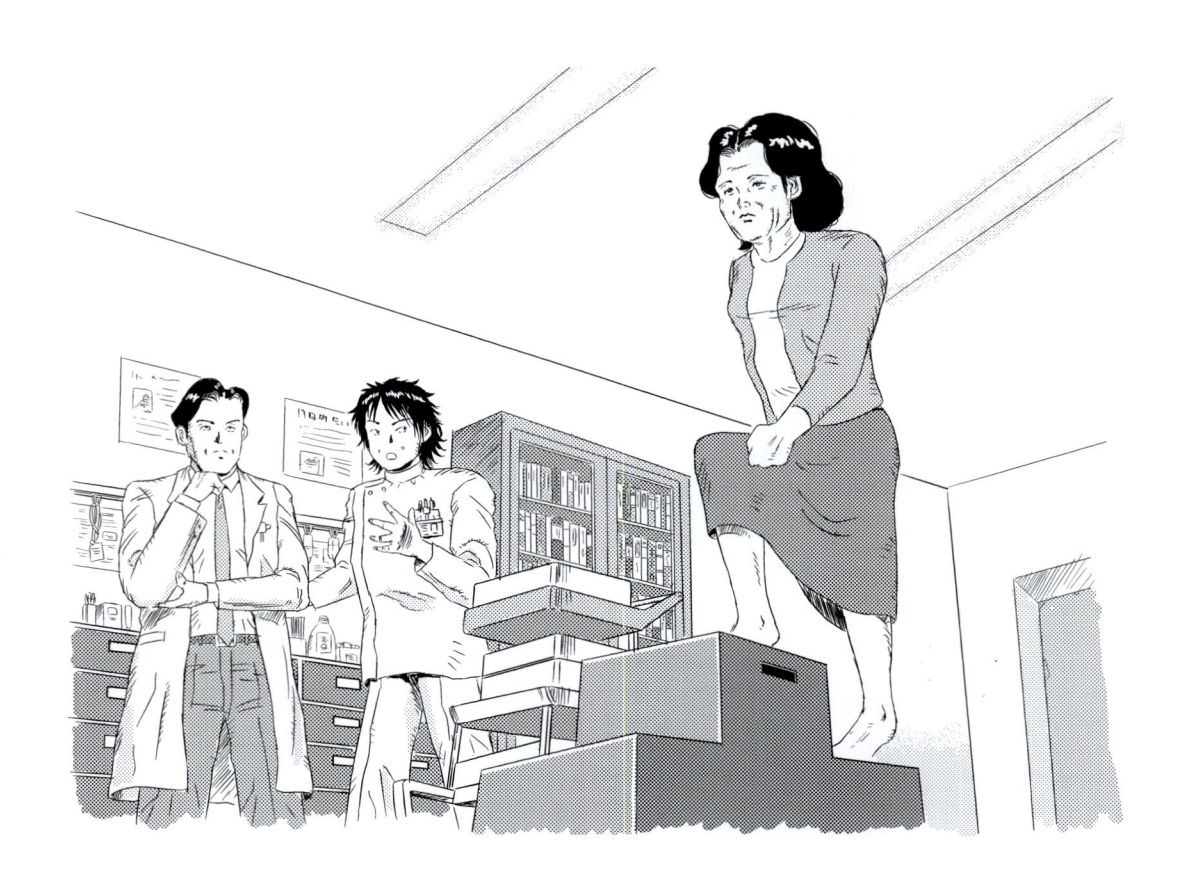

1) **低血糖症状**：インスリン自己注射，経口糖尿病薬を使っている患者には，冷や汗，動悸，いらいら，めまい，手の震え，著しい空腹感などが起こるのが低血糖である，と教育する．ただし非典型的な低血糖症状も少なからずある．
2) **看護師の予診**：看護師が受付後の早い時期にコンタクトをとることには，緊急性のある患者のスクリーニング，診断や治療に役立つ情報の取得，何らかの相談，介助の必要の判断，不安の解消などの意義がある．小規模な医療機関ではとくに，患者の整理係や医療機器の番人に成り下がらずに「看護」をすることが要求されている．
3) **待ち時間が長い**：「3時間待ちの3分診療」といわれるが，地域の医療機関では，問題になることは少ない．いつ混んでいるかよく知られているし，3時間待つほどの患者数でもない．背景や病歴を知っているので，短い時間でも満足度の高い外来診療ができる．
4) **負荷心電図**：狭心症の診断のための検査．一般の診療所の場合，階段昇降で負荷をかけるマスター負荷試験を行うことが多い．
5) **静脈ルート確保**：救急車の中でも必要に応じて薬が投与できるように迅速に静脈ルートを確保する．後に行われる冠動脈造影を考慮すると，左上肢にルート確保する方が望ましい．
6) **ショートステイ**：介護老人福祉施設(特別養護老人ホーム)，介護老人保健施設(老人保健施設)に短期に宿泊する介護保険のサービス．前者が短期入所生活介護，後者が短期入所療養介護にあたる(第2話の脚注14, p173)．家族の病気・冠婚葬祭・介護疲れ・繁忙・旅行などを理由に利用できる．
7) **冠動脈ステント留置術**：狭窄の程度により，カテーテル検査時に施行する場合と，後日改めて行う場合があるが，今回は，その後の心筋梗塞のリスクも考慮し，同時に行ったもの．

第6話　福井賢一　40歳　　12月3日〜12月18日

大飯食らいが胃腸炎に（食中毒，保健所との連携）

　12月3日(木)の午前中，比較的空いていた名田荘診療所だったが，午前中の外来受け付け時間のギリギリの11時になって福井賢一さんがやってきた．
　看護師による予診の段階で，いわゆる「吐き下し」状態であるとわかっていた．「大食漢の賢一さんが吐き下しとは珍しい」と思いつつ，若木医師は賢一さんを診察室に招き入れ，いきなり質問した．「福井さん，かなりつらいですか？」
　賢一さんはいつもの元気がなく「いや，吐くもの吐いて下すだけ下したら，少し楽になった．悪いね先生，来るのが遅くなって．なにせトイレからなかなか出られな

かったから[1]」と言うばかりだった.

　若木医師は少し小さく見える賢一さんの様子がおかしくなってつい笑ってしまった.「ハハハ.状況はよくわかりますよ.ところで,思い当たるような原因はありますか?」

　賢一さんの説明はこうだった.「昨日,同級生20人と隣町で飲み食いしたんだけど,ちょっと食い過ぎたかな? 飲み過ぎ,食い過ぎだったら,いつものこと.いやいや,メタボと言われてから控えているけどね.そうだけど.何かにあたったかな? 刺身は新鮮だったし,カニも茹でてあったから.あー,そういえば,カキがあったけどカキ鍋だったから問題ないよね.カキがうまそうだったから,すぐに箸を伸ばしてちょっとフライング気味だったかな.」

　若木医師は「よく煮えたカキ[2]なら問題ないんですけどね」と言いながら診察を始めた.

　腹部は軟らかく圧痛もなかったが,腸管蠕動音は亢進していた.体温は36.5℃であり,細菌感染を強く疑うにはちょっと迫力がないように思えた.病院なら採血を行い,緊急検査でCRPや血算をして,細菌感染とウイルス感染を鑑別したいところである.だが,ここ名田荘診療所では採血検査は外部委託[3]であり,結果は翌朝にしかわからない.症状が重ければそれでも採血を行うが,症状が軽ければ,結果が出た時にはすでに治っていることが多い.患者の重症度と経済的負担,費用対効果,週末か否かなどを考慮して,このような場合の採血はケースバイケースで行っている.

　今日の賢一さんの場合,吐いても吐いてもまだ吐気がする状態ではない.本人の言う通り「出す物を出したら楽になった」ということで発熱もなく,しかも本人に重症感はない.ただし,水分の経口摂取が可能かどうかは,まだ確かめていない.

　ウイルス感染が疑われるので抗菌薬は使用せず,苦しそうではないので鎮痙剤も使わないことにした.鎮痙剤で強力に腸管蠕動を止めると,かえって病状が長引くこともあることを賢一さんに説明し,1,000 mLの補液と整腸剤を処方することにした.補液をするついでに,念のため採血もすることに決めた.この日は水,お茶,スポーツ飲料かゼリー程度の摂取に制限してもらい,それでも嘔吐が続いて水分すら摂れないなら,夕方にも点滴のために受診するように話をした.

　昼食を摂り,ひと休みした後で,若木医師は訪問診療の準備をしていた.この日,午後は地井医師が外来診療を行い,若木医師が訪問することになっていた.

　この日の午後の最初の患者も「吐き下し」が主訴だった.1時間余りかかった点滴を終え,会計を済ませた賢一さんと午後の第1号患者である石川雄二さんが待合室で話し合っていた.なんと2人は昨夜,宴会で一緒だったメンバーであった.お互い,顔を見合わせて「何だ,お前もか!?」とちょっと驚いた様子.待合室を通り,診察室に入りかかった地井医師が,そのことを聞きつけ,若木医師を呼び止めた.「若木先生,ちょっと来てくれる.この2人,症状が似ているよ.同じ店で飲み食いしているし,まずいなー.食中毒の可能性があるよ.カキでノロウイルスだったら,急がないと,その店から第3,第4の感染者が出ちゃうね.それに,二次感染も起こっちゃうね.」

　地井医師は硬い表情で賢一さんに頼んだ.「まず賢ちゃん,昨日の宴会に参加した

同級生20人に連絡とれるかい？　悪いけど，お願いするよ．」そして，「じゃあ，若木先生は予定通り訪問診療をお願いね．訪問から帰ってきた頃には，どこまで進んでいるかな？」とつぶやいた．若木医師はこの先どういう展開があるのか，まったく見当がつかないまま，訪問先に向かった．

　若木医師が訪問診療から戻ってきた時，午後の外来はあと数名になっていたが，地井医師は外来診療を中断して保健所の職員[4)]と話し込んでいた．訪問診療から帰ってきた若木医師を見て地井医師は言った．「いいところに帰ってきたね．こちらのお2人は保健所の食品衛生担当の方です．賢ちゃんからの調査報告ではね，宴会に参加した20人中，嘔吐・下痢が4人，下痢のみが3人，軽度腹部違和感が5人，無症状8人だったよ．医療機関にかかったのは有症状者のうち6人だったね．そのうちの2人がうちの診療所に来たってわけだ．さすがは同級生，連絡網がしっかりしているから，情報が早いね．だから，若木先生が訪問診療している間に保健所の方と相談する段階まできちゃったんだよ．」

　保健所[5)]と相談の上，ノロウイルスによる食中毒を疑い，すぐに県の衛生研究所に患者の便と店の食品の検査[6)]を依頼することになった．検査結果が出るまで数日かかるため，ノロウイルスと仮定した上ですぐに，本人・家族に手洗い，吐物の処理・清掃，食器洗浄などの指導を行う方針とした．地井医師，若木医師は保健所職員，市の保健師と協力し，手分けして家庭訪問[7)]をすることになった．症状の有無にかかわら

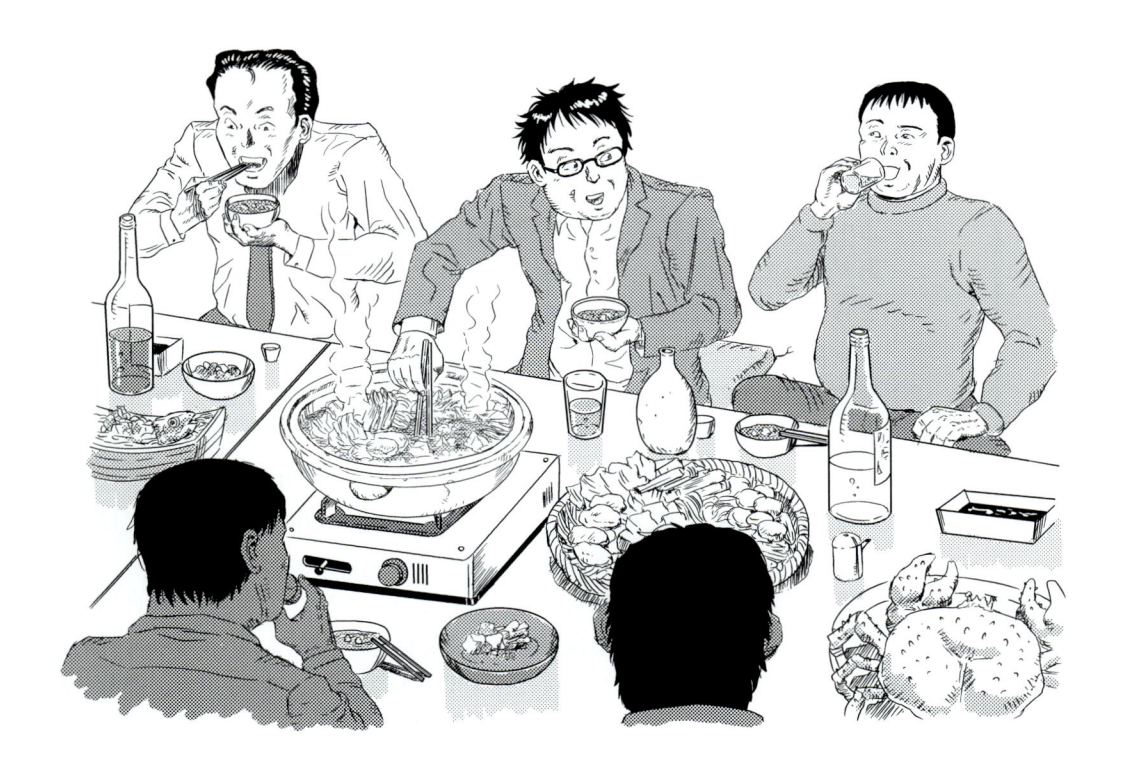

ず宴会に参加した20名に対して，パンフレット[8)]を渡し，注意事項を説明した．突然の医師らの訪問に，何事かと驚いた住民も多かったが，ただ事でない事態が起こったことはよく伝わった．赴任した日に地井医師が言っていた「診療所にこもっていないで，出て行く医療と予防が必要だ」というのは，今しがた行ってきた訪問診療のことだとばかり思っていたが，それだけではないことに改めて驚いた若木医師であった．

4日後に出た検査結果は，やはりノロウイルスであった．そのころには，有症状者の全員が回復していたが，その後も1週間程度は便からウイルスが排出されるので二次感染に関しては油断できない．幸いなことに，その後2週間経っても，宴会参加者の家族から消化器症状の患者は出現しなかった．

職場や近所の人たちなど，常日頃顔を合わせている集団で食中毒が起こると，その発生はわかりやすい．しかし，同級会など，その日だけ顔を合わせるメンバーでの食事会で発生した食中毒の場合，発症しても別々の医療機関にかかることが多く，情報が分散してしまう．今回，偶然にも待合室で福井賢一さん，石川雄二さんの2人が出会ったからこそ，早めに対処できたことになる．このことに気づかなければ，家庭や職場で二次感染，三次感染が起こったかもしれない．

12月18日，食中毒騒ぎの収束を祝って，地井医師，若木医師，福井賢一さん，石川雄二さんの4人は飲み会を開いた．忘年会も兼ねたその宴席のメインは猪の肉を使った牡丹鍋[8)]であり，カキはなかった．

1) **なにせトイレからなかなか出られなかったから**：「どうしてもっと早く来なかったんですか？」と言いたいところだが，患者には患者の事情があるものである．こういうことを言う医者は，しばしば「こんな軽い症状でなぜ来るんだ？」と怒ったりもして，患者の事情に無頓着である．
2) **よく煮えたカキ**：ノロウイルスは，冬期に流行する嘔吐下痢症の原因ウイルス．市中に流行する場合と，カキなど特定の食品からの食中毒の場合がある．症状がありふれているため，注意が必要．食品の中心温度85℃以上で1分間以上加熱を行えば，感染性はなくなるとされている（参照HP：http://www.mhlw.go.jp/topics/syokuchu/kanren/yobou/040204-1.html）．
3) **採血検査は外部委託**：山間・離島を含め，全国どこでも冷蔵の宅配便や郵便小包を利用できるようになり，多くの項目について検査が可能になった．ファクスや電子メールで逐一結果が知らされるなど，利便性も向上した．現在では標準化と精度管理が進んだ．しかし，一定の時間がかかるのも事実で，総合医はなるべく検査をしないで診断ができる能力を磨くことも求められる．
4) **保健所の職員**：普段から顔見知りになっておくことで，食中毒の届け出義務のほか，多様な業務をしている保健所とうまく協働できる．このような対外的に大きな責任を負う事例では，研修医に任せず，指導医自ら指揮をとり，調整を行うことが多い．
5) **保健所**：食品衛生法による食中毒の届出をした．

6）**食品の検査**：ノロウイルスの検査は保険未収載のため自由診療となる．保健所に検査を依頼するのが一般的．
7）**家庭訪問**：法制上は，保健所と市役所職員の職務．名田荘診療所所長は，大浜市役所名田荘総合支所の保健福祉室長も兼務しているので，家庭訪問したが，一般に臨床医が食中毒に関係して家庭訪問することはない．
8）**パンフレット**：ノロウイルス二次感染予防のための方法．
9）**牡丹鍋**：地域の味に親しみ，人々と膝を交えて語る貴重な機会．一方で，首長や議員の支援者や特定のメンバーとの付き合いが深くなりすぎて公平・公正を疑われたり，知り得た患者の秘密に言及したりすることがないよう，酔った上でも細心の注意が必要．

第7話　若木徳太　29歳　　12月21日〜

腰痛は医者の不養生？（EBM，自己学習，生涯学習）

　雪国の山間部である名田荘地区では，暖冬になった近年でも数年に1度，12月中に大雪が降ることがある．12月21日（月）の朝，若木医師が普段通りの時間に通勤すると，地井医師と事務長が2人で，診療所の玄関前を雪かきしていた．診療所の前の道路までは除雪車が来て，きっちり除雪していってくれるが，歩道から診療所の玄関までの通路などの細かなところは人の手でないと除雪できないのだ．周りを見渡すと，隣のデイサービスセンターでも，向かいの保育園でも皆，黙々と雪をかいていた．

　寒いのに顔から湯気を出しながら笑顔で迎えた事務長に「おはようございます．きれいに雪がかけて，これで患者も安心して来ることができますね」と若木医師が挨拶すると，地井医師がこう言った．「いやー，なかなかいい運動だった．雪かきはエクササイズだから，若木先生もよかったら1度やってみるといいよ」若木医師は，「機会があったらぜひ」と言いながら，職員通用口に向かった．

　診療所に入ると，すでに暖房は十分効いていた．裸になって診察される患者のために，いつもより早く出勤して暖房を入れていると後で聞いた．

　その日の夜，2人の医師は医師室で書類を書くために残業していた．日中の時間帯は診察に追われるため，診療情報提供書[1]や主治医意見書[2]，各種保険の診断書[3]などの書類を書くのはどうしても日が暮れてからになる．20時を過ぎてそろそろ帰宅しようとした頃，救急の電話がかかった．この日の当番は地井医師だった．患者は，日中の雪かきの後，徐々に腰痛と膝痛が悪化してきたと言う．「10分後に自宅を出るように」と地井医師は電話で患者に伝えていた．若木医師は不思議に感じた．「今，診療所にいるのに，どうしてすぐ来るように言わないのだろうか？」　地井医師のその直後の行動をみて，すぐにわかった．患者に寒い思いをさせないために，地井医師は診察室の暖房をつけに行ったのだった．

翌朝，若木医師は初めて除雪作業に参加した．スコップでの除雪作業は，確かにエクササイズだった．慣れない姿勢を続けたために，多少の腰痛は残ったが，心地よい疲労感とともに「自らの手で診療所を守っている」という充実感で満たされた．

しかしその後数日間，若木医師は腰痛で苦しむことになった．昼食の後，若木医師は地井医師に「こういう時は，安静にした方がいいんですか？ それとも，動ける限り動いた方がいいんですか？」と尋ねた．すると地井医師はそれに答えず，小さな辞書のような英語の本を出して，若木医師の膝に置き，「最初にPECO[4]」を作る．そして，そのクリニカルエビデンス[5]を調べる．それで治療に関することはかなり解決すると思うよ」と言って外来に行ってしまった．いつもより冷たい地井医師の態度に若木医師は，病気になったら，医師が1人しかいないこの地区は，医師自身にとっては無医村であることに気づき，少し心細くなった．

若木医師は，以前教わったPECO（Patient, Exposure, Comparison, Outcome）を思い出した．「Pは『雪かきをして腰痛になった若い医者に』だな．Eは『安静にさせる』と．で，Cは『動ける限り動かすのと比べて』として，Oは何かな？『痛みがとれる？仕事ができる？』 そのあたりかなあ」とひとりごとを言いながらページをめくった．しかし，午後の仕事が始まるまでには，該当する項目を見つけることができなかった．

日が暮れて，また何通かの書類を書き上げると，若木医師は，コンピュータに向かった．腰痛の治療のことが頭から離れなかったからである．正確に言えば，腰痛が持続していたからである．今度は，オンラインの電子教科書[6]を引いてみると，急性期の運動療法は効果がないので，患者には可能な限り日常に近い生活をすることと，アセトアミノフェンなど痛み止めを内服することをすすめる，と書いてあるのを見つけた．若木医師は，Eの「介入」は，運動療法のような明確なものにしてPECOを作らないとうまく情報にたどり着けないことに気づいた．

ついでに医療系のメーリングリスト[7]に自らの雪かきの経験と急性腰痛の治療について書き込むと，他のメールをチェックしているわずかな時間に，かつての指導医や，同じ研修プログラムの先輩たちから続々と返事が書き込まれた．ある診療所医師は，「2005年にコクラン[8]のレビューがあり，電子教科書の記述はその引用です．」総合診療部の指導医は，「世界に11の急性腰痛に関するガイドライン[9]があり，なかでも2006年にかけて発表された米国指針はevidence-basedなガイドラインとして有用．ただし，常識を覆すような推奨も含まれている」と書いていた．

同期の研修医は，「Pが『雪かきをして腰痛になった若い医者』っていうのが絞りすぎなんじゃないの」と茶化していたが，雪国の病院に勤める先輩医師は，「地域によって適用するガイドラインは違って当然なので，情報を批判的に吟味できたら，雪かきすることの多い先生の診療所に当てはまるもので一応の方針を書き留めておくといいよ．それはCAT（Critical Appraisal Topics）といって，とても勉強になるし，役に立つから気軽に作るといい」と励ましてくれた．

若木医師は，名田荘診療所に来たばかりのころは，「こんな山の中の診療所で指導医は地井先生だけ，診るのは毎日お年寄りばかりでは，どんどん新しい知識や技術に

後れをとるのではないか？」と思っていたが，そんなことはなかった．また，インターネットと優れた本[10]があれば，どこでもやっていける，という考えも間違っていた．毎日，真剣に患者と地域に向き合う仲間が全国にいて初めてインターネットもメーリングリストも生かされることを名田荘診療所で知った．

　また，日常の臨床で疑問に思ういくつものことが，まだ解決されていないことを知り愕然とした．地域医科大学の臨床研修の間に受けた講義では，こうした疑問を広く募集し，蓄積した上，地域で解決するための研究プロジェクトを立ち上げる計画があると言っていた．今回の疑問も雪かきに限っていえば東北・北海道・北陸地方の臨床医が協働して研究することができるかもしれない．

　いろいろなガイドラインや教科書の記述に従い，若木医師は，地井医師から処方してもらったアセトアミノフェン[11]を内服しながら，日常生活をなるべく普通にこなすようにした．すると，それから4日目には普通に動けるようになり，7日目にはまったく症状がなくなった．EBMが役に立ったと身をもって感じた1週間であった．

　若木医師は，この経過を地井医師に話した．地井医師は，クリニカルエビデンスのあるページを開くと，「これが見つけられなかったのは残念だったね．これにめげず，これからも疑問に思ったことを書き留め，回答できる疑問に転換して，情報を収集することだ．こうして解決できる問題はけっこうあるのだから，どんなこともおろそかにしないで立ち向かうことだよ」というアドバイスをくれた．

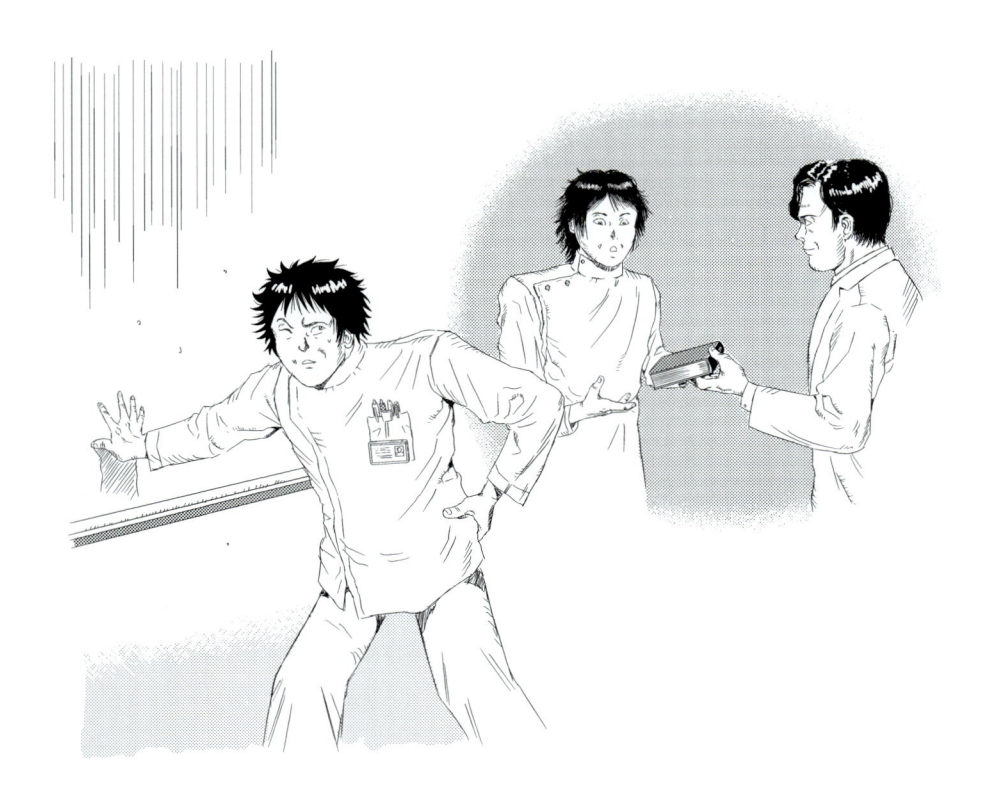

1) **診療情報提供書**：他の医療機関への紹介やコンサルテーションのために重要な書類．内容により，医師と医療機関の実力が判断される．
2) **主治医意見書**：介護保険における介護認定審査会の資料となる書類．医療従事者以外にも理解できるように書いてあるか，疾病のことだけでなく，生活上の不自由や介護の必要度について言及しているかどうかが重要で，介護認定に役立たない主治医意見書はかえって医師の信用を脅かすものになってしまう．
3) **各種保険の診断書**：一定以上の所得のある階層では，保険給付を受けるための診断書を求められることが多くなっている．入りやすく，給付が受けにくいのが民間の医療保険の特徴で，診断書に過不足なく情報を記載するために大変気を遣って作成する書類の1つ．
4) **PECO**：EBMにおいて，問題を定式化するための呪文．ペコ．
5) **クリニカルエビデンス**：英国BMJが出版している，治療に関するエビデンス集．効果がある，ないのほか，効果と費用・副作用のトレードオフ，差がないなどの判断とともにエビデンスを要約して紹介している．日本語版は医学書院から，『クリニカルエビデンス・コンサイス』として発行されている．
6) **オンラインの教科書**：UpToDate など．頻回に更新されること，検索性に優れていること，参考文献にすぐアクセスできることなどの利点がある．
7) **メーリングリスト**：登録されたメールアドレスに一斉にメールが送られる仕組み．それに返信すると，あたかも集まって話しているような感覚で議論ができる．医療系メーリングリストでは盛んにこういった議論が展開されているが，個人の経験に基づいた発言の集積になるおそれもある．
8) **コクラン**：Cochrane Collabolation 計画のこと．すべての無作為化臨床試験を研究開始前に登録し，結果によらず公開するデータベース，結果のシステマティックレビューのデータベースなどを国際協力のもと，公開している．
9) **ガイドライン**：診療指針の一種．専門家のコンセンサスのような質の低いものから無作為化臨床試験のレビューをくまなく検討したものまで玉石混交ではあるが，多忙な臨床医のとりあえずの指針としては頼りになる．
10) **インターネットと優れた本**：インターネットは真偽不明の情報があふれているので，情報を吟味する能力が問われる．優れた本は，執筆者の選考，構成，編集者のチェックなどを経て出版され，さらに市場の淘汰を経たもので，信頼度が高いといえるが，最新の情報でない可能性がある．しかし，最新の情報が正しいとは限らないので，数年もちこたえた情報だけを信用するというのも総合医の見識かもしれない．
11) **自己診療**：医師が自分自身を診察し処方した場合は，医療保険の給付対象とならない．医師自身が保険診療を受ける場合は，他の医師に診察を依頼しなければならない．

第8話　福井悦子　34歳，福井木美　0歳　　　12月24日〜3月25日

新たな命の誕生（産科医療，乳児健診，予防接種，母子保健）

　　いよいよ年の瀬が迫った12月24日（水）クリスマスイブの夜，地井医師の携帯電話に福井賢一さんからメールが届いた．
　「先日はお疲れさん（第6話，p190）．いやー，飲み過ぎたー．翌日は二日酔いで大変だった．実は，今日，嫁さんが産気づいて，結局夕方生まれたよ．女の子だ！　長男がぴったり予定日だったから，今回は予定日より1週間も早くてびっくり！　名前はもうちょっと考えて決めるから」
　12月上旬にはノロウイルス騒動で大変だったが，12月22日に一度大雪が降ってから後は雪は降らず，年末の診療は比較的落ち着いていた．年末年始休暇のために予約患者がずれ込むので，年末の診察は確かに忙しいのだが，それも想定できる範囲内であった．大浜市立病院から，以前名田荘診療所に勤務していた医師が3日間，応援に来てくれたので，地井医師と若木医師は，それぞれ5日間の休みをとることができた．雪かきで腰を痛めた若木医師（第7話，p192）には大助かりであった．
　1月に入り，インフルエンザの患者として大浜市の高校に通う高校生数名とその兄弟の中学生が10名程度いたものの，学級閉鎖や学校閉鎖[1]になるような大流行はみられなかった．大浜市立病院に併設し，大浜市医師会で運営している夜間休日急患センターのインフルエンザ患者数も少なかったという．しかし，県境など，相次いで小児科が閉鎖された地域からの小児患者は，例年の3倍以上に上ったという．地井医師を含む公的診療所の勤務医や開業医も1日ずつ夜間休日急患センターの出番があり，たくさんの子どもを診察した．
　福井家の末っ子は，木美ちゃんと名付けられた．賢一・悦子夫妻によると，木美ちゃんが生まれた県立中央病院の1か月健診では，順調な成長が確認されたという．
　冬が終わり，雪解けの季節も過ぎて，もう少し後の桜の開花を待つ時期となった．
　3月25日，いよいよ若木医師が名田荘診療所の外来で診察する最後の日となった．午後の診察予定は予防接種と訪問診療である．
　予防接種には，生後3か月になる福井木美ちゃんがやってきた．兄の涼君も，付き添ってきて，なにかと世話を焼いている．「チックンするのはちょっとの間だから，ぜーんぜん痛くないからね」などと木美ちゃんに話しかけているのが若木医師にも聞こえた．問診票をチェックしていた保健師が，それをからかって「涼君，痛くないなんて嘘言っちゃダメ．『痛いけど頑張ってね』って言うのよ」と言っている．生まれたばかりの赤ちゃんだった木美ちゃんも，生後3か月にもなると，あやすとよく笑うし，目で物を追うようにもなっていた．
　木美ちゃんにとっては，今日のBCG[2]が予防接種デビューとなる．この後，三種混合（DPT）[3]やポリオ[4]も待っている．1歳を過ぎれば，麻しん風疹混合ワクチン（MR）[5]がある．子どもの成長とともに，予防接種の履歴が母子健康手帳[6]に記載されていく．

並行して，4 か月，7 か月，1 歳 6 か月，3 歳の健診[7]の記録が書かれていく．今は休止している大浜市立病院産婦人科[8]の妊娠中の記録や市役所や診療所のスタンプが押された，一見無機質な手帳のページの合間合間に，母親により，時に父親により成長を喜ぶコメントがメモされているものもある．兄弟で写ったプリクラのシールが貼ってあったりもする．「動物園デビュー！」というメモ書きのある入場券の半券がポロッと落ちることもある．母子手帳のページをめくりながら，この子どもがどんなに家族に愛されて育っているか[9]が伝わってくる．若木医師は，ふと，自分の母子健康手帳はどこにあるのだろうと思い，この診療所の勤務がひと区切りついたら，久しぶりに母親に電話してみようと思い立った．

　予防接種を終え，最後の訪問診療に向かう往診車を運転しながら若木医師は思った．「3 か月でここまで大きくなったのだから，この子が 1 歳になる頃には，もっと大きく成長しているだろうな」と同時に，「果たして自分はこの 1 年で成長したのだろうか？」ということが頭に浮かんだ．

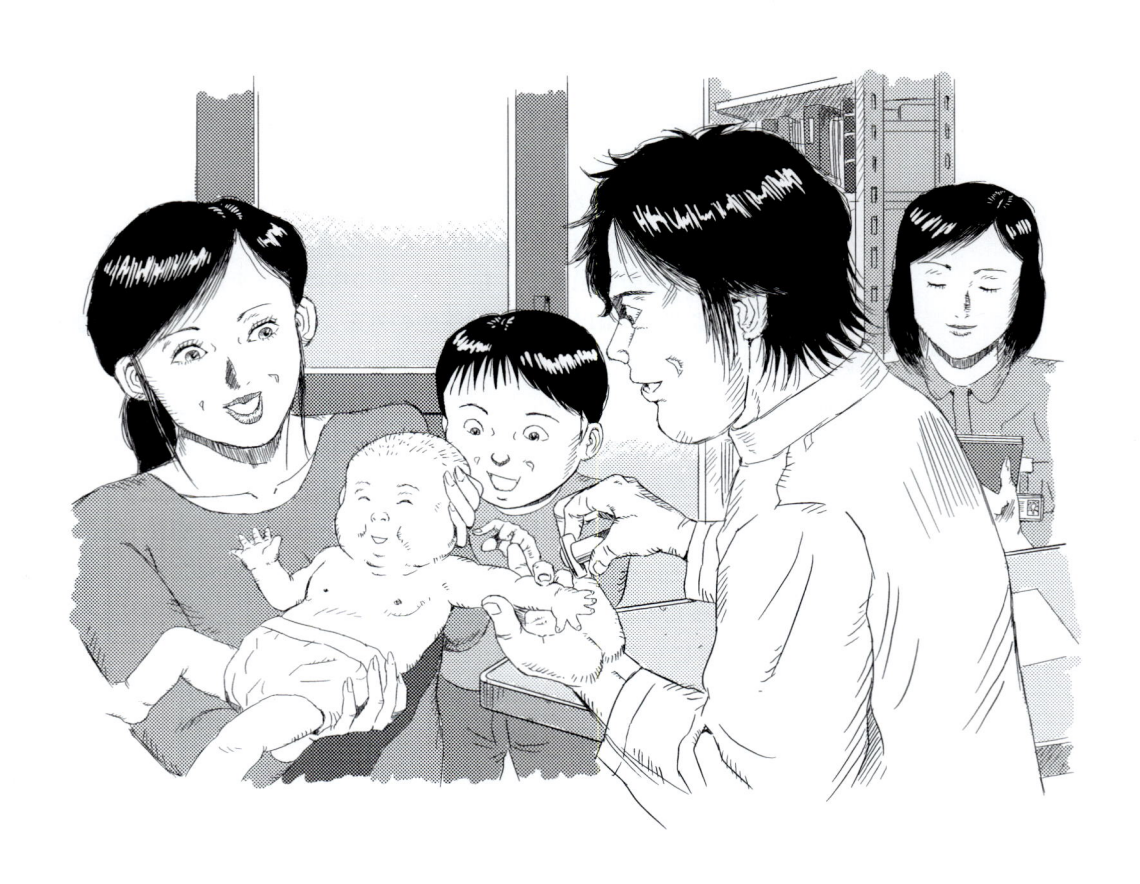

1）**学級閉鎖や学校閉鎖**：閉じた地域では，流行の兆しから収束までがよく観察でき，感染経路も推定できることが多い．都市部から一度インフルエンザが持ち込まれれば学級閉鎖や学校閉鎖といった事態になりやすいので，予防接種や一般的な予防行為の普及は，地域の医療従事者の重要な役割となる．

2）**BCG**：乳児の結核性髄膜炎の予防に効果がある．高齢者・成人・医療従事者については，それぞれの時代を反映した診断方法や予防方法があり，その地域にただ1人の医師である場合には，とくに正確な知識と技術が要求される．

3）**三種混合(DPT)**：予防接種は常に進歩しており，接種対象や回数も数年ごとに改正されているので，過去の経緯を含めた情報を整理しておく必要がある．

4）**ポリオ**：まもなく人類が克服した2つ目の感染症になることが見込まれている．ちなみに1つ目は痘瘡（天然痘）．

5）**麻しん風疹混合ワクチン(MR)**：これからしばらく，MMRワクチン，単独ワクチン，MRワクチンの接種者が混在することになる．

6）**母子健康手帳**：「母子手帳」と呼ばれることが多い．市町村役場に妊娠届けを出すと交付される．妊娠中から学齢期までの保健情報を集積する手帳．厚生労働省令で内容が決められており，1981年からは父母が自由に書き込める欄ができ，2002年には，シートベルト着用や父親の役割，断乳方法，大きさなどの項目が改訂された．英語，ハングル，中国語，タイ語，タガログ語，ポルトガル語，インドネシア語，スペイン語と日本語併記のものは財団法人母子衛生研究会などで入手可能．なお，市町村役場への妊娠届けの際には，医師の診断書は不要．

7）**健診**：発達の評価，疾病や障害の早期発見，支援が必要な親子のスクリーニングなどのため市町村が主体になって実施される．小児科医でない医師が関わることも少なくない．

8）**今は休止している大浜市立病院産婦人科**：医師の集約化が図られた結果，中規模以上の公的病院でも産科を休止または制限するところが増えている．

9）**どんなに家族に愛されて育っているか**：残念ながら，健診で虐待の証拠や兆しを見つけてしまうこともある．児童虐待は，親子ともに支援が必要な状況であるという理解のもと，フォローするとともに児童虐待防止法に基づき，児童相談所や福祉事務所への通報や相談も視野に行動することになる．

エピローグ

　ふと思い起こすと，「福井家の人たちとの関わりが，この名田荘診療所での地域医療を物語るすべてではなかっただろうか」と若木医師は感じた．

　大ばあちゃんミサヲさんの大往生に始まり，幸市さんの緊急入院（脳梗塞）から在宅復帰，シヅエさんの入院治療（狭心症），賢一さんのメタボ発覚に食中毒，涼君の喘息発作と慌しかった福井家のこの1年だったが，念願の女の子である木美ちゃんが誕生．この福井家の4世代の人たちを通して，人々のライフサイクルに関わっていることを初めて実感した瞬間だった．

　この名田荘診療所での地域医療では，人それぞれのライフサイクルのなかで，それぞれの「日常」の人生の流れに医師自身も寄り添って，同じ方向で生きていることを若木医師は改めて感じとったのだった．

　大病院での研修中は，患者にとって入院治療という人生にとっての「非日常」のなかで，医師患者関係が構築されていた．その当時はそれが当たり前だと思っていた．今考えてみると，入院治療という，患者の人生の流れのなかのほんの1点で，自分は交差したに過ぎないのだという気がした．

　名田荘診療所に来た時は，大学病院での研修で自信が付いていた．「たいていのことは自分でできる」と考えていた．しかし，まだまだ知らないことばかりだと思い

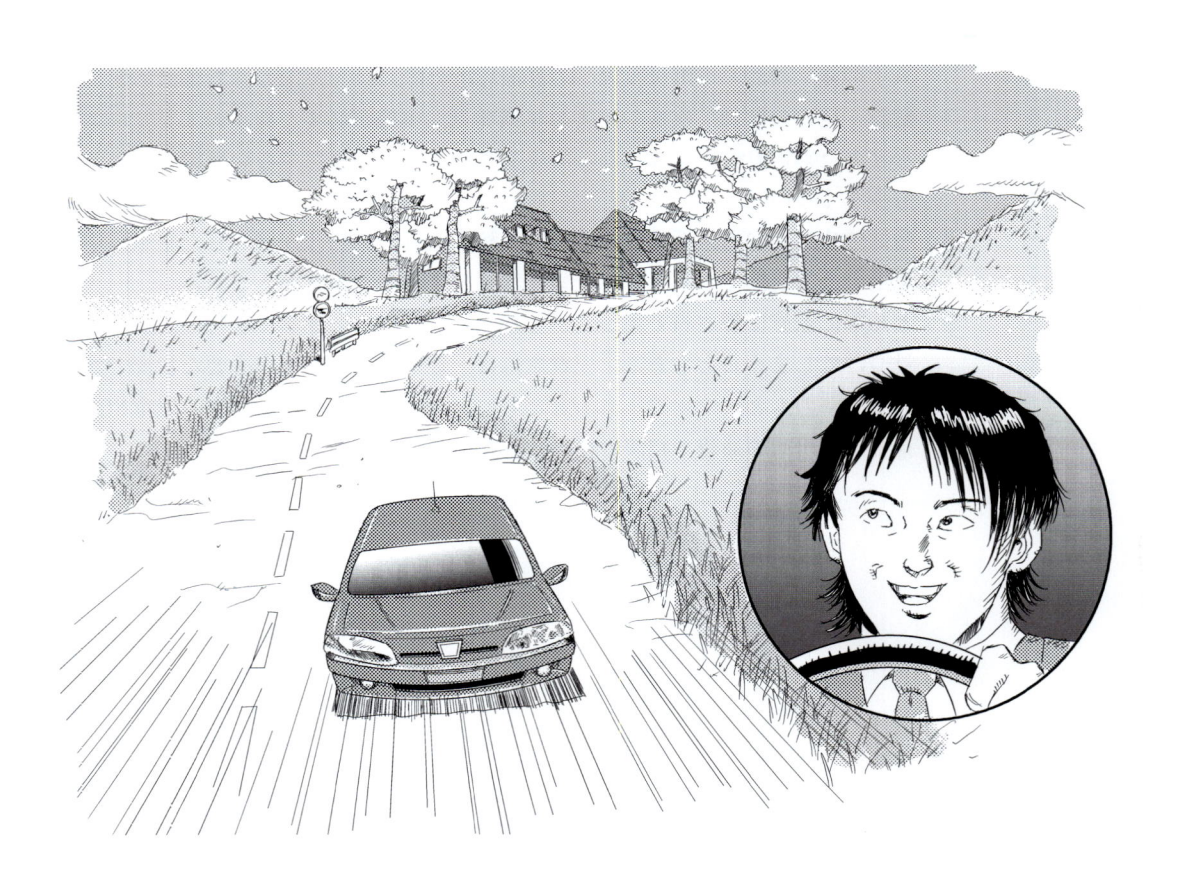

知った1年でもあり，自分自身の成長が実感できた1年でもあった．

3月31日，若木医師は地井医師をはじめとする診療所の職員や患者たちから見送られ，大浜市名田荘地区を自家用車で去っていった．

若木医師は，繰り返すカーブを慎重に運転しながら，福井家の人々のことを思い返していた．明日は，赴任初日に亡くなったミサヲばあさんの命日である．その後，福井家にはひ孫の木美ちゃんが生まれた．その屈託のない笑顔を思い出し，自然と笑顔になった．4世代にわたる命のリレーを感じながら，いつかまた，地井医師のように地域医療の第一線で働いてみたいと思う若木医師であった．

小高い丘の上にある名田荘診療所の敷地は，廃校になった小学校の跡地である．樹齢50年の大きな桜の木が5本ある．もう少しで医師生活5年目を迎えようとする去りゆく若木医師を，まるで卒業生を送り出すかのように五分咲きの桜が見送っていた．

（中村伸一，三瀬順一）

---

column 『雪椿』

卒後4年目，新潟県の雪深い町のA病院に勤めていたころ，訪問診療に行った家に脳挫傷で長く寝たきりの中年男性Bさんがいた．奥さんの献身的な介護もあって，肺炎や栄養の問題を起こすこともなく過ごしていた．シーツやタオルなどのベッド周りはいつも片付き，適度な温度と湿度が保たれていた．

寝たきり以外には特に問題がなく，ひと通りの診察をし，拘縮した関節を訪問リハビリの理学療法士のメニューどおり動かしながら，「医者としてBさんに何ができるのか」と自問せざるを得なかった．Bさんの訪問診療の日は気が重く，そのせいか回を重ねるたびにBさん宅の滞在時間が短くなることに気づいて自己嫌悪に陥ったこともあった．

しかし，1年経って大学に転勤になると，Bさんのことはすっかり忘れていた．

数年後の夏，A病院の支援のために4週間だけ古巣を訪れた筆者を待っていたのは，Bさん宅への訪問診療だった．「昔と比べれば医者の無力さを何とか繕えるか」という小ずるい考え方と，「今ではますます廃用症候群が進んでいるだろう」という暗い見通しのため，後ろ向きの感情が筆者を支配していた．

往診車は，見覚えのある谷あいの集落に分け入り，玄関先に到達した．以前とまったく変わらずに清潔に整えられた部屋に座っていたのは，こざっぱりしたBさんだった．そして，彼は小林幸子の『雪椿』をこぶしを効かせて歌ってくれた．同級生がクラス会に無理やり寝たきりのBさんを連れ出し，二次会のカラオケで歌って聞かせたらリズムをとるしぐさをしたので，「これなら回復の可能性がある」と猛特訓したのだという．

『雪椿』の詞には「そんな男に惚れたのだから，私がその分がんばります」という一節がある．奥さんもにこにこしながら聴いていた．

医学やリハビリなどとは違う力が働いたのかもしれない．医師として無力だと自覚した時にも，前向きになれば何かできることがあることを知った．その後も，「この患者さんのために自分に何ができるか」と絶望のうちに問う機会は多い．そんな時は，心の中で「やさしさと かいしょのなさが」と『雪椿』を歌ってみるのである．

（三瀬順一）

索引

太字の頁数は詳細説明箇所を示す．

数字・欧文

1県1医大構想　9
40歳以上への支援　94
8020運動　144
ACLS　72
BSC　80
CS　78
domestic violence　74
DPC　80
DV　74
HIV教育　96
ICLS　118
JATEC　72
JPTEC　72
MSW　54, 78, 83
NGO　40
Non Profit Organization　69
NPO　40, 69
NST　79
OT　73, 86, 146, **147**
PDCA　80
PT　73, 86, **146**
QOL　**83**, 91, 166
　——の向上　85, 90
ST　73, 87, 146, **147**
SWOT分析　80
Web型電子カルテ　110, 114

ア

アメリカ独立宣言　98
アルマ・アタ宣言　20
赤ちゃん村長　9
赤ひげバンク　135

イ

インフォームド・コンセント　166
医学教育モデル・コア・カリキュラム　7
医学修学資金貸与制度　28
医学生地域医療実習　137
医学のまなざし　20
医学部数　9
医学部入学定員　9, 13
医局講座制度　13
医師　144
　——の招聘　106
　——の引き揚げ　13
医師育成策　133
医師確保総合対策　111, 133
医師確保対策室　106, 135
医師招聘策　133
医師数，人口10万人あたりの
　　10, **133**, 134
　——の国際比較，人口10万人あたり　10
医師数抑制政策　12
医師増加政策　9
医師不足　3, 4, 13, 106, **153**
　——，産婦人科における　11
　——，小児科における　11
　——，地方の　132
医師偏在　3, 8, 10, **11**, 27
　——，診療科の　11
　——，地理的な　10
医薬分業　50
医療ソーシャルワーカー
　　54, 70, 78, 83, 99, 144, **145**
医療監視　48
医療機関　46
　——の管理者　47
　——の記録　47
　——の経営　151
　——の広告　51
　——の施設数　52
医療計画　**53**, 64, 77
医療経済実態報告　153
医療圏　53
医療施設調査　52
医療提供施設　46
医療福祉相談室　78
医療保険　85
医療保険制度　8
医療崩壊　3, 70
医療連携　76
家　17
育児教室　96
育児相談　96
一次医療　76
一次医療圏　53
一部事務組合　40
一般病床　48
院外処方箋　73
院長　47
院内処方　50

エ

エンパワメント　91
栄養サポートチーム　79
栄養士　73
遠隔医療　117

オ

オタワ憲章　68, 91
お役所的体質　154
隠岐広域連合　108, 112
隠岐島遠隔医療支援システム
　　　　　　　　110, 117
往診　82
往診かばん　83

カ

カルテ　47
カンファレンス　78
かかりつけ医　49, 72
かかりつけ薬局　145
家族会　96
家庭医　5
家庭医療　21
がん検診　96
介護　55
介護家族の高齢化　55
介護期間の長期化　55
介護支援専門員
　　　　　74, 83, 144, **145**, 172
介護認定審査会　170
介護福祉関連業務　6
介護福祉士　144, 145
介護保険　74, 85
介護保険事業計画　77
介護保険法　56-58
介護予防事業　96
介護用ベッド　170
介護老人福祉施設　58, 59
介護老人保健施設　56
柏原病院，兵庫県立　155
開放型病院　49, 54
外傷初期診療ガイドライン　72
外傷病院前救護ガイドライン　72

外来診療　71
学童　96
学童への支援　94
葛根湯医　70
学校　40
学校保健　36, 179
学校保健法　66
感染症対策　95
感染症病床　48
感染症法　48
看護記録　47
看護師　73, 83, 139, **141**, 144
看護師等学校養成所数　140
看護職　139
管理栄養士　73, 87
管理型臨床研修指定病院　50
管理者，医療機関の　47
緩和ケア　84

キ

危機介入　96
記録，医療機関の　47
虐待　58, 60
救急医療体制　77
救急救命士　72, 144, **145**
救急隊　72
居宅介護支援事業所との連携　128
居宅生活支援事業　96
居宅療養管理指導　88
教育委員会　67
行政村　16, 17
業務独占　44, 45
禁煙マラソン　92
緊急医師確保対策　111, 133
緊急医師確保対策枠奨学金　136
緊急医師確保対策枠推薦入学制度
　　　　　　　　　　　136

ク

クリティカルパス　80
クリニカルパス　80
グリーフ・ケア　167
グループホーム　60, 62, 95
　──との連携　128
国　38

組　18

ケ

ケアホーム　74
ケアマネジャー
　　　　　74, 83, 87, **145**, 172
ゲゼルシャフト　15, 16
ゲマインシャフト　15
軽費老人ホーム　59
結核病床　48
県型保健所　96
健康科学センター　56
健康格差　92
健康教室運営　6
健康手帳　96
健康増進　68, 90
健康増進計画　96
健康増進法　66
健康日本21　93
健康保険制度　8
研修医意見交換会　137
研修医等定着特別対策事業　136
研修医報告会　123
言語聴覚士　73, 86, 146, **147**

コ

コクラン　192
コ・メディカル　143
コンビニ感覚　155
コンビニ受診　70
顧客満足　78
公設民営　40, **47**, 157
公的扶助　104
公費負担医療　105
公費負担制度　85
広域連合　108
広告，医療機関の　51
後期高齢者医療制度　102
厚生省　8
高額医療機器の導入　128
高校生医療現場体験セミナー　137
高齢社会　2
高齢者　96
　──の医療の確保に関する法律
　　　　　　　　　　　66

講　18
国際障害者年　99
国民皆保険制度　8, 9, 48, 102, 151
国民健康保険　8
国民健康保険法　8
国家資格　150

サ

サブスペシャリティー　11
佐久総合病院　8
作業療法士　73, 86, 144, 146, 147
座位移乗　85
最低限度の生活　54
在院日数　81
在宅医療　82
　──，初回面談　83
　──の対象疾患　83
在宅介護支援センター　56
在宅患者訪問診療料　85
在宅緩和ケア　164, 166
在宅ケア　85, 86
在宅時医学総合管理料　85
在宅末期医療総合診療料　85
在宅療養支援診療所　85
財政危機　153
沢内村　9, 18
三大死因　2
三次医療　76
三次医療圏　53
産科医療　195
産業医　41
産業保健　36
産婦人科　12
産婦人科医数　12

シ

ショートステイ　60, 61, 74, 95, 185
しまね医学生特別奨学金　136
しまね地域医療の会　111
支援
　──，40歳以上への　94
　──，学童・思春期への　94
　──，青年期（20〜30歳代）への　94
　──，乳幼児期への　93

　──，妊娠期への　93
市町村　39
市町村合併　13
市町村保健センター
　　　　　55, 56, 66, 93, 95, 96
死亡診断書　165
自然村　16, 17
指定管理者制度　46
指導医講習会　137
施設数，医療機関の　52
思春期　96
　──への支援　94
歯科医師　73, 143, 144
歯科衛生士　73
歯科との連携　73
自治医科大学　27
地元枠　27
疾病予防　6
島根県地域医療支援会議　107
島根県へき地勤務医師確保協議会　107
島根県へき地等医療支援会議　107
社会権　98
社会資源　102
社会的入院　55
社会福祉　98, 104
社会福祉協議会　41
社会福祉士　144, 145
社会保険　104
社会保障制度　103
主治医意見書　88, 191
守秘義務　45
周産期　96
住民検診　8
准看護師　139
処方箋　47, 50, 84, 144
初回訪問　84
初期救急　6
所長　47
助産師　139, 144
　──，地域医療における　141
女性医師　110
女性医師就業支援事業　110
小児医療　179
小児科　11
小児科医数　12
小児科専門医　11

小品方　36
少子高齢化　55
消防事務，救急搬送に関わる　67
障害者権利宣言　99
障害者自立支援法　74, 102
情報提供書　88
食育　96
食中毒　187
褥瘡対策チーム　79
診診連携　72
診断群分類　80
診療科偏在　132
診療科名　51
診療所　6, 50
診療所名　51
診療情報提供書　191
診療放射線技師　146
診療報酬明細書　48, 146
診療録　47
新医師確保総合対策　111, 133
新臨床研修医制度　69, 156
人権思想　98

ス

スーパーローテート，新臨床研修医制度の　69
スキルミックス　79, 146, 149
垂直統合　127

セ

世界人権宣言　98
生活介護　74
生活習慣病　75
生活習慣病予防教室　96
生活の質　83
生存権　98
成人　96
性教育　96
青年期（20〜30歳代）への支援　94
精神障害者　96
精神障害者居宅生活支援事業　95
精神病床　48
精神保健　95
精神保健相談　96
精神保健福祉士　145

精神保健福祉手帳　95, 96
説明と同意　166
専門医　23, 24
専門看護師　141
喘息発作　179

ソ

ソーシャルインクルージョン　99
ソーシャルハイリスク患者群　100, 101
ソーシャルワーカー　100
措置入院　96
総合医　5, 23, 24, **27**, 51, 71
　——，離島の　119
　——の役割　6
総合医療　2, 21
村落的共同体意識　16

タ

タテ組織　17
他科連携　72
多職種協働　146, 149
退院カンファレンス　171
大往生　164
第五次医療法改正　77
縦割りの弊害　64
単独型臨床研修指定病院　50
短期入所介護　60, 61
端座位　85

チ

チーム医療　78
地域医療　2, 21
　——，システムとしての　36
　——の位置付け　2
　——の対象　23
　——の崩壊　13
　——のまなざし　20
　——の役割　2
　——のリーダシップ　81
　——の歴史　8
地域医療学　21
地域医療支援　79

地域医療支援ブロック制度　108, 113
地域医療支援病院　49, 54, **79**
地域医療実習　137
地域医療づくり　5
地域医療連携室　54, 77
地域看護活動　140
地域社会　15
地域ナイトスクール　122
地域福祉センター　56
地域福祉計画　77
地域偏在　132
地域保健　36
地域保健法　56, **64**, 66
地域包括ケア　3
地域包括支援センター　101
地域密着型介護老人福祉施設　58
地域連携クリティカルパス　54, 79
地域連携室　77
地域枠　**28**, 30, 135
地域枠推薦入学制度　135
地方衛生研究所　65
地方公共団体　39, 63
地方自治法　63
町民病院の1日　123
調剤　50, 73, 144
陳延之　36

ツ

通院医療費公費負担　95
通院公費負担申請　96
通所介護　60, 61
通所リハビリテーション　61

テ

デイケア　96
デイサービス　60, 61, 74
手すり　170
出来高払い制度　80
定額支払い制度，入院医療費の　80
電子カルテ　84, 88

ト

ドクターヘリ　110

都市的個人主義　16
都道府県　39
都道府県別医師数　4
疼痛緩和　84
特定機能病院　49
特定健康診査　66, 174
特定健診　174
特定非営利活動促進法　69
特定非営利活動団体　69
特定非営利活動法人　69
特定保健指導　66, 174
特別養護老人ホーム　56, **57**, 59
　——との連携　127
独立行政法人　40

ニ

二次医療　76
二次医療圏　53, 76
二次心肺蘇生法　72
日本医療機能評価機構　48
日本国憲法　38
　—— 25条　98
　—— 97条　98
日常疾患診療　6
入院診療　76
乳児健診　195
乳幼児　96
乳幼児期への支援　93
乳幼児死亡撲滅事業　9
妊産婦　96
妊娠期への支援　93
認知症　58
認知症高齢者グループホーム　82
認知症対応型共同生活介護　62

ネ

ネグレクト　58, 60
根回し　19

ノ

ノーマライゼーション　99
ノロウイルス　189
脳梗塞　167

ハ

バランスト・スコアカード　80
発達障害　74
華岡青洲　14, 68, 81, 142
母親学級　96

ヒ

非営利組織　40
非効率な運営　153
非政府組織　40
人を診る　7
病院
　──に必要な施設　49
　──の開設　46
　──の定義　48
　──へ行く前にフローチャート　155
病院運営　128
病院機能評価　48
病院群輪番制　77
病院報告　52
病診連携　72, 76
病診連携室　77
病病連携　72, 76

フ

フェルディナント・テンニース　15
フランス市民革命　98
フランス人権宣言　98
フリーアクセス　4, 151
プライマリ・ケア　2, **20**, 95
　──の概念　3
　──の定義　21
プライマリ・ケア医　5
プライマリ・ヘルスケア
　　　　　　　　　20, 21, 51
プログラム発展講習会　137
プロフェッショナリズム，へき地医療の　111
不採算な医療　153
不足診療科後期研修医支援事業　138
深沢晟雄　9

副専門分野　11
福祉活動　98
福祉用具　85
藤沢町　121

ヘ

ヘリコプター搬送　117
　──, 救急の　116
ヘルスプロモーション　68, 69
　──, 地域における　67
　──の理念　91
へき地医師の特徴　28
へき地医師養成プログラム　27, 28
へき地医師養成枠　28
へき地医療拠点病院　33, 79
へき地医療支援機構　32
へき地医療のプロフェッショナリズム　111
へき地勤務率　29
へき地出身者　27
へき地診療所　24, 25
へき地代診医派遣制度　109
へき地保健医療計画　30
　──の推移　31
平成の大合併　13, 17
米国国立科学アカデミー　2, 21, 51

ホ

ホームヘルプ　74
ホームヘルプサービス　61, 95
保健　55
保健活動　90
保健関連業務　6
保健計画　77
保健師　74, 87, **139**, 141, 144
保健師助産師看護師法　139
保健所　55, 64, **95**, 189
　──との連携　187
　──の事業　65
保健所法　8
保健センター　56
保険医療機関　48
保険薬局　50, 73
母子健康センター　56
母子保健　195

母子保健法　66
法定受託事務　63
訪問栄養食事指導　73
訪問介護　60, 61
訪問看護　86, 165
訪問看護サービス　58
訪問看護指示書　88
訪問看護ステーション
　　　　　　　56, **58**-**60**, 86
　──との連携　127
訪問診療　6, 82
訪問薬剤管理指導　73, 87
防災ヘリコプター　109, 110

マ

マッチング，新臨床研修医制度の　69
慢性疾患　2

ミ

ミッシェル・フーコー　20
ミュー太　118
未熟児訪問指導　96
未熟児養育医療　96
看取り　84, 164
民生委員　144, 146

ム

ムラ意識　17
ムラ社会　16, 37
無医地区　10, 30
無過失補償制度　133
無床診療所　50, 51

メ

メタボリックシンドローム
　　　　　　　66, 93, **174**
名称独占　44, 45
免許　44

ヤ・ユ

薬剤師　50, 73, **144**

夕張医療センター　158
夕張市立総合病院　155
有床診療所　50
有料老人ホーム　59

ヨ

予防医療　8
予防接種　6, 195
予防接種法　66, 95
要介護　61, 85
要介護高齢者　56
要支援　85
養護老人ホーム　59

リ

リスボン宣言　18

理学療法士　73, 86, 144, **146**
離島のタイプ　113
離島の総合医　119
離島救急患者緊急搬送　109
離乳食指導　96
両親学級　96
療養介護　74
療養病床　48
臨床研修指定病院　49, 132
臨床研修制度　4, 132, 153
臨床研修の必修化, 医師の　13, 69
臨床検査技師　146
臨床心理士　70

レ・ロ

レセプト　48, 146
労働安全衛生法　41

老人介護支援センター　59
老人短期入所施設　59
老人デイサービスセンター
　　　　　　　　56, **59**, 61
老人福祉施設　57, 59
老人福祉センター　59
老人福祉法　57
老人保健施設　56, 57
　── との連携　127
老人訪問看護ステーション　58
老人訪問看護制度　58
老老介護　55

ワ

若月俊一　8